西洋医学の現場で実践に役立つ漢方治療

小児から高齢者まで和洋折衷でいこう！

医療法人恵生会 恵生会病院 内科
橋本　浩 著

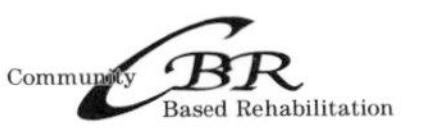

序　文

筆者は，自身のアレルギー性鼻炎とアレルギー性結膜炎に漢方薬が著効したことを契機に漢方薬について学ぶようになりました．それから10年を経た頃から自信を持って乳児から高齢者までさまざまな患者さんたちのさまざまな疾患に漢方治療を西洋医学的治療と併用するようになりました．さらに20年が過ぎて，自分のスタンスで漢方治療の基本知識を紹介しようと思い立ちました．そこで書いたのが，この本だというわけです．

ただし，筆者は漢方薬を西洋薬に取って代わるものと考えているわけではありません．西洋医学だけではうまくいかない部分を補う手段として漢方薬を考えています．両者を併用することでうまくいく症例も少なくないのです．本書では，基本的に西洋医学的な内容を中心に記載しています．つまり，わが国の保険診療は西洋医学を主とするものであるとの立場で本書を書いています．

平成19年の春，筆者は中国を代表する国際都市である上海にある病院に勤務するようになり，世界各国の医師と一緒に行う診療活動を通してさまざまな経験をしました．そのなかで，当時は上海中医科薬科大学の内科講師をされていた中医師など，多数の中医学の専門家の教えを仰ぐことができました．その経験を通して，漢方医学と中医学にはさまざまな違いがあることを知りました．同時に，中国の医師たちのなかには西洋医学と中医学の融合・協業を目指している人も少なくないことを知り，中国のさまざまな分野の医学書を読み，それぞれの専門家に教えを請いました．いろいろな中医学の考え方を知り，「中国は漢方の本場だ」あるいは「中国には漢方薬の点滴もある」などという事実に反することを言う人々を信用しなくなりました．ただし，この本の目的は漢方医学と中医学の違いを詳しく解説することではありません．

西洋医学を中心にした日常診療において，できるだけ多くの医師に漢方薬を有効に使ってもらいたいと思いました．そこで，総合診療やプライマリ・ケアを実践されている皆さんやその実践を目指しておられる皆さんのために，小児科や内科のほか，耳鼻咽喉科，皮膚科，外科，産婦人科，泌尿器科，整形外科などさまざまな領域に関する記載を行い，小児から高齢者，妊婦にまで対応した総合診療のための漢方治療の参考書になるよう工夫しました．また，最終章では，ごく一部に漢方医学と中医学の違いを記載していますが，なるべくわかりやすい話に的を絞りました．

繰り返しになりますが，西洋医学を中心とした日常診療に漢方治療を生かすことができるように解説することが本書の主眼です．そのため，解説は西洋医学が主体で，漢方医学の基本的な解説を行い，本格的な解説もなるべく含めるように努めました．

筆者の経験談で恐縮ですが，ヨクイニン® と薏苡仁湯を混同している医師がいるだけでなく，カシアの仲間である桂枝をカシアの同属異種であるシナモンであると誤認している医師も日本には少なくないようですから，わが国では漢方薬に関する情報はまだまだ不足しているようです．そういう意味でも，本書はお役に立てるだろうと思います．

2022 年 6 月吉日

橋本　浩

目次

〈基本編〉

I 和洋折衷で漢方を使いこなそう！それって漢方の出番かも？ —こんな“足りない”場面に出会ったとき

〈実践編〉

Ⅱ こんな“もう一手が足りない”場面こそ，漢方の出番

ここでは，主な疾患に対する漢方処方療法を解説します

Ⅲ 本格的に漢方医学を学びたい人へ

漢方医学について３つのポイントで書いてみました

column

I

〈基本編〉

和洋折衷で
漢方を使いこなそう！

それって漢方の出番かも？—こんな“足りない”場面に出会ったとき

日常診療の場で“西洋薬だけだと治療効果がちょっと物足りない”あるいは“西洋薬では治療に適応がある薬が思いつかない”という場面は少なくありません．例えばうっ血性心不全の患者の下肢のむくみを抑えるのに利尿薬を使ってもあまり効果はなく，まして冷え症をなんとかしてほしいと患者さんに頼まれても西洋医学の教科書には「冷え症」という病名は出てこないので，どういう病気なのかさえもわからないという医師がいても不思議ではありません．実際，「冷え症なんて，疾患じゃなくて思い込み，イメージであって，言い換えれば思い込みの錯覚だろう！」と言い切った医師に出会ったことさえあります．では，どんなときに漢方薬の活用を考えるべきなのでしょうか．

高血圧患者の起立性高血圧や検査で異常を認めない胸痛や腰痛のように，現在医学の常識で対応困難な症状に出会ったときに漢方を使うとうまくいくことがあります．正確な診断がつかなくても生命に危険な疾患が除外できていれば，対症療法に西洋薬と漢方薬を積極的に併用することで患者満足度を上げることができる場合がある，という意見も少なくありません．

漢方薬は使われているか？

医学の進歩に伴い高齢化社会が進んだものの，いまだに薬剤で治療できない疾患が多々あります．メディアによる薬害バッシング記事なども手伝い，西洋薬や西洋医学に対する不安や化学合成薬やワクチンなどへの不信感や医療不信に伴って自然の生薬を見直そうという社会的気運の高まりとポリファーマシーへの不信．そこから一つの処方が複数の疾患に効果があるという漢方薬への期待感，ストレスの増加に対する向精神薬への不信感，ガイドライン偏重に対する個別医療への期待感の高まりなどから，患者サイドからの漢方薬の求めが増えていること．それを原動力に，医療費抑制策に対応できる低コストの治療薬を求める医療者サイドの求めもあり，近年では漢方薬の処方数が急速に伸びているとしばしばいわれます．2010 年に葛谷[1)]より 30％の臨床医が漢方薬を週に 10 人以上の患者に処方し，45％の臨床医は週に数人程度は処方しているという報告がされています．

西洋薬だけでは“足りないとき”とは？

患者が西洋薬を拒否し漢方薬を希望する場合もあれば，西洋薬だけでは足りないときもあります．頭痛や慢性疼痛など，さまざまな不定愁訴に対して効果があるという十分なエビデンスのある西洋薬がない今日の状況では，漢方薬が選択されることも多く，高齢者に対しても副作用が少なく処方しやすいというイメージがあり，それを理由に患者満足度を上げることができるとする風潮もあることは事実です．その一方で，末梢循環不全による浮腫には西洋薬の利尿薬の効果が乏しいのに，漢方薬の五苓散（ごれいさん）や柴苓湯（さいれいとう）はメーカーに関係なく西洋薬よりも効果が実感できる症例が少なくないことも事実であり，明らかに患者満足度が上がります．ただし，西洋薬が足りない場面に効果がない，あるいは副作用で困ることはあっても効きすぎるということは基本的にないようです．例えば，降圧薬が効きすぎる場合は減量するか中止すればいい話で，効きすぎる西洋薬では足りないという発想はナンセンスですね．また,「冷え症」のように西洋医学では説明できない患者さんの困りごとに対応できるのは漢方薬だけです．西洋薬が苦手な分野が漢方薬の得意分野だということもいえるでしょう．

こんなときこそ漢方の出番

咳止めや下痢止めなど，西洋薬に効果があるという十分なエビデンスがない場合はもちろん，立ちくらみがする，長時間立っていられない，手足の先が冷えて痛む，高齢者の朝の頭痛，顔面紅斑がひどいときなど，西洋薬が苦手とする症状への対応やパーキンソン病の非運動症状や薬物乱用による頭痛への対応，不眠・不安・抑うつ状態に西洋薬を用いて副作用であるふらつきやめまいが出て困るときや女性の冷え症に対する効果的な西洋薬の存在が知られていない状況に対する対応を求められた場合，西洋医学では対応が著しく困難か対応不能な場合が少なくありません．これらに対応できるのは漢方薬なのです．簡単にいえば「西洋医学が得意なことは西洋薬で，西洋医学が苦手なことは漢方薬で」ということでしょうね．近頃は，西洋薬の咳止めであるアスベリン® や下痢止めのタンナルビン® に効果があるとするに十分なエビデンスがあると主張するほうが勉強不足だと言わざるをえない状況であることは，むしろ若い医師のほうがよくご存じなのかもしれません．ホクナリン® に至っては，咳止め効果は皆無ですね．ホクナリン® とそのジェネリックのテープ剤を「咳がひどいときに張りなさい」と言って処方することは，愚の骨頂ですね．

漢方処方を始めるためのヒントと基本事項

“足りない場面”に出会ったとき，どういったところから漢方を処方したらよいかということが臨床医の現実問題になると思われます．しかし，複数の臨床医にたずねると，いくつかの理由で漢方処方を始めるのが困難に思われることがあるようです．例えば，使用方法がわからない，多種類を常備するのが困難だという理由が多く，少数派では漢方薬にエビデンスがない，西洋医学で十分だという，筆者からみれば不勉強にすぎない医師も残存しています．しかし，大学でも漢方医学の概念や基本処方などの重要知識を教えるべきだという意見も少なくないようです[2)]．薬学部のコア・カリキュラムには漢方医学がすでに含まれていますね．医学部でも漢方医学の講義が増えているようです．

漢方を使いやすい患者とは？

漢方薬を信用していない患者さんには漢方薬が使えません．使うことを拒否するからです．不思議なことに漢方薬は古くさいから信用できないという人は大都会よりも地方の農村部の人に多いようです．これはマスコミの影響なのかもしれません．むしろ，漢方薬に期待してくれて医師とコミュニケーションがとれる患者さんほど症状や証とその変化が把握しやすく，漢方薬を使いやすい患者さんです．つまり，漢方薬をうまく使えるようになるには，患者さんとのコミュニケーション・スキルを磨く必要がありそうです．また，苦くて飲みにくいから嫌だという人もいますが，今はカプセルや錠剤の製剤も一部ではありますが販売されています．一般的にはエキス製剤をお湯に溶かして，ハチミツを混ぜると飲みやすくなることが多いようです．

とっさに処方するために，診療中，気にしておくべきことはどんなこと？

患者の漢方医学的特徴を意識した診察を西洋医学的診察と同時に行えるように練習しておくことが第一の基本であり，年齢別の特徴の違いを知ることが第二の基本です．そして，期待する薬効別の基本処方を知っておくことが第三の基本です．

漢方薬のやめどきって？

漢方薬を処方したものの，効果判定はいつするのか？　という問題が気になる方も多いと思います．実は漢方製剤（方剤）によって差があります．

- 冬場に手足が冷えて痛む患者さんに服用してもらう四逆散(しぎゃくさん)は，効果がある人は3～4日あるいは7日以内に，患者さんのほうから「先生！　あの薬はいいですよ～，手足がぽかぽかしていい感じです」とうれしそうに効果を報告してくれます．逆に「あの薬はどうしても飲めません．飲むと気持ち悪くなります」という患者さんには，効果は期待できません．
- 気持ちが悪くならない場合でも，漢方薬は一般的に2週間の内服で患者さんが効果を自覚できれば継続する価値があると思います．2週間の内服で効果がない場合は次の漢方薬に変えてみるか，西洋薬に変更するかを患者さんと相談します．
- 神経痛や，脳梗塞後遺症あるいは高血圧の随伴症状としての頭痛やイライラなどには，4週間で効果がなければその方剤は中止するほうがよいと思われます．

・インフルエンザや感冒のような急性疾患で短期間に勝負がつく疾患では，2～3日で他の方剤に変更するなど素早い対応が必要になります．風邪に葛根湯（かっこんとう）を4～5日分も処方するのは長すぎます．
・短期決戦型の疾患と長期戦が必要な疾患では，このように処方の日数にはかなり差があります．
・長期戦の疾患でも，症状が改善してもだらだら続けるのではなく，3～4カ月症状が落ち着いているのが確認できれば，その後また3～4カ月かけて徐々に減らして終了にもっていきます．
・漢方では内服を終了することを“廃薬”すると表現します．
・寒さが関与する場合に患者さんの不安があるときは，患者さんの希望をよく傾聴して，2シーズンほど冬を越して悪化しなかった場合に廃薬することもあります．

1 漢方処方の実際

基本その１　まずはここから始めよう

漢方では，元気で活力のある体質とそれに関連した症状や所見のある患者を実証と判定し，その反対に虚弱な体質とそれに関連した症状や所見のある患者を虚証と判定します．実証型（実証タイプ）・虚証型（虚証タイプ）という表現を使う専門家もいます．

体力を基準に考える場合，元気な子どもは実証であり，実証である胎児に対して妊婦は相対的に虚証であるとされます．また，高齢者は体力が低下している人が多いので一般的には虚証とされます．水太りで元気のない中年の女性は虚証であり，やせ型でも体力がある元気な若者は実証です．がん患者は虚証であるとされます．

また，実証とは病因に対して積極的に抵抗している状態であるという考え方もあり，患者の体が備えている抵抗力が衰えていない状態を認める場合を示すと解釈できます．虚証は病因に対する抵抗力が衰えている状態であり，患者の体が備えていたはずの抵抗力が全般的に弱体化している状態であると解釈できます．

ここでいう証は，体内にある疾患の病態と体の状況を症状や診察所見などから総合的に理解し，それに対する治療方針を含めた判断を意味する用語です．それと同時に，証は症候の同義語としても使われます．また「葛根湯の証」のように，特定の方剤が効果を示すことが強く期待される所見があることを示す用語としても使われます．中国の中医学ではこのような方剤の証という概念はありません．

実証の人は麻黄（まおう）や大黄（だいおう）がいろいろな疾患の治療に有効な体質である反面，人参（にんじん）や乾姜（かんきょう）を服用するとのぼせることが多いとされます．その反対に虚証の人は麻黄や大黄の副作用が出やすく，人参や乾姜がいろいろな疾患の治療に有効であるといわれています．

さらに“普段の体質が実証か虚証か”ということと“病気になったときの病態が実証か虚証か”ということを別のものとして考えたほうが，よりよい漢方治療ができると考えられています．実際の治療過程においては，証は時々刻々に変化し，その変化に合わせて方剤を変えていくことで，より高い治療効果が得られる場合があるというわけです．

病気の場合の「実」は充実と過剰を意味し,「虚」は衰えや不足あるいは欠損を意味するとわかりやすいと思います．例えば，インフルエンザを発症してインターロイキン 1α が過剰産生されて高熱が出るのは過剰反応であると考え，実証であると判定します．反対に，熱はなくても元気がなく食欲も落ちている場合には虚証であると判定します．

小さな子どもが急性扁桃炎で 39℃の発熱があっても待合室ではしゃいでいることは小児科外来では珍しいことではありませんが，そのような子どもたちは実証であると判定できます．発熱の程度に関係なく，ぐったりとして動けない患者は虚証です．

実証か虚証かの判定は，胃腸症状が少ない（実証）か，あるいは頻繁に認められる（虚証）傾向があるか，などの問診で得られる情報をもとに考えることもできます．待合室や診察室での患者の表情や動作などの観察によっても実虚の判断が可能です．おとなであれば，高熱があってもつらさはさほどでもなく，凜としている場合は強い実証だと判断できます．

つまり,「疾患に対する抵抗力があるのが実であり，疾患に対する抵抗力が衰えているのが虚である」というわけです．

なお，実証か虚証かの判断がつきにくい人は中間証とすることがありますが，体力や抵抗力が落ちている可能性がある場合は，明らかな中間証ではない限り虚証とするほうが，副作用の少ない方剤が選択できるとする意見が有力です．

基本その２　子ども，おとな，高齢者の違い（表１）

漢方用語では，腹部の触診で季肋部に圧痛があることを胸脇苦満といいますが，小児では圧痛ではなく，季肋部に触れると極端にくすぐったい（こそばい）と言って笑いころげることがあります．このような反応を小児独自の胸脇苦満であると考え，圧痛かくすぐったいという反応が認められる場合は，「柴胡（さいこ）剤」に分類されている方剤の適応がある（柴胡剤の証がある）と考えます．小児で圧痛を示す胸脇苦満はまれであり，もしもあれば有意であるとする説もあります．なお，くすぐったがり屋の子どもは，胸脇苦満があり柴胡剤の証と考えるほかに小建中湯（しょうけんちゅうとう）の証であるとする考え方もあります．特に冷えが関与していると考えられる症例では，小建中湯を選ぶと虚弱な子どものさまざまな症状改善にしばしば有効であることが知られています．元気なくすぐったがり屋さんの腹痛などの不定愁訴にも効果があることもあり，小児科専門の先生たちは，柴胡剤の証ではなく，小建中湯の証だと考える方も多いようです．筆者はどちらもありだと思っていますが，心理的要素と虚弱性あるいは冷えが気になる場合は小建中湯を第一選択薬に，それが考えにくい場合には柴胡剤を第一選択薬にして，2～3週間で効果がなければ，もう一方を試すのが実用的だろうと考えています．

また，くすぐったいという反応が腰背部まで広がっている場合は，虚証傾向があるとされ，この所見に加えて腹部全体が平坦・軟で腹直筋の筋緊張が弱い場合には明らかな虚証であると考えられます．これらの場合には，「建中湯証」として小建中湯や大建中湯（だいけんちゅうとう）という方剤が効果的である可能性があるといわれています．

くすぐったいという反応があり，腹直筋が緊張している小児には，落ち着きのなさや興奮に対して「抑肝散（よくかんさん）」という方剤が効果を示す可能性があるといわれています．おとなの場合には季肋部の圧痛と腹直筋の

表 1　漢方的所見から見た成人と小児・高齢者の違い

- 小児疾患には，内服が可能ならば漢方薬で効果が得られる疾患が多い
- 小児は体格が小さくても寒さに強く胃腸が丈夫な実証が多いが，高齢者は冷えに弱い虚証が多い
- 胃腸が弱く下痢や便秘，腹痛など消化器症状が日頃から多い小児や高齢者には虚証が多い
- 疾患があっても活気があれば実証であると判断できる
- 疾患が重篤ではなくても，疲弊しやすければ虚証である
- 胸脇苦満は，小児や思春期・青年期では“くすぐったい”という特徴的な所見がしばしばみられる
- 小児や高齢者は，皮膚や眼，歯肉，舌などの粘膜の乾燥や湿潤の程度で水分バランスがわかりやすいが，高齢者の皮膚は普段から乾燥傾向にある人が少なくないため，乾燥の程度を判断する際は注意が必要である
- 瘀血（おけつ）と呼ばれる血流が停滞する病態である末梢循環不全は小児には少ないが，高齢者では多い
- 実証であることが多い小児には麻黄（まおう）が含まれる方剤が多く使われる傾向があり，附子（ぶし）が入った方剤はあまり使われない．虚証であることが多い高齢者では麻黄が使われることはあまりないが，冷えのある高齢者には附子は比較的よく使われる．

緊張があり，精神的ないらだちや興奮を認める場合にこの方剤が効果を示す可能性があるといわれています．認知症やその周辺症状によって興奮したり，攻撃的な言動が認められたりする高齢者の精神状態を落ち着かせる作用も，抑肝散のエビデンスのある作用として認められています．

小児は成人，特にいつも皮膚が乾燥している傾向がある高齢者に比べて，皮膚や粘膜の見た目の所見から脱水傾向や浮腫など水分バランスの異常を察知しやすく，飲水行動や痰や鼻汁の性状から「利水剤」と呼ばれる水分代謝調節薬に分類される方剤の適応の有無を判断しやすいことが知られています．

また，漢方薬が効果を示すには時間がかかるというイメージがあるようですが，実際には即効性を示す場合も少なくありません．このことは，中国の中薬にも当てはまります．なお，妊婦さんや高齢者，小児に対して漢方薬を使ううえで大切な注意事項を後の項目でまとめていますので，参考にしてください．

a. 高齢者への漢方薬を使うときの注意点は？

一般的に高齢者は生理学的機能が加齢によって低下しており，薬物動態に関しては代謝・排泄機能が特に低下していると考えられています．腎機能も低下しており，食事の摂取量が少なく低アルブミン血症が認められる症例で

は，漢方薬に限らず医薬品の効果も副作用も大きくなりやすい[3)]とされています．

漢方薬を処方する場合，患者の腎機能や血清アルブミン濃度だけではなく，合併症や併用している薬剤とその相互作用など，状況に応じて用量を加減する，あるいは服用時間を調整するなどの工夫によって，副作用の発現を回避する努力が必要です．

甘草のような偽性アルドステロン症を引き起こす可能性のある生薬を含む方剤を長期間連用すると，低カリウム血症は伴わなくても浮腫やうっ血性心不全の悪化を招く可能性があり，注意が必要です．例えば，高齢者に比較的よく処方される芍薬甘草湯（しゃくやくかんぞうとう）は，“こむら返り”を抑制する目的で処方する場合は原則として頓用，つまり，1回に2包（製剤のメーカーにより，5gまたは6g）を頓用として処方すべきです．1日3回または2回（標準1日量は，メーカーにより差があります）の標準量によるレギュラーユースで7日を超えて連用するのは副作用が出やすく，危険です．芍薬甘草湯には，こむら返りを予防する効果のエビデンスがないばかりか，副作用として偽性アルドステロン症，浮腫，高血圧，胸水貯留などを生じることが少なくありません．実際に高度のうっ血性心不全により救急搬送されてきた症例を何回も経験しています．やむなく長期投与する場合も2～4週間に一度は電解質異常の有無を確認し，毎回の診察で浮腫の出現や増悪の有無をきちんと確認しておく必要があります．「芍薬甘草湯にはこむら返りの予防効果がある」というエビデンスがないことを主張する人もいますが，漢方薬にも副作用があるという認識をもたずに処方するほうが危険であるということを忘れずにいてほしいと思います．「生死に影響するほどのものではないから，気楽に使える」という趣旨の医師の発言をネットなどでみかけることもありますが，それは言語道断だと思います．

なお，冷えるとこむら返りが起こる（足がつる）場合には，柴胡剤の効きやすい胸脇苦満（季肋部の圧痛）という所見があれば，柴胡桂枝乾姜湯（さいこけいしかんきょうとう）が効果的なことがあります．足がほてってこむら返りを起こす中年ないし初老の女性では小建中湯とエルシトニン® の併用が効果的です．冷え症がある場合は，その漢方治療がこむら返りの予防になりえます．芍薬甘草湯は頓用で処方する際に肝機能に問題があれば，タウリン® 2~3包（2.04~3.06 g/日）を14日間以上連用してから内服させると効果的なことがあり，3~4日間で軽快すれば中止し，再発すれば3~4日間だけ再開するという使い方ができます．なお，スタチン製剤の副作用としてこむら返りが起こりやすくなっている場合があり，検討する必要があるでしょう．こむら返りは，糖尿病や脊柱管狭窄症でも起こりやすく，これらの疾患の精査や治療も併せて行うべきです．脱水や低カルシウム血症でもこむら返りの頻度が高くなります．足を冷やさないように保温することを指導することは治療として有益です．

高齢者に対する漢方薬の投与量は初期には若年成人と同量でも，効果が認められて2~4週間以上の長期間に使用する場合には副作用回避の目的で，約2/3に減量することが少なくありません．これはちょうど効果判定を行うべき時期にあたりますから,「効果が十分にあるようですから，減量して長期間じっくり治療しましょう．そのほうが副作用も少なく安心です」と説明すると，患者とその家族に受け入れられやすいと思います．

b. 妊婦さんに漢方薬を使うときの注意点は？

妊婦に対して禁忌とされる生薬は，日本の製薬会社が製造している医療用漢方エキス製剤には含まれていませんから，短期間の服用で問題になる方剤は基本的にないと考えてよいとされています．ただし，妊婦は虚証であると考えられており，過度の発汗や瀉下あるいは利尿を促す薬は避けることが原則（胎前の原則）とされ，実証向きの生薬やそれを含む方剤はできるだけ処方しないほうがよいとされています．つまり，葛根湯，小青竜湯（しょうせいりゅうとう)，麻黄湯（まおうとう）などだけでなく，排便を促す下剤成分を含む大黄，芒硝（ぼうしょう)，麻子仁（ましにん）が配合された方剤は避けるべきであるとされています．

紅花（こうか)，桃仁（とうにん)，乾姜（かんきょう)，牡丹皮（ぼたんぴ)，牛膝（ごしつ)，附子，薏苡仁（よくいにん)，厚朴（こうぼく)，半夏(はんげ) などの生薬を含有する方剤は，これらの生薬の副作用として流早産を誘発する危険性があり，妊婦には避けることが望ましいとされています．

表2に列挙した方剤は，ここで紹介した生薬が含まれている方剤であり，絶対禁忌ではなく，可能なら使わないことが望ましいが，やむを得ない場合は慎重投与する必要があると考えられている方剤で,「本草綱目」という本に

表 2　妊婦には使用しないほうが望ましいとされる方剤

乙字湯・大柴胡湯・大黄牡丹皮湯・潤腸湯・治頭瘡一方・桃核承気湯・防風通聖散・調胃承気湯・大黄甘草湯・治打撲一方・通導散・三黄瀉心湯・麻子仁丸・大承気湯・桂枝加芍薬大黄湯・茵蔯蒿湯・加味逍遙散・桂枝茯苓丸・疎経活血湯・六味丸・温経湯・桂枝茯苓丸加薏苡仁・八味地黄丸・大防風湯・牛車腎気丸・桂枝加朮附湯・真武湯・麻黄附子細辛湯・薏苡仁湯・麻杏薏甘湯

表 3　小児薬用量の換算式と換算表

Young の式
小児量＝成人量×年齢/(年齢＋12)

Augsberger の式
小児量＝成人量×(年齢×4＋20)/100

Gaubius の換算表

年齢（年）	～1	1～2	2～3	3～4	4～7	7～14	14～20	成人
薬用量	1/15～1/10	1/8	1/6	1/4	1/3	1/2	3/4	1

Von Harnack の換算表

年齢（年）	新生児	6 カ月	1 歳	3 歳	7.5 歳	12 歳	成人
薬用量	1/20～1/10	1/5	1/4	1/3	1/2	2/3	1

まとめられています．

不妊治療薬や安胎薬として使用される当帰芍薬散(とうきしゃくやくさん)や妊娠悪阻に対して使用される小半夏加茯苓湯（しょうはんげかぶくりょうとう）もできるだけ短期間の使用が望ましいという考え方もあります．

c．小児への漢方薬の使い方

小児漢方薬用量については，漢方薬は古代から使用されていながら，小児に対する有効性や安全性に関する大規模臨床試験が行われたことがほとんどないため，多くの実地臨床家が使用経験をもつにもかかわらず，各製薬会社の漢方エキス製剤の添付文書には「小児等への安全性は確立していない（使用経験が少ない)」と記載されています．そのため，小児に対する年齢別の投与量や体重別の投与量は確立していません．

一方，西洋薬の世界では，さまざまな小児薬用量の換算式や換算表が考案されています（表 3）が，決定的なものではなく，個々の患児の病態，年齢，体重，重症度などに合わせて個別に投与量を考えていくべきであるといわれ

表4 厚生労働省の通達上で小児投与量

年齢	投与量
2歳未満	成人量の1/4
4歳未満2歳以上	成人量の1/3
7歳未満4歳以上	成人量の1/2
15歳未満7歳以上	成人量の2/3
15歳以上	成人量と同じ

ています．これは漢方薬でも同じです．経過をみながら効果や副作用の有無を確認しつつ，薬用量を調整するのが現実的です．

漢方エキス製剤は，製薬会社や方剤の種類によって成人の投与量が異なり，分包品も1包当たりの量がそれぞれ異なります．基本的には1日3回(食前または食間)ですが，1日2回にしても効果はほぼ同等に得られると考えられています．そのため，方剤によっては1日3回の製剤を発売しているメーカーと1日2回の製剤を発売しているメーカーに分かれる場合があります．食後に服用しても食前の服用の効果にいくぶんかは劣る程度で大きな差はないと考えられています．しかし，実際に効果の違いを検証したエビデンスデータはありません．差があるというデータが得られていないのかもしれないという意見もあります．

厚生労働省の保険診療上のルール[4)]では，漢方薬の小児への投与量は表4のような目安が示されています．これらの量から大きくはずれなければ，健康保険上での問題はないと考えられます．

なお，厚生労働省の通達で示されている日本の小児に対する投与量の漢方エキス製剤を作るのに必要な生薬の3~6倍に相当する多量の生薬が，中国では中薬として小児に対して処方されている現実を根拠として「日本では，小児に対して証が合えば，漢方エキス剤を成人量まで増量して内服させても安全なのではないか」と指摘する医師もいます．成人に対しては添付文書に記載されている2倍までは許容されると考える医師が多いようです．しかし，中国の煎じ薬は処方する医師が実際の処方量を患者ごとに増減することが基本となっているうえ，煎じ方が患者やその家族により医師の指導のとおりに行われているとは限らないため，中薬の用量を日本の漢方エキス製剤のような画一的なものとして解釈し，推測することは困難ではないかと思います．つまり，中薬の実際の薬用量は定量化されていませんから，日本の漢方製剤と同じ視点で薬効を評価することは不可能なのです．

d．腎機能が低下している患者への調整はどうしたらいいですか？

一般的にいって，腎機能低下があっても減量する必要がある漢方薬はほとんどないと考えられています．高血圧による不眠やイライラは循環器内科ではなくてもしばしば遭遇しますし，貧血や低血圧によるふらつき，うつや不安などの精神症状，皮膚掻痒感，性欲低下・勃起障害などの性機能障害なども腎機能障害のない例でも遭遇することは少なくありませんが，西洋医学的な治療では腎機能障害があると用量を減らす必要がある薬剤のみならず，禁忌となる薬剤すらあります．例えば疼痛に対して非ステロイド性抗炎症薬（non-steroidal anti-inflammatory drugs：NSAIDs）が使えない場合でも，漢方薬には頭痛，月経痛，関節痛，腹痛などさまざまな疼痛に対応できる方剤があります．西洋医学を補完して腎機能が低下している患者にも，安心して処方できる薬剤が漢方薬だというわけです．

慢性腎臓病（chronic kidney disease：CKD）の末期における人工透析を行って不均衡症候群になった患者の浮腫に対して五苓散が処方され，こむら返りに対して頓用として芍薬甘草湯が処方されることも定番化していると思われます．不均衡症候群には他にも倦怠感，めまい，嘔気，頭痛あるいは食欲不振などさまざまな症状があり，それぞれに対応できる漢方薬があります．ネフローゼ症候群やIgA腎症に対する漢方治療の有用性もよく知られています．

透析患者の菌血症や腎性貧血への対策として十全大補湯（じゅうぜんたいほとう）が処方されたり，サルコペニア対策として八味地黄丸や牛車腎気丸（ごしゃじんきがん）が処方されたりすることもあり，その効果を実験的に検証した報告[5)]もあります．ただし，高度腎障害がある患者に対しては，桂芍知母湯（けいしゃくちもとう），桂麻各半湯（けいまかくはんとう），五虎湯（ごことう），五積散（ごしゃくさん），防風通聖散（ぼうふうつうしょうさん），麻黄湯，麻黄附子細辛湯（まおうぶしさいしんとう），麻杏甘石湯（まきょうかんせきとう），麻杏薏甘湯（まきょうよくかんとう），薏苡仁湯は慎重投与とされています．

基本その3　漢方の基本処方を知る

西洋医学的な表現でよく使われる漢方薬がもつ薬理作用を解説します．それぞれの作用をもつ代表的なものは主として以下のグループに分けて考えることもできます．

① 免疫調整作用をもつ漢方薬を紹介します．これらの基本事項を知っていれば，漢方はかなり使えます．漢方薬用をもつ漢方薬の方剤
② 鎮咳作用や喀痰喀出作用のある漢方薬
③ 抗アレルギー作用をもつ漢方薬
④ 消化機能改善作用をもつ漢方薬
⑤ 水分代謝調節作用をもつ漢方薬
⑥ ステロイド様作用をもつ漢方薬
⑦ 成長を助ける作用をもつ漢方薬
⑧ 情緒安定作用をもつ漢方薬

a. 免疫調整作用をもつ漢方薬の方剤

ウイルス性感染症の初期で患者が高熱という実証を示す時期では免疫調整作用をもつ麻黄湯が第一選択薬であり，高熱に筋肉痛や関節痛を伴う場合には葛根湯を処方します．これらの方剤は発症してから半日から2日間程度の時期に使うことが多く，背中に汗をかくようになると急性期後期で実証と虚証の中間である中間証の時期に入ったと考え，柴胡桂枝湯（さいこけいしとう）や小柴胡湯（しょうさいことう）に変更し，完全に解熱して症状が残るときはその症状に対する対症療法的な方剤や体力を回復させるための方剤に変更します．つまり，体力に応じて方剤を選択します．

体力低下時には桂枝湯（けいしとう）など，解熱後も咳が続く場合は，麻黄附子細辛湯などを処方します．体力があまり強くない子どもや成人あるいは高齢者では，初期から麻黄附子細辛湯を処方することもあります．体力がやや低下しているお年寄りのインフルエンザや風邪にも有効です．葛根湯や麻黄湯などはインターフェロンの産生を調節することで免疫調整作用を発揮するものと考えられています．

なお，ここで紹介した方剤はどれもインフルエンザや普通感冒に対して健康保険適用があります．小児や体力がやや落ちている中間証の人では，急性期でも柴胡桂枝湯が効果的なことも少なくなく，どの方剤を処方するか迷っ

たときは，この方剤を処方するのもいいでしょう．

一方，慢性感染症あるいは反復性感染である反復性扁桃炎や反復性中耳炎，肛門周囲膿瘍などには急性感染症とは異なる方剤を選びます．慢性感染症の症状間欠期は，症状が強い実証よりも虚証に近い中間証（虚実の中間でどちらとも決められない病態）にあると考えて小柴胡湯や柴胡桂枝湯を選びます．

反復性中耳炎や慢性副鼻腔炎，乳幼児の肛門周囲膿瘍などには十全大補湯が有効な症例が多いことが知られています．つまり，慢性感染症に伴う慢性炎症に効果的なのです．『小児急性中耳炎診療ガイドライン 2013 年版』でも，小児の反復性中耳炎に対するこの方剤の有効性には十分なエビデンスがあると記載されています．小児の反復性中耳炎に 3 カ月投与して 90％を超える有効率であるとの報告があり，特に 2 歳未満に有効例が多いともいわれています．ただし，現時点ではこれらの病名では保険適用はありません．

b. 鎮咳作用や喀痰喀出作用のある漢方薬

呼吸中枢を刺激する薬剤や気管支拡張薬は西洋薬のほうが優れています．しかし，鎮咳薬となると西洋薬にはエビデンスが十分にあるといえる薬剤はなく，WHO によって鎮咳薬としてハチミツの投与が 1 歳過ぎから推奨されているほどです．西洋薬の世界では「本当に有効な鎮咳薬は存在しない」という考え方も登場しています．

他方，漢方薬には独特の鎮咳作用をもつものがあり，いくつかの方剤にはエビデンスが見出されています．ここで代表的な方剤を紹介します．

小青竜湯

実証から中間証のすべての年齢の患者に使えます．去痰作用が認められており，薄い白色痰が多い場合に有効です．アレルギー性鼻炎の鼻炎症状の改善に有効であるとのエビデンスもあります．やや苦味・渋味が強い味です．

麻杏甘石湯

抗炎症作用と去痰作用が強く，黄色い痰が多い場合に有効です．健康保険上では，気管支喘息に対する効果が認められています．

気道分泌物が多い小児や成人では，小青竜湯と麻杏甘石湯を併用することで，強い鎮咳去痰作用が得られることも知られています．体力が比較的温存されている高齢者の場合にも有効です．

麦門冬湯（ばくもんどうとう）

気道分泌物を増加させる作用と鎮咳作用があり，痰が切れにくい乾いた咳によく効くとされる反面，急性気管支炎や喘息あるいは慢性咽頭炎などによる遷延性咳嗽にも効果があることが知られています．

柴胡桂枝湯

神経質であること，心気的であることが関与してインフルエンザや普通感冒のあとに咳が長引いている中間証よりも虚証よりの患者に使うと咳が軽くなることがある方剤です．心気症傾向のある成人や高齢者にも有用性が認められています．

麻黄附子細辛湯

微熱，悪寒，全身倦怠感，高血圧はないか，低血圧で頭痛があり，四肢に冷感があるか，めまいがあるという虚証の傾向が強い子どもや若者あるいは中年もしくは高齢者などに処方される方剤です．感冒と気管支炎に健康保険適用が認められています．この場合，感冒とは普通感冒と流行性感冒（インフルエンザ）であると考えられます．体力があまりない患者の微熱と倦怠感が目立つ風邪の治療薬として覚えておくと便利だと思います．

c．抗アレルギー作用をもつ漢方薬

抗アレルギー作用をもつ漢方薬として小青竜湯は古くからⅠ型アレルギー反応を抑制することを示すエビデンスがある有名な方剤ですが，柴朴湯（さいぼくとう）は喘息に対する抗アレルギー薬としてのエビデンスがあり，成人や年長児を中心に発作予防薬としてしばしば処方されます．

神秘湯（しんぴとう）

柴朴湯と麻杏甘石湯の効果を併せもつ神秘湯は，小児の軽症～中等症の喘息発作に対してしばしば処方されます．神秘湯がよく効く子どもの発作予防には柴朴湯が使われます．成人や高齢者によく使われる柴朴湯にはⅠ型およびⅣ型アレルギー反応を抑制することを示すエビデンスがあり，これに麻杏甘石湯を加えた神秘湯が小児喘息の長期管理には適しているとされています．なお，呼吸困難感を訴える心気的な子どもには神秘湯と柴胡桂枝湯を併用すると効果的なことがあります．

越婢加朮湯（えっぴかじゅつとう）

この方剤は，アレルギー性結膜炎に対して劇的な効果を示すことが知られています．また，この方剤を，咳は少なく高熱と咽頭痛がある急性咽頭炎の急性期に内服すると効果的です．越婢加朮湯は，熱感と腫脹を伴う実証タイプの関節痛がある人に向いています．関節痛の治療にも有効なのです．これは，一つの方剤がさまざまな疾患ないし病態に対して有効性を示す典型的な例であるといえます．しかし，胃腸の弱い人には強い胃腸障害が出現しやすく，適していません．

d．消化機能改善作用をもつ漢方薬

1）消化管に直接的に作用して効果を示す方剤

五苓散

急性胃腸炎の初期に出現する嘔吐に対して，経腸投与（お湯に溶かして注腸するか，院内調製の座薬として投与する）によって即効性を示すこと[6)]や小児の感冒性胃腸症に伴う下痢や嘔吐に有効[7)]であることを筆者は報告しました．実は，小児だけではなく，高齢者を含むすべての年齢の患者について有効性が確認されています．

柴苓湯

五苓散と小柴胡湯の合剤で抗炎症作用がある柴苓湯は，急性胃腸炎や感冒性胃腸症の嘔吐や下痢の治療薬として有効です．五苓散の投与症例よりも炎症が強い症例に対して処方すると有用であると考えられます．この抗炎症作用はステロイドによる抗炎症作用に類似しているものと考えられ，柴苓湯がネフローゼ症候群に対するステロイドの減量を可能にすること，ステロイドの効果を増強することを示すエビデンスがあることは有名です．しかし，この方剤はアレルギー性鼻炎や気管支喘息などの即時型アレルギー疾患には抑制効果は認められません．

六君子湯（りっくんしとう）

胃の蠕動運動を改善し，食欲不振や胃食道逆流現象を改善するエビデンスやメカニズムが解明されている[8)]方剤です．胃腸炎の回復期における食欲不振にも使われ，間接的に胃腸機能を改善する作用も併せもっています．

真武湯（しんぶとう）・**人参湯**（にんじんとう）

五苓散は急性胃腸炎の急性期の下痢や感冒性胃腸症の水様性下痢（水瀉性下痢）に有効ですが，真武湯と人参湯は急性胃腸炎の下痢が遷延した場合や虚弱な子どもや高齢者の慢性的な下痢に有効です．真武湯は脳梗塞後遺症に

よる神経障害にも効果があります．人参湯は栄養剤としての効果があります．

大建中湯・小建中湯

いずれも胃腸を暖める作用と腸管の蠕動運動を亢進させる働きがあり，便秘に使用します．大建中湯は消化器外科領域で術後イレウスの予防や治療に有効であるというエビデンスがあり，強力な便秘薬です．小児には小建中湯が第一選択薬であり，この2つを等量ずつ混ぜ合わせたものを**中建中湯**（ちゅうけんちゅうとう）と呼び，小建中湯の次に選択すべき小児用便秘薬であると考えることもできます．大建中湯は，消化器外科領域でイレウスの予防に使われるほか，高齢者の慢性便秘にも有効であることが知られています．なお，小建中湯は桂枝加芍薬湯（けいしかしゃくやくとう）と同様に，反復性臍疝痛や過敏性胃腸症などにも処方されることがあります．

2）間接的に消化管機能を改善すると考えられている方剤

補中益気湯（ほちゅうえっきとう）

病弱な高齢者など気が弱くなった気虚の状態にある患者に気を補うための方剤であり，一般的な小児に対して処方されることはあまりありません．全身倦怠感や疲労感が著しい虚弱な情況，抗がん剤治療後の食欲不振を伴う体力が低下した情況や緩和ケアにおける体力の維持・向上を必要とする情況などでも処方される方剤で，良好な効果が認められることがあり，がん患者や高齢者のフレイルに対して使用される例が増えているようです．

e．水分代謝調節作用をもつ漢方薬

人体の構成成分で約60％と最も多い水の過剰や不足は，健康に大きな影響を与えます．特に小児は水分が70～80％を占め，水毒（すいどく）と呼ばれる水分代謝の異常の影響が大きいと考えられています．症状としては，浮腫，嘔気・嘔吐，下痢，脱水，乏尿，多尿のほか，髄膜の浮腫による頭痛や気道粘膜の浮腫や分泌物の増加を伴う喘息も水毒による症状であると考えられています．

既述のように，漢方では，水分代謝調節作用をもつ，つまり，水毒を抑制する漢方薬の生薬と方剤を利水剤と呼んでおり，その中でも代表的な方剤である五苓散や柴苓湯は細胞の表面にあるアクアポリン（aquaporin：AQP）に作用するメカニズムが科学的に明らかにされています．

五苓散

急性胃腸炎や水瀉性下痢の初期，脳外科における術後脳浮腫に使用される

ことが多いほか，気圧の変化の影響を受ける頭痛などにも有効性が認められています．脳梗塞後の脳浮腫によると考えられる神経症状の改善にも有効です．小児でも脳梗塞は起こり得るので，このことを知っていると役立つかもしれません．五苓散は水代謝に関与するAQPに作用することで利水作用や抗炎症作用を示すことが示されています．このことから，うっ血性心不全や三半規管のリンパの異常によるめまいにも使用されます．

柴苓湯

五苓散に小柴胡湯を加えた合剤であり，浮腫や下痢に対して有効であり，五苓散湯よりも効果は強力である症例が多いと考えられます．ネフローゼ症候群に対する有効性はよく知られていますが，IgA腎症に有効であることを示すDB-RCTの成績もあります．

耳鼻科領域では，病に対する柴苓湯と五苓散の投与は今日ではエビデンスのある本質的な治療法であると考えられています．つまり，メニエール病の病態である内リンパ水腫という水の異常を改善することが，その作用メカニズムであると考えられており，多くの耳鼻咽喉科医が実地臨床で使用しています．

苓桂朮甘湯（りょうけいじゅつかんとう）

朝起きるのが苦手で倦怠感が強い起立性調節障害ないし自律神経失調症がある小学生や中学生に処方されることが多い方剤です．この方剤の利水作用が血液循環を改善し，治療効果を発揮すると考えられています．

半夏白朮天麻湯（はんげびゃくじゅつてんまとう）

めまい，食欲不振が前景に出てくるタイプの起立性調節障害のある小学生高学年，中・高校生や若年成人に処方されることが多い利水作用がある方剤です．男子よりも女子に使うことが多い傾向があるようです．しかし，この方剤のめまいに対する効果を指示するエビデンスは現時点ではないようです．

起立性調節障害に対する治療薬として，苓桂朮甘湯と半夏白朮天麻湯を体力の有無で使い分けることは難しく，一方が無効なときはもう一方を使うという方法が比較的多く，採用する理論漢方治療の本もありますが，理論だけではなくエビデンスを積み重ねていく努力も必要だと思います．なお，これら2方剤よりも胃腸症状が目立つ子には小建中湯を使うほうが有効率は高いようです．また，六君子湯が有効な起立性調節障害は，嘔気や胃もたれが目立つ症例に多い傾向があります．

f. ステロイド様作用をもつ漢方薬

漢方薬の方剤である柴苓湯は，五苓散と小柴胡湯を合わせた方剤で，五苓散がもつ水分調節作用と小柴胡湯がもつ抗炎症作用の両方をもっていると考えられます．

多くのエビデンスがある柴苓湯はステロイド様作用をもち，既述のとおり，ネフローゼ症候群に対するステロイド療法の効果を増強し，ステロイド薬の使用量を減量することに役立ち，ステロイド薬の副作用を軽減させることが可能であることが知られています．

浮腫に対して五苓散または柴苓湯を単独で投与しても効果が十分ではない場合に，この２つの方剤を同時に投与すると利水作用が増強され，浮腫が軽快する症例もあります．五苓散と小柴胡湯を２：１の割合で混ぜた場合とほぼ同様の効果が得られることから，生薬の配合割合が効果の強弱に影響していると考えてよさそうです．

g. 成長を助ける作用をもつ漢方薬

1119 年に編纂された世界最古の小児科書『小児薬証直訣』には，生まれつき虚弱な子どもの健康維持，成長・発達を促進するための方剤として六味丸（ろくみがん）が記載されており，現代でも使用されることがあります．この方剤は虚証を目標にしたものであると考えることができ，胃腸機能の脆弱を示す小児には六君子湯や小建中湯などの消化管機能改善薬を併用することもあります．

日本の漢方治療では，六味丸はてんかんなどの慢性疾患により活動性が低下している子どもや下半身が冷えて夜尿症がある虚弱児などにも処方されます．この場合，補中益気湯のように気を補う方剤を併用すると効果的であるとされています．

ネフローゼ症候群や自己免疫疾患に伴う腎障害にも六味丸が処方されることがありますが，これらに対する有用性を示すエビデンスは現時点ではありません．

また，わが国の保険診療では，六味丸は排尿困難・頻尿・むくみ・かゆみに対してのみ保険適用が認められているに過ぎません．中国でも中薬として使用されることはありますが，主に成長促進剤として元気がない病気がちな子どもたちを対象に使われていますが，やはりそれほど多用されているわけではありません．

h. 情緒安定作用をもつ漢方薬

大棗（たいそう）などの生薬やいくつかの方剤は，情緒安定作用，精神安定作用があることが知られています．これらの方剤は情緒安定作用のほかに胃腸機能改善作用など他の作用をもつものも多く，眠気などの副作用も少なく，小児や高齢者に特に適していると考えることができます．もちろん，証が合えば，一般成人にも有用です．

副作用の問題を主な理由として小児や高齢者に対して使いづらい向精神薬ないし抗精神病薬の代替として，精神・心理の問題が関与する病態にある患者に対して，漢方薬は比較的使いやすい薬剤であると思われ，ここでは代表的な方剤を紹介します．

抑肝散（よくかんさん）

鎮静作用のほか，血流促進作用があります．胃腸の弱い人向けとして日本で江戸時代に改良を加えられたものが，抑肝散加陳皮半夏（よくかんさんかちんぴはんげ）です．抑肝散は高齢者の認知症の周辺症状であるせん妄や興奮などに効果があり，認知症という病名でも保険適用が認められることが多くなっています．てんかんや自閉スペクトラム症でイライラが激しい実証型の人にも効果的であることが知られています．

甘麦大棗湯（かんばくたいそうとう）

ナツメ（大棗）と小麦と甘草から構成される方剤です．小麦アレルギーのある人には，不適切です．抗不安作用や消化機能改善作用があります．夜驚症や夜泣き，ひきつけ，疳の虫に保険適用がありますが，メーカーによって適応となる病名が若干異なることがあります．

夜泣きがあって睡眠が障害される場合によい適応があるとされ，そのような症状をもつ自閉スペクトラム症の子どもにも有効なことがあります．不安が強い自閉スペクトラム症（autism spectrum disorder：ASD）や注意欠如・多動症（attention-deficit/hyperactivity disorder：ADHD）の患児や不安が強い認知症の高齢者にも有効です．

この薬剤は脳内のセロトニン濃度を上昇させるという研究報告もあり，成人にも使用可能な方剤です．例えば，長年連れ添った配偶者を失った悲しみと一人暮らしの寂しさから不安を募らせた軽度の認知症傾向がある高齢者が，周囲の人に対して攻撃的な言動をする場合，甘麦大棗湯を処方すると穏やかな人柄に戻る症例があります．

アルコール依存症を克服したものの再び依存症に戻るのではないか，また周囲の人に依存症を克服したことを信じてもらえず就職ができないという強い不安を感じてジアゼパムを投与されても手足のふるえ，チックなどの症状が持続する人に対して，この方剤を処方すると手足のふるえやチックがなくなり，本人も驚くほど心が落ち着いて社会参加がスムーズにできるようになった例もあります．

さまざまな不安と焦燥感を抱えた登校拒否の中学生や高校生に，甘麦大棗湯が有効であった例もたくさんあります．

柴胡加竜骨牡蛎湯（さいこかりゅうこつぼれいとう）

情緒安定作用，鎮静作用，抗不安作用のほか，抗炎症作用があり，てんかんやヒステリー，夜泣きのほか，神経性心悸亢進症，高血圧症，動脈硬化症，慢性腎臓病などに保険適用がありますが，製薬会社によって適応症にいくらかの違いがあります．

日常生活におけるストレスがあり，心悸亢進や胸部圧迫感など症状を説明できる心電図や血圧，脈拍の異常を認めない場合，体格が良いがっしり型で自覚症状が強い実証型であれば，高齢者にも柴胡加竜骨牡蛎湯が有効なことがあり，ストレスに起因する高血圧が正常化することもあります．

2 漢方薬を使いこなすために

複数の疾患が併存する場合の治療基本指針は？

一人の患者に同時に複数の疾患がある場合，漢方医学では明確な治療指針が決まっています．それは，次のようにまとめることができます．

複数の疾患がある場合の漢方治療基本指針

・新しい疾患をまず治療し，その軽快後に古い疾患を治療する
・虚と実の証が混在している場合は，まず虚に対応する
・表と裏がどちらも虚を示す場合には，表裏を同時に治療するか，裏を先に

column：スペイン風邪に対する漢方薬治療

柴葛解肌湯（さいかつげきとう）と大青竜湯（だいせいりゅうとう）はいずれも麻黄と桂皮を含む麻黄剤の仲間ですが，今日の保険適用が認められている漢方エキス製剤にはありません．約100年前に日本でスペイン風邪が流行したとき，浅田宗伯の弟子であった木村博昭がこの2つを使い分けて多くの患者を回復させたという話が伝えられています．

木村博昭は柴葛解肌湯をインフルエンザや風邪のひき始めの悪寒，発熱，頭痛など主症状であるが，全身に波及し激しさを増したときに用いることで効果を発揮することに注目して処方を始めたと考えられます．柴葛解肌湯は葛根湯と小柴胡湯を合わせ，大棗と人参を抜き，石膏を加えた処方構成になっています．麻黄，桂皮，生姜は表と呼ばれる体の表面に近い場所を温め，発汗解熱効果を示します．葛根は筋肉の痙攣を鎮め，首や肩の凝りをとるとされています．芍薬，甘草が加わり葛根の働きを補助するとされます．柴胡と黄芩（おうごん）の組み合わせは寒さと熱が繰り返すことを阻止する消炎作用のほか，抗ストレス作用などがある．半夏と生姜の組み合わせは消化管運動を改善し吐気を鎮め，解熱効果をも示します．つまり，直接的または間接的に熱を抑える作用があるこれらの生薬に熱を抑制する作用のある石膏を加え，体の表面では熱を発散させ，裏と呼ばれる体の深部では消炎作用を主に発揮するという方剤が柴葛解肌湯であるとされていますが，保険適用がある製剤が流通していないので葛根湯と小柴胡湯を等量ずつ混ぜて処方する医師もいるようです．

大青竜湯は麻黄湯と越婢加朮湯の合方（合剤を意味する漢方医学用語）です．この方剤はアレルギー性鼻炎のところでも解説していますが，抗アレルギー作用（アレルギー性炎症を抑制する作用）と抗非アレルギー性炎症作用を併せもった方剤であると考えられています．麻黄湯と越婢加朮湯を混ぜると最も強力な大青竜湯になりますが，他の方法として桂枝湯と麻杏甘石湯の併用，あるいは桂枝湯と越婢加朮湯を併用することで大青竜湯のより体力が劣る虚証傾向の人に適合させた代用になります．桂枝湯と越婢加朮湯の併用では，杏仁が含まれていない分，効果が弱いと考える向きもあります．柴葛解肌湯に比べると大青竜湯は体の深部では消炎作用がややマイルドで，より体力が低下している患者に使うと効果が期待できると考えられます．実は，新型コロナウイルス感染症の治療にも漢方薬をスペイン風邪対策と同じ使い方をすれば効果が得られるのではないか，という話もあるのですが，はたしてどうでしょう？

する
・虚実が混じって判定が困難な場合は，明らかな中間証ではない場合，虚とする

和洋折衷で漢方を使いこなすために（副作用，全般的に気をつけておくべき事項）

和洋折衷で漢方薬を使いこなすためには，まず漢方薬と西洋薬の違いを把握することが必要です．西洋医学では病気の原因を体外に生息する細菌のような外因性病因を重視する理由の一つでもあります．

漢方医学では，患者の自覚症状と診察する医師による他覚症状に基づいて病態全体を証として把握し，証に応じた方剤が処方されます．生薬には多くの成分が含まれており，そのことについて西洋薬におけるポリファーマシーと同等あるいは類似のものとみなす批判的な意見もありますが，漢方薬に使用される生薬に多くの成分が含まれていることが多様な薬効を示すとともに副作用が少ない要因であることも解明されてきています．複数の生薬を組み合わせて，はじめて一つの方剤として作用するわけですから，生薬の組み合わせをそのままポリファーマシーと呼ぶのは適当ではないと思われます．

また，漢方薬には「未病を治す」という考え方が現実であることを示すような発病抑制効果があるという報告や遺伝子発現抑制効果があるという報告もあり，漢方薬が予防医学に貢献する可能性が示唆されています．

もちろん，漢方薬にも電解質異常を起こす成分（薬草）やステロイド作用を示すことが知られているもの（方剤）がありますから，西洋薬との相互作用を考えておく必要もあります．どんな相互作用があるのかは，個々の方剤の添付文書に記載されていますので，必ず一度は読んでみてください．漢方薬でも西洋薬でも自分が処方する薬剤の実物や添付文書を一度も見たことがないという医師に時に遭遇しますが，それではいけませんよね．最新の論文を知らなくても添付文書の要点（副作用，相互作用，効果・効能）はどんな薬剤でも処方するたびに添付文書や参考書で確認するくらいの慎重さは必要です．まして，初心者なら当然だといえるでしょう．漢方薬の重要な副作用については，以下の項目で解説することにします．

長期処方の際に気をつけるべき点

急性期には漢方薬をやや過量・頻回投与することは許容されるもの，あるいは有効性を高める方法として実施する，という考え方もあります．通常の1.5倍に相当する量を最大量と考えることが一般的なようです．副作用は長期連用だけではなく，短期投与でも出ることがありますから，「漢方薬は副作用がなく安全だ」と考えるのは早計です．注意すべき副作用は次の項目に詳述します．

長期継続投与を行う場合には，証や病期を考えて漢方エキス製剤を約0.1～0.2 g/kg/日として分2または分3で処方することが多いようです．この場合，メーカーの分包品ではなく，医療機関で分包紙を使って分包を行う場合は，方剤の吸湿性を考慮し，缶保存や冷蔵庫保存を指導する必要があります．

なお，芍薬甘草湯のように副作用が出やすい漢方薬の場合，長期投与は行うべきではないと考えられています．芍薬甘草湯は特に高齢者では高血圧や電解質異常を生じやすい方剤ですので，高齢者に対しては1週間以上の連日投与は行うべきではないという考え方が主流になっています．

一般的にいって，小児は成人よりも体の大きさに比べて量が多い漢方薬を内服しても副作用は出にくく，安全に使用できます．また，成人よりも証にこだわらなくても効果が得られる漢方エキス製剤も少なくなく，この点では中国の中薬よりも優れていると思います．もちろん，随証療法を行うことが基本ですが，成人と同じ方法で正確な証を把握するのは困難な場合が少なくありません．これには小児が生理的に未熟であることも影響していますが，成長には個人差もあり，体格や成熟度を考慮した処方を行うことが必要でしょう．

なお，長期投与をしているうちに証が変化して漢方薬を変更したり，投与量を変更したりする必要があるのではないか，と感じる人も少なくないようです．もちろん，それは正しいのですが，急性疾患に対しても病期が変われば証も変化しますので，漢方薬（細かくいうと漢方方剤）をめまぐるしく変更する必要がある急性疾患も少なくありません．

気をつけるべき副作用

漢方薬の副作用としては，賦形剤・調味剤として添加される乳糖による乳糖不耐症が原因となって下痢を生じることがあります．その場合，下痢を改善させるためにガランターゼ®やミルラクト®のような乳糖分解酵素製剤を併用することがあります．ただし，東洋薬行という製薬会社の漢方薬は，トウモロコシ澱粉（コーンスターチ）が賦形剤として使用されており，乳糖はほとんど含まれていませんから，乳糖不耐症の心配はほぼありません．

副作用として最も多いのは，胃腸症状で食欲不振，胃部不快感，悪心，下痢などが主なもので，地黄，当帰，川芎（せんきゅう），山梔子（さんしし），大黄，芒硝などの生薬が含まれる方剤に多く，減量や中止によって多くは改善します（表5）．

薬剤性肝障害の主な症状は，全身倦怠感，消化器症状，皮膚のかゆみや黄染，循環器症状，精神症状があるとされますが，症状がなく血液検査で肝機能障害が認められる症例が最も多いようです．小柴胡湯，柴苓湯，葛根湯などに肝障害がみられたという報告があるようです．多くの場合は投与開始から1カ月以内に認められますが，長期服用後にもみられることがあると考えられ，定期的な検査は必要であると考えられます．

間質性肺炎の原因には，感染症や膠原病，薬剤性（抗がん剤や漢方薬，インターフェロン，抗菌薬などの副作用）あるいはパラコート中毒などが知られています．漢方薬による間質性肺炎は，漢方薬を始めて2カ月以内の発症が80％程度を占めるとされ，治療初期の観察が必要です．自覚症状として乾燥咳，息切れ，発熱がみられることが多く，注意が必要です．薬疹は摂取された医薬品やその代謝産物により誘発される皮膚や粘膜の発疹のことであり，抗菌薬や消炎鎮痛薬，漢方薬による発疹が多い．

その他にも，各方剤に含まれる生薬による副作用があり得ます．その代表的かつ重要なものを以下に挙げておきます．最も多くの方剤に含まれている甘草は，以前は1日最大配合量が5gとされていましたが，現在もそのような規定は廃止されていません．しかし，投与量が多いほど副作用が多くなることが知られており，特に女性や高齢者では低カリウム血症などが起こりやすく，特に長期投与では2～3カ月に1度は定期検査を行うことが望ましいと考えられています．

表5 副作用が起こりやすい代表的な生薬

生薬	内容
甘草	現時点では，保険適用のある 109 種類の方剤に含まれます．甘草に含まれるグリチルリチンが原因となって偽性アルドステロン症を発症します 副作用：低カリウム血症，浮腫，偽性アルドステロン症（高血圧・浮腫・低カリウム血症・気力低下・褐色尿など）
麻黄	麻黄湯，小青竜湯，麻杏甘石湯，麻黄附子細辛湯などに含まれます．麻黄の成分であるエフェドリンが原因で副作用を生じます 副作用：消化管運動減弱による食欲低下・嘔気・便秘，不眠，動悸，発汗過多などです
附子	麻黄附子細辛湯，真武湯，八味地黄丸，桂枝加朮附湯，牛車腎気丸，大防風湯に含有 副作用：心悸亢進，のぼせ，舌のしびれ，悪心・嘔吐，呼吸困難などがあります．過量投与を回避し，体力が充実した便秘傾向のある人には使用しないよう注意する必要があります ※附子はトリカブトのことで，アコニチンという毒を含むため，無毒化されています
地黄	六味丸など 副作用：胃もたれ，食欲低下が代表的です．当帰や石膏も同じ副作用があるが，服用を中止すればすぐに改善します
大黄	乙字湯，九味檳榔湯（くみびんろうとう），桂枝加芍薬大黄湯（けいしかしゃくだいおうとう）などに含まれます 副作用：瀉下作用があり，下痢をする人がいます
遠志（おんじ）	帰脾湯，加味帰脾湯（かみきひとう），人参養栄湯にのみ含まれます 副作用：1, 5AG を含むため，糖尿病患者の 1, 5AG 値を狂わせる可能性があり，注意が必要です
黄芩	小柴胡湯などの柴胡剤に含まれることが多いとされています 副作用：Ⅲ型およびⅣ型アレルギー，間質性肺炎，肝障害，発熱などがあります（間質性肺炎は高齢者に生じやすいとされています）
桃仁	駆瘀血作用がある生薬の代表で，食欲不振や胃部不快感など軽微なものが多いが，ホルモン調節作用があり，子宮収縮作用があるとも考えられ，妊婦への処方へは注意を要すると思われます
山梔子	この生薬を含む加味逍遙散，黄連解毒湯，辛夷清肺湯（しんいせいはいとう），茵蔯蒿湯（いんちんこうとう）などの長期連用によって腸間膜静脈の線維性肥厚と石灰化によって起こる虚血性腸疾患である静脈硬化性大腸炎（別名：腸間膜静脈硬化症）の予防のため，年 1 回程度の大腸内視鏡検査が望ましいという意見もあります

方剤が効果を発揮する際に一過性に症状が悪化する瞑眩（めんげん）という現象は，方剤を内服し始めてから 2～3 日以内に出現し，1 日程度で消失します．それ以外はすべて瞑眩ではなく副作用として対応すべきであると考えられます．

なお，アスリートに漢方薬を処方する場合，麻黄，半夏，附子，呉茱萸（ごしゅゆ)，細辛などの生薬が含まれる場合，ドーピング検査でエフェドリンなどが陽性になってしまうことがあり得ます．葛根湯や麻黄湯，小青竜湯などは麻黄を多く含むため，特に注意が必要です．競技種目や試合の開催国などによってドーピング判定が異なりますから，JADA（日本アンチ・ドーピング機構）などのホームページで最新情報を確認してから処方するほうがよいと考えられます．

複数の方剤を併用する場合，各方剤に共通に含まれる生薬の種類と総量を意識するように気をつけていないと共通に含まれる生薬を過量投与してしまう可能性があります．特に甘草は約7割の方剤に含まれていますから，過量投与になりやすいと考えられます．2つの方剤を併用する場合，一方を1日3包，もう一方を1日2包にするなどの工夫によって過量投与の多くは防ぐことが可能です．OTC医薬品として市販されている漢方薬を患者が医師に黙って服用している場合もあり得ますから，患者に確認することも忘れずにしましょう．

また，作用が互いに逆方向になる方剤を併用すると効果が出なくなる可能性があります．例えば，「体を温める」作用のある真武湯（しんぶとう）と「体を冷やす」作用のある黄連解毒湯（おうれんげどくとう）を併用すると，どちらも効きが悪くなる可能性が高くなります．

成人，特に高齢者では証が合わない漢方薬を内服することで体力が衰えたり，倦怠感が強まったりすることはあり得ますが，小児では少ないようです．

漢方薬の効果を十分に発揮できるように処方するため，個々の患者の証を評価することは大切ですが，高齢者や成人と違って小児では証が合わないことが原因で重大な副作用が発現することはきわめてまれであると考えられています．むしろ，漢方薬治療にこだわりすぎて西洋薬で治療可能な疾患を見逃さないことが大切です．

漢方薬は西洋医学を補完するための手段の一つとして考えるほうが現代医学では現実的であり，それは同時に漢方薬をより効果的に使う手段でもあると考えられます．

“エビデンスのない鎮咳薬を複数併用したり，鎮咳作用のない気管支拡張薬を末梢性鎮咳薬として処方したりするよりもハチミツや漢方薬を処方するほうがよい”という考え方は，その代表的な例であると考えていいでしょう．

なお，麻黄にはエフェドリンが含まれており，寝る前に葛根湯など麻黄の入った方剤を内服すると，エフェドリンが比較的急速に吸収され，眠れなくなることが多く，年齢にかかわらず就寝時間の2～3時間以上前までに夕食前の内服を終えておくことが望ましいと思われます．麻黄や附子は空腹時にはゆっくりと吸収されることが知られており，食前に服用するほうが安全だと考えられます．反対に，インフルエンザのような急性発熱性疾患の場合に葛根湯や麻黄湯を早く効かせたい場合，何かを食べさせて胃酸を希釈したほうが麻黄に含まれるエフェドリンが早く吸収されて早く効果が出ることが期待できます．胃腸が虚弱な人の場合，どの方剤でも食後に服用させたほうが胃腸への負担が少なくてよい，という考え方も正論であると思われます．

漢方薬にも副作用があることは患者やその家族にも説明しておく必要があります．長期投与が必要になる疾患に対しては，まず14日分を処方し，効果判定や副作用の有無をみるための血液検査（CBC，血液像，肝機能，腎機能，電解質，BNPなど）を行います．もちろん，14日目に副作用と思われる症状がなく，治療効果があると考えられる場合にはさらに14日分の処方を行ってから，検査をすることも選択肢になります．間質性肺炎のスクリーニングとして咳の有無を問診する必要もあります．咳がある場合，経皮的動脈血酸素飽和度（SpO_2）を確認し，必要に応じて胸部X線検査や胸部CT検査を行います．

副作用が出た場合は，速やかに対応します．基本的には原因になった薬剤を中止すれば2～3日で改善を示します．低カリウム血症がある場合，心不全や水過剰があるようならスピノロラクトンの投与を行うほうが，経口カリウム製剤（アスパラ®カリウムなど）よりもいい場合もあります．心電図でQT延長があるなど高度の低カリウム値がある場合には低カリウム性ミオパチーが生じることもあり，入院加療を行います．

間質性肺炎も軽度な初期のうちに見つけることができれば，抗アレルギー剤と少量ステロイドの内服で外来治療できる場合も少なくありません．なお，黄芩を含む方剤で間質性肺炎が発症しやすい傾向があることが知られています．

なお，中国の生薬や中医学の教科書には，「黄連はグルコース-6-リン酸脱水素酵素（G6PD）欠損症がある患者の溶血性貧血を増悪させる可能性があり，この疾患がある患者には黄連を投与してはならない」と記載されているものが複数あり，私も処方しないように注意しています．ちなみに，G6PD欠損症の患者がソラマメを食べると溶血発作が起こります．ですから，この疾患をもっている患者はソラマメを利用して作られる調味料の豆板醤を使った中国料理を食べてはいけません．

3 処方しようとしたときに出会う“どうしよう？”

一番多い悩みは「保険適用がある漢方薬の方剤は複数あるが，どれを選べばいいかわからない」という場面ではないかと思われます．随証療法を意識して方剤を選ぶことが基本なのですが，初心者の場合は証を考えるのが難しいという例が少なくないようです．そんなときにパッと証がわかる方法があれば便利ですね．もちろん，そういう簡易法は厳密には全例で正解が出るわけではありませんが，大きな間違いは回避できるだろうと思います．ベテラン漢方医でもすべての患者さんの証を短時間に完全に把握するのは困難ですから，初心者ならなおさら難しくて当然です．

日本の裁判所における判例では，適応外使用でない限り，過剰投与以外は医師のミスにはされません．ですから，適応症だけで処方する西洋薬の使い方である「病名治療」だけをやって「漢方薬は効かない」と決めつける“漢方薬を知らない”医師が少なくありません．漢方薬を使うなら，少しでも有効率が高い使い方をしたいのが人情ですよね？　ここでは，それを実現する方法（証の簡易イメージ診断法）を紹介します（表6）．あえて書いておきますが，漢方薬とは漢方医学で使用する治療薬の総称であり，生薬と生薬を組み合わせた方剤の区別があり，多くの場合は方剤を漢方薬（漢方方剤・漢方

表6　**証の簡易イメージ診断法**

陽証で実証	声が大きい・声にはりがある・楽天的・元気がある・がっしりした体格 血色がよい・明るい性格のイメージ・よくしゃべる・罹病期間が短い
陰証で虚証	声が小さい・声にはりがない・悲観的・元気がない・か細い／弱々しい体格 血色が悪い・暗い性格のイメージ・言葉数が少ない・罹病期間が長い
中間証	上記のどちらでもないか，中間のイメージ

処方薬）として使用します．

服薬指導

漢方薬は，小児はもちろん，おとなにとっても好ましい味ではないものが多く，服薬指導をしないとうまく内服できないことが少なくありません．その一方で，抵抗なく服用できる，あるいは服用しやすい方剤は，おとな以上に小児ではより効果が明確に現れるという現象がしばしば観察されます．もちろん，おとなでも著効したといえる例は少なくありません．

漢方医学では，身体が求めている証に合った方剤は服用しやすくて著効しやすいと解釈されています．でも，実際にそのような著効例の経験を重ねないと信じがたいという人も少なくないことでしょう．いずれにしても適切な服薬指導を行うことで，服薬コンプライアンスを高めることが必要なのは，西洋薬でも漢方薬でも同じです．

服薬指導はどうする？（患者さんからの質問で多いことを中心に）

どんな薬でも患者さんが服用してくれなければ，効果は得られません．服薬へのモチベーションを高めないと服用してくれないこともしばしばあります．医療不信の強い人は何でも疑います．飲みやすくする服用方法の工夫も必要です．「良薬，口に苦し」なんて江戸時代のセリフは通用しません．

a. 服薬へのモチベーションを高める

患者とその家族に「どんな目的で，どんな漢方薬を使うのか」をわかりやすい言葉で丁寧に説明することが基本です．家族の服薬させたいという意欲が，子どもや認知症のある高齢者に対して心理的な影響を与えることは間違いありません．3 歳以降になると，多くの子どもたちは自分なりに疾患や薬について理解できるようになります．患者が治療の主人公であることを自覚できるような接し方をして説明してあげることが，どの年齢の患者でも服用への抵抗が減っていくようになる契機になります．

b. 服用方法の工夫

漢方のつぶつぶが入れ歯に挟まって痛いです……

エキス製剤をお湯に溶かして飲むのが漢方薬の本来の飲み方だとよくいわれますが，柴苓湯のように湯という文字がつく名前の方剤は，熱いお湯に溶かして冷めないうちに飲むほうが服用しやすい傾向があり，五苓散のように湯がつかない名前の方剤はお湯で溶かしてからしばらく放置するか，氷を加えて冷ますか冷やすほうが服用しやすい傾向があります．冷まして飲むほうがよいとされる他の方剤としては，温清飲（うんせいいん），茯苓飲（ぶくりょういん），白虎加人参湯（びゃっこかにんじんとう），黄連解毒湯，小半夏加茯苓湯などがあります．溶かしてしまえば入れ歯に挟まることもなくなることでしょう．

漢方の味が苦手なのですが，どうしたらいいですか？

小児，特に乳幼児はお湯で溶かす方法では服用がうまくいかないことが少なくありません．小さな子どもたちの場合は，単シロップやハチミツを混ぜてから冷たく冷やして飲ませるほうがよく，凍らせて舐めさせる方法が有効なこともあります．ハチミツが漢方薬の副作用を緩和するという考え方は日本では江戸時代からあります．ただし，乳児ボツリヌス症の予防の観点から，ハチミツは1歳未満の乳児には使用できません．成人や高齢者でもハチミツを加えると飲みやすくなる人は少なくありません．

ハチミツはカロリーや糖質を気にする患者では，パルスイート®やラカントホワイト®などの安全性が確立している甘味料で代替すると気にする必要がなくなります．

エキス製剤は“すりこぎとすり鉢”などを使ってすり潰してから，ぬるま湯で溶かすほうが飲みやすい子どもや高齢者もいます．また，苦味のある方剤は，チョコレートペーストのように少し苦味のある物に混ぜるほうが服用性はよくなります．

一般的には，アイスクリームは冷たいことで味覚をごまかせると考えられており，まず少量のアイスクリームを口に入れてから漢方薬を混ぜたアイスクリームを入れるという方法が推奨されることが少なくないようです．特に，チョコアイスがよいという人は少なくありません．少し溶けかけたチョコアイスがよりよいようです．

服薬用ゼリーを使う場合は，白玉だんごのあんこの部分が方剤，周りの皮の部分が服薬ゼリーになるように，方剤をゼリーで包んで小さなだんご状にします．オブラートに包むと喉に詰めてしまう子どもや高齢者もいるので，注意が必要です．服薬用ゼリーを使うと水を飲む量を減らすことができるので，水分制限が必要な慢性心不全のある患者には適した方法でしょう．

なお，漢方薬に水を加えて電子レンジにかけるのは有効成分を壊してしまうおそれがあるとして推奨しないという意見がありますが，この意見にはエキス剤の変化について，十分なエビデンスはないと考えられます．煎じ薬の場合は，煎じ方によって成分が変化することはかなり古くから薬理学的に確認されていますから，その知見からの推定なのでしょうね．

抑肝散はピーナッツバターに混ぜると服用しやすく，小建中湯のように桂枝を含むものはすりおろしリンゴやリンゴジュースに混ぜると服用しやすいことが知られています．ただし，苦い方剤に酸味のあるものは混ぜないよう指導してください．また，川芎茶調散（せんきゅうちゃちょうさん）のように茶葉が入っている方剤であれば，お茶で飲むことも問題ありません．

“確実においしく誰もが漢方薬を簡単に飲めるレシピ”というのは実在しません．たまにそういうテーマの文章をハウツー本やネットなどでみかけることもありますが，料理上手な人が書いた文章ではないだろうと思えることが多く，苦笑した経験があります．実は，私はかつて京料理の名手といわれた板前さんやさまざまな料理のプロに相談し，漢方薬のおいしい飲み方の工夫を試みた経験があるのですが，飲みやすくすることはできても，実は飲みやすさの基準に大きな個人差がある，という経験もしました．

保険適用になっている漢方薬はすべてエキス製剤で，生薬に水を加えて加熱して抽出された生薬成分をエキスとして粉末状に加工して方剤に適合するようにブレンドされています．したがって，熱に強く安定した成分で構成されていますから，かなり加熱しても効果・効能が落ちることはほとんどないと考えられます．

お好み焼きソースやたこ焼きソースが合う漢方薬がかなりあり，具のないお好み焼きやたこのないたこ焼きに漢方薬を混ぜてしまう方法もかなり応用範囲が広く，有用です．

小青竜湯など苦味や渋みがある漢方薬は，麦芽飲料のほか，ココアやチョコレートと相性がいいようですが，特にココアがおすすめです．ほとんどの漢方薬はココアで飲みやすくなります．おそらく，ココアにはもともと適度な苦味があるので，それが飲みやすくなる理由のようです．ただし，ココアに対するアレルギーもあり得るので注意は必要です．

抗菌薬のクラリスロマイシン製剤は渋みやえぐみが口に残りますが，この抗菌薬や漢方薬をムコダイン® DSかムコソルバン® DSまたはムコサール® DSの混合物に加えると，内服しやすくなるため，私はクラリスロマイシン製剤が発売された当初から，内服が苦手な子どもには，この方法が実行できるように処方することがあります．漢方薬を処方する場合，西洋薬とは別に処方し，内服する際によく混ぜるように保護者に説明します．

漢方薬に限らず，服薬方法は個々の患者に合わせて工夫するほうが現実的です．服薬に対する家族のモチベーションを高めると自然と内服する子どもは増える，という話も心理学的には正しいと考えていますが，それは成人や高齢者でも同じでしょう．

なお，五苓散や柴苓湯に関しては，嘔気や嘔吐が続く場合に，座薬または溶解液にして肛門から注腸する方法の有効性と安全性が蓄積されています．また，芍薬甘草湯も注腸することで胆石や尿路結石による仙痛に対し，速やかな鎮痙作用と鎮痛作用を示すことが知られています．大建中湯も微温湯で懸濁して注腸しても効果が期待でき，安全に使用できます．注腸は1回に漢方薬1 gを10 mLのお湯に溶かすこともありますが，1回2.5 gを10 mLのお湯に溶かして実施しても，すべての年齢で有効かつ安全です．ただし，芍薬甘草湯は小児では1回1 gを基本とするほうが，特に乳幼児では電解質異常を回避しますが，直腸に点滴用留置針や翼状針などの注射針を刺すことは決してありません．実際は，イリガートルと長いチューブを使用し，ネラトンチューブを直腸内に挿入します．

また，成人，特に高齢者に八味地黄丸を服用させる場合，日本では古くから日本酒で服用すると効果がよいといわれていますが，明確なエビデンスはありません．高齢者では，漢方薬を味噌汁で飲むと飲みやすいという人が少なくありません．実際のところ，子どもや若年成人でも飲みやすいという人は少なくないようです．しかも，お湯で飲む場合と効果は遜色ないと思われます．なお，カフェインによる血圧や精神状態への影響を考えると漢方薬をコーヒーや紅茶で服用することは好ましくないと思われます．

c．母子同服

1119年の「小児薬証直訣」や1555年の「保嬰撮要」など中国の古典的な小児科書に記載されている投薬方法として，母子同服があります．これは，その名のとおり，母子に同じ方剤を同時服用させる方法で，夜泣きや夜驚症のような“疳の虫，疳が強い”と表現される子どもの母親が受けるストレスを軽減し，子どもに対する治療効果を高めようとする目的で考案された服薬方法であるとされています．

日本では，抑肝散または抑肝散加陳皮半夏を母子同服させた場合，子ども単独の内服の場合に比べて良好な治療効果が得られたとする報告[9)]もあります．

チックや夜尿症の症例で母子ともにストレスが大きい場合，アトピー性皮膚炎や気管支喘息でストレスが関与している症例で特に母親の心理状態が関与している場合も母子同服の適応があると考えられています．親子で発達障害があると考えられる場合に母子同服や父子同服用，家族同服が親子ケアの一環として有効性を示すことも考えられます．しかし，これらについては現時点では十分なエビデンスはありません．

適応外使用の問題ってどんなこと？

昭和42年に漢方薬が保険収載され，すでに半世紀以上の歳月が流れ，さまざまな方剤の有効性と安全性が多くの実地臨床家や研究者によって検討され，各種ガイドラインにもエビデンスのある治療薬として記載されている方剤も増えてきました．

残念ながら漢方エキス製剤の添付文書に記載されている適応症や用法に関する文章は旧態依然としたままであり，漢方薬のより有用な活用法への道標にはなっていません．前述のように，小児に対する有効性と安全性に関する記載も改善されていません．

多くの症例で保険適用のある病名での保険請求によって保険適用を受けているのが現状ですが,「小児に対する有効性と安全性は確立していない」という記載のために，適応外使用と解釈される可能性もあり得ます．しかし，そのような場合には，主治医として患者にとって自信をもって有用だと判断し，医師の裁量権を行使して処方した経緯や理由とその結果についてのコメントを保険請求明細書にきちんと添付すれば，それが漢方医学や保険診療の立場から合理的であると判断されれば，保険適用が認められることも少なくありません．もちろん，コメントを書かなくても正しい漢方薬の使い方をしていれば，患者の年齢や性別にかかわらず，知識のある健康保険審査員によって保険適用が認められることも少なくありません．

しかし，それでも適応外使用と判断され，副作用による有害事象が患者に生じた場合，民事訴訟によって使用の適否が争われる可能性は否定できません．そのような事態を回避する最も賢明な方法は，漢方エキス製剤を処方することを避けることではなく，よりよい医師患者関係を構築することです．そうすれば，訴訟は起こりません．

副作用は，漢方エキス製剤だけではなく，すべての西洋薬にもあり，その西洋薬の添付文書にも小児への有効性と安全性が確立されていないと記載されている例は多数あるのですから，この問題は漢方薬だけの問題ではありませんね．

a. 外国人に漢方薬の処方を拒否されたときは，どうすればいいでしょうか？

欧米の患者さんは国により態度が違います．英語圏では中世から近世にかけてハーブ療法の詐欺が横行した歴史があり，ハーブ療法は嫌われやすい傾向があります．フランス語圏やドイツ語圏では大学医学部にハーブ療法やアロマセラピーの講座があるところも少なくなく，イタリア語圏やスペイン語圏でも受け入れやすい傾向はあります．西洋の人々の場合，「14 日間試してみて，効果がなければ止めましょう」と効能や副作用を説明するときに付け加えれば，多くの人は納得されます．東アジア以外のアジアの人も同様です．これらの人々は日本の医学や医療あるいは薬を情報として知っていて理解しています．

中国や韓国には漢方薬はありませんが，中国の人には「日本の漢方薬は中成薬（中国語表記では中成药）と同等品で，品質管理がしっかりされていますから，安心です」と説明すると理解されやすい傾向にあります．中成薬とは，「中医学の理論に従って製造された既製品の薬」という意味で，中国では中薬(中国で中医師によって個々の患者に合わせて生薬を調合して作った薬)を汎用化したものだと理解されており，受け入れる人が多い傾向にあります．長く日本に住んでいる中国人でも，中成薬と同等の既製品が日本の漢方エキス製剤だと説明しないと納得してくれない人は少数ですが，確実にいます．

在日歴の長い韓国人は問題なく受け入れてくれる人が多いのですが，旅行で日本にやって来た韓国人の場合は「東方医学の理論に基づいて作った既製品の東方薬と同等品です」と説明しないと受け入れてくれない場合があり得ます．

漢方医学や漢方薬という概念は日本にしか存在しません．正確には，中国の中医学，韓国の東方医学は漢方医学と似て非なるものであると理解すべきものです．同様に，中薬や東方薬も漢方薬とは似て非なるものです．一般的な中国人や韓国人は漢方薬を知りません．漢方薬は日本にも中国にもあるという考え方は間違った思い込みです．“中国の漢方薬”や“中国の漢方医”という言葉を使う人に漢方医学や漢方薬を本当に理解している人はいないと思ったほうがよさそうです．

⊙ 参考文献

1）葛谷雅文：高齢者薬物療法ガイドライン．Geriatric Medicine（老年医学）48（1）：49-53，2010.
2）村松慎一：総合診療と漢方．総合診療　26（3）：202-204，2016.
3）北島政樹（総監）：漢方の科学化．ライフ・サイエンス，2017，pp164-173.
4）合田幸広，他（監），日本漢方生薬製剤協会（編）：新一般用漢方処方の手引き．じほう，2013，pp36-40.
5）萩原圭祐：第２回サルコペニアに対する漢方補腎薬の効果について―老化促進マウスでの検討．Geriatric Medicine（老年医学）52（10）：1247-1249，2014.
6）橋本　浩：小児のウイルス性胃腸炎に伴う嘔吐に対する五苓散および柴苓湯注腸投与の比較検討．漢方医学　25（2）：73-75，2001.
7）橋本　浩：小児の感冒性胃腸症に伴う下痢に対する五苓散の効果について．漢方医学 25（2）：178-180，2001.
8）Kawahara H, Mitani Y, Nomura M, et al：Impact of rikkunshito, an herbal medicine, on delayed gastric emptying in profoundly handicapped patients. Pediatr Surg Int 25（11）：987-990, 2009.
9）江川　充：親子関係における漢方治療．第４回日本小児東洋医学懇話会口演記録，1987，pp45-48.

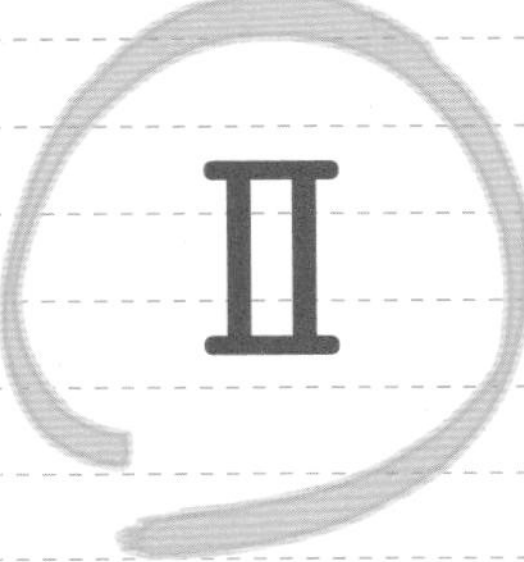

Ⅱ

〈実践編〉

こんな
“もう一手が足りない”
場面こそ，漢方の出番

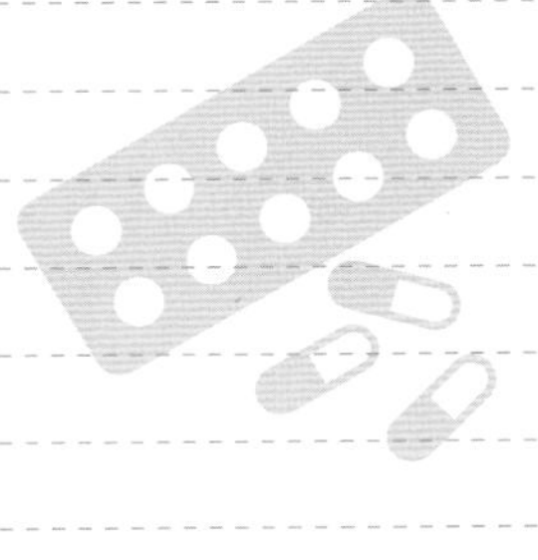

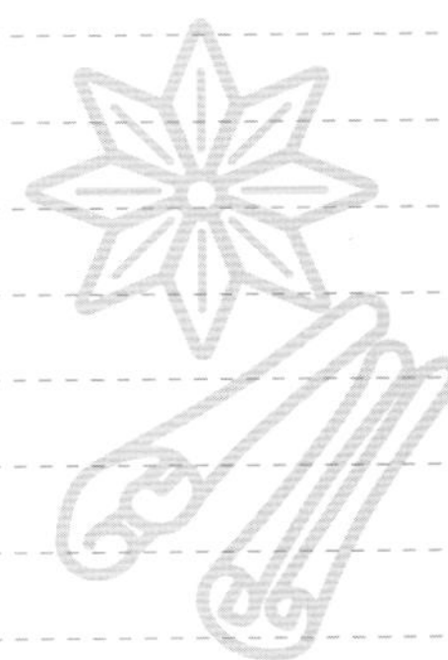

ここでは，主な疾患に対する漢方処方療法を解説します

漢方薬は西洋薬と併用することもあり，両者は対立するものではありません．診療科別に記載することも考えましたが，筆者が漢方薬を頻用する傾向が多い疾患から，症例を挙げて解説を進めることにしました．なお，漢方薬の処方を方剤と呼ぶ習慣がありますが，方剤と漢方製剤あるいは漢方処方薬は同義語と考えてよいと思われます．

1 インフルエンザや感冒および急性気管支炎・肺炎

インフルエンザの患者さんで，薬はほしいけどタミフル® などに抵抗があるようです

普通感冒に対して有効な抗ウイルス薬は今のところ存在しません．それに，現在使用されている抗インフルエンザ薬はウイルスの増殖を抑制するだけで，ウイルスを死滅させてはくれませんから，必須の特効薬といえるかどうかは疑問です．

葛根湯はウイルス感染の早期にインターロイキン-12やインターフェロンγの産生を増強してマクロファージなどによる細胞性免疫を活性化してウイルス増殖を抑制する[1)]と考えられているほか，インターロイキン-1αの過剰産生を抑制して解熱させる効果を示し，サイトカインによる全身性炎症反応を抑制し，重症化を防ぐ[2)]と考えられています．

ウイルス感染による気管支炎に対して気管支拡張薬を投与することが本当に有用なのか，という点についても疑問があり，十分なエビデンスがあるというわけではありません．漢方薬の場合，咳については小児や体力のある成人では発熱があれば麻杏甘石湯（まきょうかんせきとう），発熱がなければ五虎湯（ごことう）がよく使用されます．高齢者で夜間の咳が激しい場合

は滋陰降火湯（じいんこうかとう）が使われます．これらは対症療法です．

これらの疾患の患者の診療を行うに際しては，慎重な経過観察を通して，より重篤な疾患ではないことを確かめ，有用な治療方法の存在が実証されている疾患と感冒を鑑別することが大切です．つまり，経過をきちんとみない風邪診療であってはいけないということです．漢方薬を積極的に併用することで患者満足度を上げることができる場合が少なくありません．

なお，肺炎に対する抗菌薬は治療上では必須であると考えられますが，対象療法に関しては漢方薬を積極的に使うほうが，西洋薬の副作用を回避できるメリットが十分にあると思われます．

症例 1

70 歳の女性，家族全員がインフルエンザに罹患し，最後に自分が発熱したとのことで来院されました．身体所見からインフルエンザが疑われ，本人の希望をもとにインフルエンザ抗原迅速検査を実施したところ，A 型インフルエンザが陽性と判明しました．しかし，本人は孫がタミフル® でひどい薬疹が生じたことがあり，自身も数年前にタミフル® を内服して黄疸や高度の肝機能障害で思いがけず入院した経験があり，タミフル® やその他の抗インフルエンザ薬を内服したくないと言われました．関節の痛みや寒気がするとのことで背部に発汗を認めたことから，ツムラ麻黄附子細辛湯（まおうぶしさいしんとう）を 1 日 3 回食前 2 日分処方しました．ただし，1 回目 2 包を服用し，2 回目以降 6 回目までは 1 回当たり各 1 包を服用することにしました．服用を終えて 3 日目の朝に再診したときには解熱していたものの全身倦怠感と痰が絡む咳嗽が残存し，竹茹温胆湯（ちくじょうんたんとう）1 日 3 回食前に変更し 3 日間処方したところ，全快しました．

❖ 漢方の言葉に翻訳すると

高齢者の場合，体力はあまり強くなく一般的には虚証であり，発汗という虚証があり，インフルエンザの症状は関節の痛みや発熱という実証に当たる症状が混じっています．体を温める細辛や麻黄，附子で関節痛を起こす虚証をレスキューして軽快させることで症状の緩和を狙いたいと考え，麻黄附子

表 1　感冒・インフルエンザ・急性気管支炎・肺炎に対する漢方薬の使い方

	急性期　→	亜急性期　→	回復期・遷延期
実証型 （胃腸が丈夫）	麻黄湯 （発熱・頭痛・関節痛）	小柴胡湯加桔梗石膏	麦門冬湯
胃腸は普通の強さの人	葛根湯 （発熱・頭痛・頚部こり）	小柴胡湯 （食欲低下）	麦門冬湯 （咳が遷延）
中間証	葛根湯	柴胡桂枝湯	麦門冬湯
体力が普通の人	小青竜湯 （鼻汁・くしゃみ・鼻閉）	柴胡桂枝湯 （微熱・食欲低下）	麦門冬湯 （咳が遷延）
胃腸がやや弱い人	小青竜湯	竹茹温胆湯	竹茹温胆湯
胃腸が弱い人	麻黄附子細辛湯 （発熱・悪寒・四肢疼痛）　→	補中益気湯 （体力低下時）	
	桂枝湯（妊婦・高齢者・虚弱児）　→	補中益気湯　または　麦門冬湯	
	桂枝湯（30～40 歳代でも過労で弱った人）	補中益気湯　または　麦門冬湯 （過労でかなり疲弊している人）	
虚証型	桂枝湯（気分がふさぐ）　→	補中益気湯　または　参蘇飲	
胃腸きわめて弱い人	香蘇散（後期高齢者や虚弱児）　→	参蘇飲	

注）高齢者や虚弱児にも葛根湯や麻黄湯が風邪の初期に有効な人がいますが，それは少数例です．また，若者でもこれらの処方が無効あるいは有害であることもあります．

細辛湯を選びました．体力に自信がない虚証傾向が強い人なら桂枝湯（けいしとう）も選択肢に入ります（表 1）．寒気は虚証の症状です．顔色が悪い場合も虚証に入ります．虚弱な人や過労気味の人も高齢者と同じく虚証と考えます．ただし，麻黄が入っているので，麻黄附子細辛湯は極端な虚証の人には使えないと覚えておきましょう．

竹茹温胆湯を処方した日は，裏熱虚証（熱が前景にはなく，体力が落ちている状態）でインフルエンザという太陽病（派手に熱が出る病気）が遷延した状態であると判断しました．これも体を温める薬です．

急性熱性疾患で自然発汗があり，脈証が浮弱で体力が中間からやや虚証および虚証なら桂枝湯から開始する手もあります．麻黄が入っていないのでかなり虚証の人でも使えます．

処方決定のための最短コース

・体力がある子どもや若者の熱性疾患の初期でダメージが少ない→麻黄湯

(まおうとう)
・体力がある人の熱性疾患の初期で頚や項背部のこわばりや痛みがある→葛根湯(かっこんとう)
・体力が比較的ない人や妊婦で自然発汗がある→桂枝湯
・体力中等度の人で微熱や鼻汁が目立つ→小青竜湯(しょうせいりゅうとう)
・発熱はあまりなく,口渇や発汗があり,咳嗽が強い→麻杏甘石湯
・熱性疾患の初期で体力が比較的低下傾向で関節痛がある→麻黄附子細辛湯
・子どもの咳嗽→五虎湯
・痰が切れない,慢性期→麦門冬湯(ばくもんどうとう)
・体力がある人の発病から3~4日目の季肋(きろく)部の圧痛や不快感→小柴胡湯(しょうさいことう)
・小柴胡湯の上記症状に加えて,全身倦怠感や発汗傾向がある→柴胡桂枝湯(さいこけいしとう)
・急性期を過ぎてもすっきりしない→竹茹温胆湯
・急性期をすぎても長引く咳で胸痛がある→柴陥湯(さいかんとう)
・体力がなく,抑うつ的な人の長引く風邪症状→参蘇飲(じんそいん)

❖ 症例をふまえたポイント

1) 初期に投与すべき処方は最初の1~2日程度使うべきものが主であり,葛根湯あるいは麻黄湯を5日分などという処方は避けるべきです.
2) 小児では初期から柴胡桂枝湯が有効な症例がかなりあり,処方に迷ったときは,この方剤を選ぶという方法もよいでしょう.虚弱な高齢者には桂枝湯が第一選択薬です.
3) 竹茹温胆湯は夜間の咳が激しく眠れない場合に使用すると効果的ですが,胸が痛くなるほどの咳には柴陥湯がよい場合もあります.清肺湯(せいはいとう)は気管支炎や肺炎がある場合に使うことがありますが,痰が多い湿った咳が続く場合には,まず五虎湯を処方してもいいでしょう.
4) 一般的な使い方は表1にまとめています.
5) 上気道炎症状から始まって急激に全身の炎症へと進行する症状が激しい症例では,コラム「スペイン風邪に対する漢方治療」に記載したように柴葛解肌湯(さいかつげきとう)が望ましいのですが,実際には保険適

用のあるエキス製剤がないため，葛根湯と小柴胡湯を一時的に併用することも考えます．また，実証タイプの患者でいくらか余裕があると思われる症例には大青竜湯（だいせいりゅうとう）の代用として麻黄湯と越婢加朮湯（えっぴかじゅつとう）を併用すると短期間で効果が得られる可能性があります．体力がやや落ちている患者では，咳が激しい場合に桂枝湯と麻杏甘石湯と併用し，咽頭痛が激しくつらい場合には桂枝湯と越婢加朮湯を併用する方法もあります．なお，これらの方剤の組み合わせは既述のようにCOVID-19感染症にも有効かもしれないという話もありますが，いずれも急速に症状が進行する場合で，発症して数日以内に用いる処方です．発症から数日経った亜急性期では，小柴胡湯加桔梗石膏（しょうさいことうかききょうせっこう）や柴胡桂枝湯あるいは竹筎温胆湯を主症状に合わせて選択します．これらの方剤は慢性期や回復期に使えますが，体力が著しく低下している場合には補中益気湯（ほちゅうえっきとう）が選択されます．

❖ 和洋折衷の考え方

インフルエンザを含む感冒の多くは自然治癒し，抗菌薬や対症療法薬投与の有用性を示すエビデンスはありません．むしろ，自然治癒するのが感冒の特徴の一つだという医師も少なくありません．急性気管支炎の原因の多くは，感冒同様にウイルスが主体です．気管支炎だからという理由で抗菌薬を処方するのではなく，臨床的な根拠を明確にして処方を考えるべきです．

これらの疾患の患者の診療を行うに際しては，慎重な経過観察を通して，より重篤な疾患ではないことを確かめ，有用な治療方法の存在が実証されている疾患と感冒を鑑別することが大切です．つまり，経過をきちんとみない風邪診療であってはいけないということです．

西洋医学的には，対症療法として最もよく行われるのはアセトアミノフェンやイブプロフェンといった解熱剤の投与だと思われます．発熱は免疫機能が発揮されている結果であり病原体であるウイルスの活動を抑える，などとの考え方から使用は控えるべきだという意見がありますが，患者自身や小児患者なら保護者あるいは家族の不安の軽減を考慮して，38.5℃あるいは39℃以上の比較的高い体温と苦痛による不眠などの不都合な情況がある場合に最小限の使用に限定して使用するという方法が中庸であろうという考え方が一般的だと思われます．漢方薬には明らかな解熱作用がある薬剤(方剤)はないので，解熱には西洋薬しかないということになるでしょう．

鼻水止めと呼ばれる抗ヒスタミン薬は乳幼児やけいれんの既往がある小児に対するけいれん誘発作用があることが知られており，使用は控えるべきです．抗アレルギー薬に分類されている第二世代の新しい抗ヒスタミン薬は，その作用メカニズムからして感染性炎症による鼻汁を抑制する効果はなく，感冒に対する健康保険適用もありません．

咳嗽に対しても，鎮咳効果があるというエビデンスのある西洋薬はありません．気管支拡張薬を末梢性鎮咳薬として記載している成書がありますが，現実には気管支拡張薬に末梢性鎮咳薬としての効果があるというエビデンスはありません．しかし，WHO も推奨しているように 1 歳以降の小児に対してハチミツを鎮咳薬として処方した場合の効果についてはエビデンスがあり，成人でもハチミツとコーヒーを練り合わせたものが鎮咳薬としての効果があるとするエビデンスが提出されるに至っています．

鼻閉に対する対症療法は，生理食塩水を点鼻して鼻汁を吸引除去することがほぼ唯一の治療法であり，小児に行われることがありますが，鼻閉を効果的に改善する西洋薬は現時点では見当たりません．

L-カルボシステインは上気道炎を含む呼吸器感染症に対する去痰薬として使用され，気道粘膜の分泌を抑制し，痰の粘稠度を低下させるとされていますが，鼻閉には十分な効果はないようです．この薬剤は，慢性副鼻腔炎の排膿を促進させる目的での投与と，小児の滲出性中耳炎の排液を目的とするシロップ剤の投与に保険適用がありますが，鼻閉を改善する効果が十分ではなく，むしろ副鼻腔炎や中耳炎の合併を予防する目的で処方している医師が少なくないようです．

鼻閉や鼻水に対しては，等張または高張な食塩水を点鼻して家庭用の鼻腔吸引機を使って粘稠な鼻水を吸い出すように保護者や患者に指導するべきだという意見もあり，実践している施設も増えていると思われますが，まだ一般化していません．

そう考えると少なくとも西洋薬ほど有害性が報告されていない漢方薬を和洋折衷療法として使ってみよう，感冒による体力低下を改善できるかもしれないという発想が生まれても自然だと思われます．荊芥連翹湯（けいがいれんぎょうとう）が比較的いろいろな証の患者の副鼻腔や中耳・内耳の炎症性疾患に有効性を示すことが知られており，鼻水や鼻閉を改善することが期待できます．この方剤は極端な虚証や極端な陽証の人には適していません．

インフルエンザに対しては抗インフルエンザ薬も治療に用いられますが，普通感冒に対して有効な抗ウイルス薬は今のところ存在しません．それに，現在使用されている抗インフルエンザ薬はウイルスの増殖を抑制するだけで，ウイルスを死滅させてはくれませんから，必須の特効薬といえるかどうかは疑問です．そのため，副作用を心配する向きもあり，タミフル® などの薬剤に抵抗を示す人がいるのは事実です．そこで，患者の満足度を高める目的もあって，効果が期待できそうな漢方薬があれば使ってみようという発想も出てくるかもしれません．実際，昔から漢方薬はそのような目的でしばしば使われてきた歴史があります．

総合感冒薬に抗ウイルス作用がない以上，市販の総合感冒薬と漢方薬の感冒に対する効果を比較すること自体は無意味かもしれません．抗ヒスタミン薬により認知機能を低下させる可能性があるかもしれない総合感冒薬よりも，漢方薬のほうがマシではないかという発想もあるかもしれません．しかし，だからといって誰にでも葛根湯を処方するのは正しくありません．葛根湯は若くて平素は体力が普通の人，高齢者なのに普通の若い人並みの元気がある人の感冒のごく初期の 1～2 日間に処方すべきもので，若くても生来虚弱な人に処方してはいけません．かえって体調を悪化させてしまうことさえあり得ます．

また，気管支炎に対して気管支拡張薬を投与することが本当に有用なのか，という点についても疑問があり，十分なエビデンスがあるというわけではありません．

これらの疾患に対する十分なエビデンスがある対症療法薬は西洋医学の世界では，ほぼないというのが現状です．それに対して，“漢方薬を適切に使用することで，症状を悪化させず，抗菌薬に対する耐性化の問題にも関与しない治療ができる”という考え方があります．そして，その考え方を実証するエビデンスも次第に集積されてきていますし，今後もいろいろなエビデンスが蓄積されていくことでしょう．

インフルエンザの患者で，よく出会う代表的な“ちょっと困った事例”

以下の２つのケースが最も多いと思われますので，解説をしておきます．

①「なんでもいいから薬を出してほしい」という風邪の患者さん

先に述べた西洋薬の現実を考えると，風邪やインフルエンザに西洋薬を処方することは解熱剤以外はほぼナンセンスです．総合感冒薬にウイルスを退治する力はまったくありませんが，「“効いたね！早めの○○○○！”などテレビCMの影響で，市販の総合感冒薬にはウイルスを退治する作用があって風邪に効くと信じている間違った人が少なくない」と調査結果を報告している製薬会社の調査部門もあると新聞報道が過去にあったほどで，風邪薬なら何でも効くだろうと思い込んでいて「時間がないから薬さえくれればよい」という医師からみれば愚かに過ぎない人々も患者の中には現実にいます，医師の中には，風邪なんかどうでもいい，という発想で昔から「総合感冒薬」という無意味な，むしろ，危険な副作用を内在している処方を漫然としてきた人も少なくなく，今になってもそれを続けている困った人もいるのは事実であり，それを非難する医師も少なくありません．少なくとも「風邪なんかなんでもいいから，PL 顆粒（認知機能が早期に低下することがあり得ます）か葛根湯でも出しておけばいいや」などと考えてはいけません．時間をかけてでもきちんと説明を行って患者を納得させて加療すべきですが，実際は話をきちんと聴こうとする患者ばかりではありません．そういうときは，お釈迦さまを見習って“人を見て法を説き”ましょう．つまり，漢方薬を処方する際に「今，流行の処方をしておく」「じゃ，評判のいい処方をしましょう」というだけで，それが著効すれば多くの患者は次回からは話を聞くようになります．その代わり，「もし効果がないときは，きちんと検査を受けられるように時間を作って来院してくださいね」と必ず言っておきましょう．リピート受診させることが漢方上達のコツでもあります．一度うまくいくと多くの患者さんが漢方ファンになってくれるはずです．

② 咳が出るし，体はだるいし，頭も痛いし……といろんな症状がある風邪の患者さん

普通感冒もインフルエンザも病期によって症状がいろいろと変化します．表１とにらめっこをして，どの時期でどんな体質でどんな症状で困っているのかに焦点を当てて考えると方剤を選ぶことが可能です．経験を積むこと

で，迅速に選べるようになるでしょう．再来の頻度は 2～3 日に一度，副作用については全身倦怠感や掻痒感などの症状の有無，血圧の変化の有無症状から適宜肝機能や腎機能，電解質を調べるといいでしょう．西洋薬には風邪のいろいろな症状に効果があるとする十分なエビデンスがある薬剤はありませんから，エビデンスを重視するなら，感冒に薬は出せません．そんなときに漢方薬を処方して患者満足度を上げましょう．見方によっては，ずるい方法かもしれませんね．でも，漢方薬にも次第にエビデンスは蓄積されてきていますし，自分でエビデンスを示せるチャンスがあるかもしれません．

症例のその後

この患者さんはその後，漢方薬の大ファンになり，何かと漢方薬はどうかと相談されるようになりました．抗インフルエンザ薬が嫌だという患者に免疫力を高める薬剤は漢方しかありませんから，「なぜ漢方薬を選択したか？」という質問は愚問でしかないと思われます．診察中の会話の声の調子や表情，診察所見から虚実を判断するのが基本であり，私はいつもその基本を守っています．患者の話から推測できる病期と診察から得られる証を基に漢方製剤（方剤）を選択し，用法用量は基本的な量とし，投与期間はすでに記載したように数日以内と短い期間しか処方していません．急性疾患に長期投与はあり得ません．インフルエンザのような急性疾患は病期が 1～3 日とかなり短期間で変化しますから，証も短期間で変化します．すべての急性疾患は，通常 2～3 日で証が変化すると考えるべきでしょう．そのため，外来で漢方薬を十分に使いこなすのは無理だと言われるベテランの先生もおられます．筆者は勤務先の医療機関がツムラの漢方薬を多く採用しているので，ツムラの製品を多く処方する傾向がありますが，基本的に製薬会社による効果には大差はないと考えてよいと思います．どの製薬会社の製品でも効果に大きな差はありません．超ベテランになると朮という生薬が白朮か蒼朮で患者ごとに製薬会社を変えるという大家の先生もいらっしゃるそうですが，私のような一般的な医師ではそこまでは決めにくいと思う次第です．蒼朮よりも白朮の方が，利水作用が強いそうですが….

❖ まとめ

◆症状や病名に保険適用がある漢方薬（漢方製剤あるいは方剤と同義語と考えてよい）から証とその変化に応じて処方内容を考える．病名だけで処方を決めない，

◆インフルエンザに限らず，急性疾患はめまぐるしく証が変化するものである．

◆症状や証の変化に対応して処方を変更し，それぞれの処方の副作用や注意点について添付文書や参考書で要点を押さえておく．

参考：筆者のインフルエンザ治療法

インフルエンザに罹患した小児157例を対象とした検討では，オセルタミビル単独投与例よりもこれに麻黄湯を併用した場合，解熱がよりスムーズで他の症状もより早く改善するだけではなく，麻黄湯単独でもオセルタミビルに対する非劣性があると報告[3)]されました．

また，麻黄湯の初回投与量を通常の倍（成人の場合は1包2.5gを2包など，メーカーにより異なることに注意）にすると全身症状としての頭痛，発熱，倦怠感が有意に改善されることが成人を対象にした検討[4)]によって示されています．

筆者は以下のような処方をすべての年齢で発汗の有無を基準に使い分けて，比較的良好な結果を得た経験があり，おすすめしたいと思います．漢方薬中心ですが，患者がタミフル® などの抗インフルエンザ薬を希望する場合は副作用について説明してから処方します．漢方薬はメーカーにより1日2回内服する製剤と1日3回内服する製剤があります．

●インフルエンザの初期症例（発症当日または翌日で24時間以内）

・発汗がない場合：麻黄湯を選択（子どもや若者や体力低下がない成人）

1日3回内服するタイプの麻黄湯の場合：（　）内は1日2回飲む製剤の場合

1日目　1回目は通常の倍量内服（1回目は通常の倍量内服）

1日目　2回目から通常の1回量を3回内服（2回目から通常の内服量を2回内服）

2日目　1回目から通常の1回量を3回内服（通常の内服量を2回内服）

3 日目　解熱していないときは 2 日目に同じで，解熱していれば対症療法の方剤に変更

4 日目以降　証と病期を考えて対症療法のための方剤に変更する

なお，経過とともに変更すべき対症療法は表 1 に準じる．西洋薬のメジコン® なども症例に応じて処方することもある．

・発汗がある場合や発汗がなくても中年や高齢者など体力が低下して陽証よりもいくらか虚証傾向のある人：麻黄附子細辛湯を全年齢で多くの証に選択する（虚証の人には使用しない）

1 日 3 回内服する麻黄附子細辛湯の場合：（　）内は 1 日 2 回飲む製剤の場合

1 日目　1 回目は通常の倍量内服（1 回目は通常の倍量内服）

1 日目　2 回目から通常の 1 回量を 3 回内服（2 回目から通常の内服量を 2 回内服）

2 日目　1 回目から通常の 1 回量を 3 回内服（通常の内服量を 2 回内服）

3 日目　解熱していないときは 2 日目に同じで，解熱していれば対症療法の方剤に変更

4 日目　証と病期を考えて対症療法のための方剤に変更

対症療法は表 1 に準じる．

通常は，麻黄湯または麻黄附子細辛湯を内服開始当日と翌日（2 日目）まで処方し，解熱すれば対症療法のみ，解熱しないときは再診して証や病期を再検討します．

＊解熱してからも漢方薬を希望する患者には（表 1）に準じた治療を行います．成人の場合には，必要に応じて西洋薬による対症療法．小児には漢方薬以外の対症療法は保護者の強い希望がない限り行わない．

●インフルエンザの亜急性期あるいはそれ以降の症例

・関節痛や寒気を訴える倦怠感が強い患者の場合：麻黄附子細辛湯

通常の 2 倍量　最初の 1 回の内服→(1 日 3 回の製剤は 4 回)（1 日 2 回の製剤は 1 日 3 回）を処方し，1 回量は通常の 1 回量とする→次の 3～4 回を同様に通常の1回量で1日2回または3回とメーカーが指定する回数を処方します．

内服開始当日と翌日まで処方し解熱すれば対症療法のみ，解熱しないときは再診．

＊解熱してからも漢方薬を希望する患者には表1に準じた治療を行います．

・関節痛や寒気を訴える倦怠感が強い患者の場合：表1に準じた漢方治療を行います．

成人の場合には，必要に応じて西洋薬による対症療法．小児には漢方薬以外の対症療法は保護者の強い希望がない限り行わない．

補足事項

漢方薬を使ったインフルエンザ（流行性感冒）や普通感冒，急性気管支炎に対する治療薬の選び方の基本はきわめてシンプルです．つまり，病気の初期（急性期）か，発症して3～5日後の亜急性期か，その後の回復期または遷延期か区別することが基本となり，それぞれの病期にあった方剤を選びます．

表1に示したように，急性期は発熱の有無，発汗の有無，実証か虚証か，胃腸症状の有無などによって方剤をさらに絞り込みます．鼻水や咳などが中心的な問題となる場合にはそれに対応した方剤を選ぶこともあります．

亜急性期でも，症状の変化，証の変化を基準にその時点でふさわしいと考えられる方剤に変更します．一般的には各種の柴胡（さいこ）剤が虚証か中間証か，あるいは実証よりか，などを基準に選択されます．小柴胡湯は発症5日目以降の上気道炎への有用性が報告されています．

インフルエンザの場合，「熱があっても比較的元気があって発汗がみられない状態で水分摂取が可能であれば麻黄湯など漢方薬を主体とする治療を行い，それ以外の場合には抗ウイルス薬を使用する」という考え方が治療や副作用の回避に有用です．なお，気持ちが悪くて水分が摂取できない患者に対して，麻黄湯は禁忌であるとされています．

また，感冒で強い冷えと倦怠感を認める場合には，真武湯（しんぶとう）がインフルエンザも含めて有用な例があることも知られていますが，筆者はインフルエンザで倦怠感や寒気，筋肉痛の訴えがある患者や初診時に自然発汗がみられる患者には麻黄附子細辛湯を使い，初診時に関節痛があり発汗していない患者には麻黄湯，後頚部の張った感じがある発汗していない患者には葛根湯を使うことを基本とし，必要に応じてゾフルーザ® やイナビル® を使うようにしていますが，薬疹が多いというイメージがあって，筆者はタミフル® は最も使う機会が少なく，特に麻黄湯や葛根湯とは併用することはまずありません．なお，これらの方剤は初回のみ通常投与量の 2 倍の量を処方し，その後は通常量を 3～4 回分処方するようにしています．ただし，感冒症状が明確な症例で麻黄附子細辛等を処方した場合には 3 回分（つまり，2 日分）の処方を行うことがありますが，3 日以上の処方はしません．

急性熱性疾患に対して麻黄湯や葛根湯を 4 日あるいは 5 日などと長く処方することは漢方の考え方からすれば，明らかな間違いであり，有害事象が起こる可能性がありますから慎むべきです．証が合わない患者に処方してはならないのはもちろんです．

気管支炎は感冒の回復期・遷延期の方剤が選択される傾向にあります．つまり，補中益気湯または麦門冬湯が選択されることが多く，湿性咳嗽が多い場合には麻杏甘石湯や半夏厚朴湯（はんげこうぼくとう）あるいは清肺湯が選択されることもあります．清肺湯は急性気管支炎や急性肺炎の回復期や慢性気管支炎に対して処方される傾向にあります．

麦門冬湯は，求心性神経の興奮抑制作用による鎮咳作用，気道粘膜における抗炎症作用，ネプリライシン（neprilysin：NEP）活性亢進による咳誘発物質分解促進による鎮咳作用，アクアポリン 5（aquaporin 5：AQP5）活性の亢進を介した肺サーファクタント分泌促進による去痰作用，気管支腺による水分泌正常化による気管支粘膜滋潤作用をもつことが報告されており，求心性神経興奮抑制作用と気道粘膜における抗炎症作用が鎮咳作用の主体となること[5)]が解明されつつあります．

細菌感染症である百日咳は予防接種が普及している今日でも，接種・未接種にかかわらず小学生以上でみられることがあり，未接種の乳児にもみられることが少なくありません．百日咳にはマクロライド系抗生物質を処方することが一般的ですが，その効果が発揮されるのは投与開始から 1 週間程度を要するうえに，発症から 3 週間を経過すると周囲の人への感染予防効果もほとんどなくなってしまいます[6)]から，普通感冒とは違い，早期に咳を軽くすることが感染の拡大阻止に役立つと考えられます．そんな場合，西洋薬では

column：こんな薬剤師さんやお医者さんは医療従事者とはいえませんよね？

多くの漢方薬は食前または食間に服用するとメーカーの添付文書に書かれていますが，実はこの服用方法は江戸時代からの慣習に過ぎません．大学の薬学部で使用されているコア・カリキュラムに沿った漢方薬や生薬に関する教科書には，「漢方薬は食前または食間に服用するほうが，食後に服用するよりも効果がよいとか安全だというエビデンスは示されておらず，服用時間は習慣的なものであり，食前・食後のどちらで服用しても大差はないと思われる」と書かれている本が少なくありません．ちゃんと勉強している薬剤師さんは「先生は食前と指定されていますが，この患者さんは認知症が進んでいて，薬はすべて一包化してあげたいので，この漢方薬は食後に変更させてもらってもいいですか？」と連絡されてきます．不勉強な薬剤師は卒後何十年も経っているのに「先生，漢方薬は食前か食間に服用すると添付文書に書かれていますから，食後には処方しないでください」と文句を言ってきます．こういう不勉強で融通の利かない薬剤師を雇用する病院はだめですね．調剤ミスが他の病院よりも多い病院だった経験があり，筆者はいつも警戒しています．あまりにひどい薬剤師さんには，患者さんのためにあえて怒鳴りつけることもあるほどです．お付き合いする調剤薬局もこういう薬剤師さんがいるところは，避けたほうがいいかもしれません．職種に関係なく医療従事者は常に自己研鑽しなくてはなりませんから，その姿勢がない方とは付き合わないほうが無難でしょう．

ちなみに「漢方薬の有効成分の吸収は腸内細菌により吸収されやすい形に変化し，その影響があるために食前のほうが食後よりも吸収がよい」という“まことしやか”なことを言うお医者さんがネットなどにいますが，実際に食前・食後の成分吸収の違いをきちんとしたエビデンスになるデータとして検証した研究報告はありません．机上の空論を並べる“知ったかぶり屋さん”は少なくないようです．それでは漢方薬が信用されなくなっても無理はありませんよね？

軽減しない咳でも麦門冬湯を投与すると咳が軽快することが知られており，有用であると思います．

清肺湯は，気管支腺の漿液細胞でのAQP5活性亢進を介した水分分泌促進作用と気道上皮細胞の Cl^- イオンチャネルを通じた Cl^- イオン分泌増加による喀痰の粘弾性の低下を生じ線毛保護および線毛運動促進により気道クリアランスを高めることで去痰剤として作用することが考えられています．その効果は，β_2刺激薬やアンブロキソールと同等であるとの報告[5]もあります．

また，乳幼児の鼻閉は，哺乳前に麻黄湯を 1 回に 0.05～0.1 g 程度とごく少量を舐めさせると一時的に改善することが知られていますが，3 日以上連用した場合には，低カリウム血症の出現に注意が必要です．

肺炎はウイルス性肺炎であれば，基本的にはインフルエンザや急性気管支炎と同様の治療が基本になります．ただし，回復期が長引き体力が低下しやすいことを考慮すると普通感冒やインフルエンザよりも柴胡桂枝湯，麦門冬湯，清肺湯，補中益気湯などの利用場面が増えると思われます．細菌性肺炎の場合は，抗菌薬治療を優先すべきであり，漢方薬は補助的な対症療法や体力回復療法として主に回復期に活用することになります．しかし，その場合も基本的な考え方は，証に合わせた処方をすることです．

なお，咽頭炎や咽頭扁桃炎には桔梗湯や桔梗石膏（ききょうせっこう）が有用な症例が多く，重篤な細菌感染を合併している場合には，抗菌薬の適正使用も行う必要があるのはもちろんです．

これらの疾患に対するややもすると過剰な漢方治療も一部で紹介されていますが，過剰な治療は，西洋薬でも漢方薬でも好ましくないのは同じです．せっせと対症療法を積み重ねていると簡単にポリファーマシー状態に陥ることもあります．

◉ 参考文献

1) Kurokawa M, Tsurita M, Brown J, et al：Effect of interleukin-12 level augmented by Kakkon-to, a herbal medicine, on the early stage of influenza infection in mice. Antiviral Res 56（2）：183-188, 2002.
2) Kurokawa M, Imakita M, Kumeda CA, et al：Kakkon-to suppressed interleukin-1 production responsive to interferon and alleviated influenza infection in mice. J Tradit Med 13：201-209, 1996.
3) 黒木春郎：インフルエンザと漢方．漢方と免疫・アレルギー 20：32-43，2006.
4) Nabeshima S, Kashiwagi K, Ajisaka K, et al：A comparison of oseltamivir with maoto, a traditional herbal medicine, for the treatment of adult seasonal influenza A. J Tradit Med 27（4）：148-156, 2010.
5) 相良博典，入船和典，礒濱洋一郎：咳治療における麦門冬湯と清肺湯の臨床と薬理．漢方医薬学雑誌 24：76-86, 2016.
6) Hewlett EL, Edwards KM：Clinical practice. Pertussis—not just for kids. N Engl J Med 352（12）：1215-1222，2005.

2 アレルギー性鼻炎

ステロイドは使用したくないそうですが……どうしましょう？

耳鼻咽喉科でも内科でも，最も漢方薬が頻用される疾患は，おそらくアレルギー性鼻炎ではないかと思います．小青竜湯は，アレルギー性鼻炎とアレルギー性結膜炎の両方に保険適用がある方剤で，二重盲検ランダム化比較試験で有効性が確認されています．しかも，小青竜湯は眠気や注意力の低下をきたすことはありません．

小青竜湯は，アレルギー性鼻炎に対する漢方治療の第一選択薬的なイメージすらある方剤ですが，最も効果的な症例は，中間証で水様鼻漏，くしゃみ，鼻閉があるタイプで鼻内所見として蒼白もしくはピンクの鼻粘膜を認める患者であるとされています．

小青竜湯が十分な効果を示さない場合の次の手は，麻黄附子細辛湯です．蒼白色をした鼻粘膜を認め，水様鼻漏とくしゃみが激しく，寒証・虚証の患者を温めることで効果を示すと考えられています．麻黄湯は鼻漏が多いタイプでは使いませんが，鼻閉で困る症例に対して１日２～３回までの頓服として使用すると効果が期待できます．

なお，近年では小児の感冒にも小青竜湯や辛夷清肺湯（しんいせいはいとう），葛根湯加川芎辛夷（かっこんとうかせんきゅうしんい）を使う耳鼻咽喉科医が増えており，それとともに「鼻腔に溜まる鼻汁が減少するためなのか，合併症としての中耳炎や副鼻腔炎が減少したのか，長期通院の小児が減った印象がある」とする医師が増えているという話を聞いたことがあります．

越婢加朮湯は，実証の人で感染症の初期などの発熱や関節・筋肉・皮膚の腫脹を軽減する方剤ですが，炎症性浮腫を生じている鼻粘膜や結膜，顔の皮膚炎にも有効です．最も強い抗アレルギー性炎症薬であると考えられていますが，麻黄による副作用に注意する必要があります．越婢加朮湯に麻黄湯を合方すると短期間で劇的な抗アレルギー性炎症効果を示すことが少なくありませんが，麻黄の含有量が多く，数日から７日以内などと短期間の使用にとどめないと重大な副作用が出現する可能性があります．

小青竜湯に五虎湯を合方すると，麻黄を増量して石膏を加えたことになり，越婢加朮湯の抗炎症作用・抗アレルギー性炎症作用を兼ね備えた方剤になります．この方法は，中学生や小学校高学年であれば，電解質や症状に注意して丁寧に経過をみることで安全に治療が進められます．

症例 ❶

65 歳の男性で，40 歳のときからアレルギー性鼻炎でさまざまな治療を受けてきた．50 歳のときに某耳鼻咽喉科でスギ花粉が飛散する前にステロイド薬の筋肉注射を受けたところ，その年には症状はなかったものの，他施設での内科健診で高血糖を指摘され，ステロイドの影響かもしれないと言われ，不安になって自分でネット検索をしたとのことでした．その後，血糖値は自然に正常化したものの，さまざまな副作用があり得ることを知り，以後はステロイドをすすめられても拒否し，複数の医療機関で治療を受けたが満足な結果が得られなかったとして来院されました．漿液性の鼻汁が多く，ときに鼻閉があり，くしゃみが出だすと止まらない，とのことでした．本人の希望もあり，それまで内服されていたフェキソフェナジン塩酸塩にコタロー小青竜湯 3 包分 3（毎食前）を併用したところ，内服を開始した当日から著効を示し，大変喜んで再診されました．治療前は，お腹の張りはあまり気にならないが，鼻水が喉に流れて落ちて咳が出ることもあったそうですが，治療後はお腹がすっきりして食欲もアップしたそうです．

❖ 漢方の言葉に翻訳すると

体力中等度の人（やや実証よりか，中間証，やや虚証より）で水様性ないし漿液性の鼻汁が出て水毒が鼻に集中していて鼻閉があり，腹力は中等度かやや弱く，打診でわずかに水振音がある状態から治療を開始し，よくなると水振音がなくなり，腹力が充実しました．脈はやや弱く触れました（弱脈）が，改善後はしっかり触れる（正脈）ようになりました．

処方決定のための最短コース

・鼻水が多いが，発熱はないか微熱→小青竜湯
・鼻炎症状に結膜炎が合併し，眼がむくんでいる→越婢加朮湯
・鼻炎症状が強く，体力が低下しており浮腫や疲労感があり胃腸も弱い→苓甘姜味辛夏仁湯（りょうかんきょうみしんげにんとう）

❖ 症例をふまえたポイント

さらさら感のある鼻汁が流れているという印象のある典型的な水様性鼻水で体力が比較的あって，多弁な明るい陽証の患者であったことから，小青竜湯を処方しました．スギ花粉症があるが，ハウスダストにもアレルギーがあると言われたことがあるそうでしたので，マスクの着用や布団など家庭内の埃対策など日常生活指導も行いました．

❖ 和洋折衷の考え方

アレルギー性鼻炎は，発作性反復性のくしゃみ，鼻水，鼻づまりを三主徴とするⅠ型アレルギー疾患です．ハウスダストやダニを抗原とする通年性アレルギー性鼻炎とスギなどの花粉を抗原とする季節性アレルギー性鼻炎，いわゆる花粉症に分けられます．

治療の基本は抗原からの回避および抗原除去です．通年性アレルギー性鼻炎では，ダニ抗原の除去が中心になります．部屋の掃除，寝具の手入れの励行のほか，フローリングにするなど環境整備が必要であるとされています．外出時にはマスクと帽子を着用することも軽症化に有用であるとされています．

薬物療法は，症状の組み合わせによって異なります．くしゃみ・鼻水型ではアレジオン®のような第2世代抗ヒスタミン薬がしばしば使用され，重症では点鼻液が併用されます．鼻づまりを主症状とする鼻づまり型あるいは充全型ではオノン®のようなロイコトリエン受容体拮抗薬がしばしば選択され，重症ではナゾネックス®点鼻薬などが併用されることが少なくないようです．手術療法としてレーザー下鼻甲介手術が行われるのは小学生以上の一部の症例です．ナゾネックス®点鼻薬などのステロイド薬は，小児では副腎機能の低下や薬剤性萎縮性鼻炎が報告されており，長期使用は十分に経過を

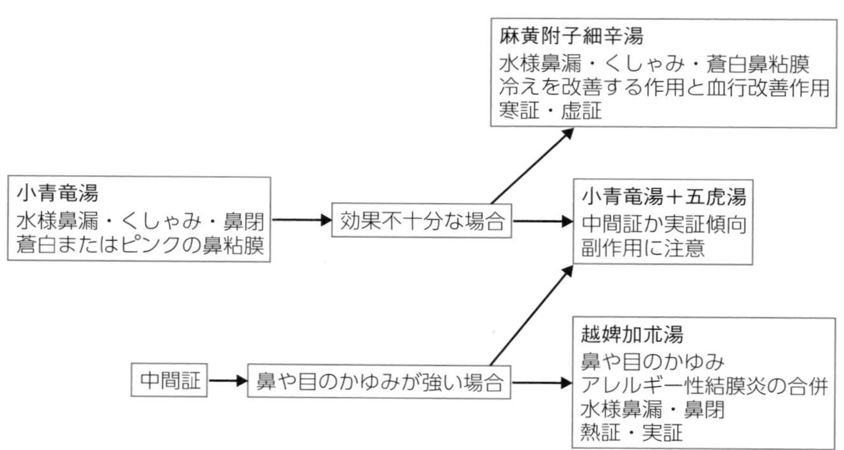

図 1　アレルギー性鼻炎に対する漢方薬の基本的な使い分けフローチャート

観察するなど，慎重であるべきです．また，近年では 12 歳以上の患者だけでなく，より低年齢の患児にもスギ花粉やダニの標準化抗原を使用した舌下免疫療法が実施可能になりつつあります．しかし，この治療法は年齢に関係なく副作用としてショックが起きてしまうことも皆無ではありません．

アレルギー性鼻炎に対する漢方薬の最も基本となる使い分けを以下の図 1 に示します．

なお，すべての漢方薬は抗ヒスタミン作用をもっていませんので，第 2 世代の抗ヒスタミン薬と併用する耳鼻咽喉科医も少なくないようです．ただし，麻黄製剤は，中枢覚醒作用があることから，中枢性ヒスタミン H_1受容体を介する眠気を抑制する目的を兼ねて麻黄を含む方剤を併用するという意見もあります．柴胡桂枝湯は中高校生の通年性アレルギー性鼻炎の患者に対して抗アレルギー薬との併用で治療効果が高まるという報告もあるそうですが，筆者には使用経験が少なく，断定的なことは言えませんが．

アレルギー性鼻炎に対して，漢方薬治療にはさらにいろいろな処方が用意されています．上記の小青竜湯と越婢加朮湯を併用すると実証型で体力の充実した患者には有効性が高いことは事実ですが，麻黄の含有量がかなり多くなることから，その主成分であるエフェドリンによる副作用が危惧されます．特に，アレルギー性鼻炎が長期化して疾患の主座が表（体表およびその近く）から裏（身体の内部）に移行した虚証の患者に対しては，小青竜湯を裏に移行した症例に処方できるように工夫した方剤（裏処方あるいは裏方剤と呼ばれます）である苓甘姜味辛夏仁湯が有効なことがあり，麻黄による副作用を回避することが可能であるという意味でも有用です．

一般的には小青竜湯が第一選択薬とされ，鼻閉が強い症例では葛根湯加川芎辛夷が処方されることもあります．これらが無効かつ眼症状が強い場合には麻黄湯と越婢加朮湯の合方に相当する大青竜湯が処方されることがあるが，やはり麻黄による副作用に注意を要し，特に虚証の患者には胃腸障害が必発であるとされ，慎重投与が必要です．そのため，高齢者のような虚証・寒証の患者には麻黄附子細辛湯が処方されることが多くなります．麻黄附子細辛湯は，麻黄で表を温め，附子で裏を温める方剤であり，病気が表から裏に変化する時期である「半表半裏」という病期にある患者向きの方剤であるとされています．

❖ 症例のその後

この患者さんは季節ごとに主となる症状に変化があり，鼻閉がある時期にはロイコトリエン製剤と小青竜湯を併用し，眼瞼浮腫が著しいアレルギー性結膜炎を示すスギ花粉の飛散時期にはこれらに加えて五虎湯を 3～7 日間連用し，改善すれば五虎湯を中止するという指導を行って 2 週間ごとに電解質チェックを行い，問題が生じないことを確認しました．3 年後からは軽快し，年間を通じて小青竜湯だけで症状は緩和できており，満足されています．希望どおり，ステロイドはまったく使いませんでした．

❖ まとめ

症状の変化に応じて証にあった方剤（漢方製剤）を選び，症状や証の変化に応じて方剤を変更し，それぞれの方剤の注意すべき副作用の有無を適切にモニタリングすることが大切です．

❖ その他

アレルギー性鼻炎・花粉症の周辺症状に対して使用される漢方薬も知られており，咽頭食道違和感には柴朴湯（さいぼくとう），咳嗽には麦門冬湯，微熱や倦怠感には柴胡桂枝湯が有用です．ちなみに，柴胡桂枝湯は「表が寒証」である患者と「半表半裏」にある患者向きの方剤を合わせた性質をもつ方剤であると理解されています．なお，いろいろなアレルギー疾患が合併していて，どんな方剤を選べばいいのかわからなくなったアレルギー性疾患の患者に，鼻症状が目立つ場合には荊芥連翹湯（けいがいれんぎょうとう）を成人に，喘息などがある胸脇苦満のある小児には柴胡清肝湯（さいこせいかんとう），錠剤をほしがる患者ではクラシエの四物湯（しもつとう）と黄連解毒湯（おうれんげどくとう）を組み合わせるか，これらに十味敗毒湯（じゅうみはいどくとう）を加えると有効な場合があります．

なお，越婢加朮湯は男性の“原因がはっきりしない浮腫や膝の腫脹を伴う疼痛”に効果があることが知られており，10～14 日の処方で効果判定が可能なことが多いようです．

3 気管支喘息

ステロイドは服用したくないそうですが……どうしましょう？

気道におけるアレルギー性炎症によって引き起こされる気道過敏性の亢進状態にさまざまな誘因が関与することで気管支平滑筋がれん縮し気道上皮の浮腫が生じ，その結果として気道の内径が小さくなり，呼吸困難や咳嗽が出現することが，気管支喘息の基本的な病態です．

誘因となるのは，アレルゲン，気道感染，大気汚染物質，運動負荷，過換気などさまざまなものがあるとされ，アレルゲンを吸い込まないための生活指導が大切です．

気管支喘息に対する治療は，小児と成人用にそれぞれ作成されたガイドラインに沿って実施することがスタンダードになっています．わが国のガイドラインには漢方薬の使用に関しても記載があり，参考になります．

症例 1

70 歳の男性で，40 代から気管支喘息の大発作により入退院を繰り返していました．ガイドラインに従って 60 歳時から治療ステップ 4 を実施され，発作が強いためあえて経口ステロイドの投与を受けましたが，その開始から約 1 カ月後にムーンフェイスを自覚し，ステロイドの内服を拒否するようになりました．家族を交えて本人と主治医が話し合ったところ，患者は低用量吸入ステロイド薬（inhaled corticosteroid：ICS）と漢方薬を試みたいと強く希望しました．そこで低用量 ICS およびロイコトリエン拮抗薬であるオノン® と漢方薬であるツムラ麻黄附子細辛湯（3 包分 3 毎食前）を開始したところ，急速に喘息発作は改善し，約 7 日後には発作の間欠期といえる状況となり，低用量 ICS とオノン® は継続し，漢方薬をツムラ柴朴湯（3 包分 3 毎食前）に変更しましたが，経過は良好でその後 3 年間にわたって，喘息発作は生じていません．

症例 ❷

乳児期に気管支喘息と診断され，3 歳から風邪症状の後にしばしば喘息発作による入退院を繰り返し，治療ステップ 3 を 4 歳の時点で中等症持続型の症例として受けていました．中用量 ICS にロイコトリエン拮抗薬オノン® を併用していましたが，時に経口 β_2刺激薬が必要となり，SNS で情報を得ているという母親がステロイドに対する不信感を表明し，漢方薬を試みたいと強く希望されました．そこで，効果がないと判明したら直ちに治療方法を変更するという約束で，ツムラ麻杏甘石湯（1 包分 2 朝夕食前）を投与したところ，咳嗽がその日のうちに軽減し，翌日の夕方には発作が改善しました．14 日間服用を継続し，アレルギー性鼻炎を合併していることから小青竜湯に変更したところ，その後は 8 カ月以上の間，喘息発作は生じることなく外来通院中であり，鼻炎症状も目立たないといい，母親の満足感が大きいことが窺えました．

❖ 漢方の言葉に翻訳すると

症例 ① は，冷えのある高齢者で，喘息の症状が前面に立つ実証タイプであったことから麻黄湯が入った麻黄附子細辛湯で温めながら症状を抑えにかかることが功を奏したと考えることができます．症例 ② は風邪症状から始まる熱証の典型的なタイプであったようです．熱証が落ち着いて中間証からやや寒証になったところで小青竜湯に変更しています．

❖ 症例をふまえたポイント

年齢にかかわらず，喘息発作が強く表れているときには麻杏甘石湯が第一選択とされますが，冷えがある高齢者では麻黄附子細辛湯がしばしば著効します．症例 ① の高齢者は寒い日にはしばしば関節の痛みを訴える冷え症のある高齢者でしたので，麻黄附子細辛湯を選択しました．小児は一般に熱証ですので，熱がある子どもや暑がりの患者に選択されることが多い麻杏甘石湯を基本どおりに選択しました．発作間欠期には小学生以上や成人は柴朴湯が第一選択薬とされますが，乳児や幼児では副作用として電解質異常や胃腸症状が出やすいとされるため，症例 ② では合併しているアレルギー性鼻炎

表 2　成人の気管支喘息に対する漢方治療の基本パターン

・発作時（β刺激薬と併用する場合も投与量は同じでよい）

熱証：熱がり，発熱，発汗するとき→麻杏甘石湯：気道感染症の初期の発熱時の発作（第一選択薬）

→冷えがある高齢者では麻黄附子細辛湯が代替えとなる

麻黄湯：鼻閉が強く，発汗が少ない場合（1～2 日の短期間投与）

ただし，高齢者には原則不使用

五虎湯：痰がよく絡む場合（他の方剤からの変更も含む）

ただし，高齢者には慎重投与

寒証：寒がり，透明な鼻水，水様性痰があるとき→小青竜湯（第一選択薬）：冷えがある場合の基本薬であり，虚実中間証で寒証が特によい適応

無効時など→苓甘姜味辛夏仁湯：他の薬剤で食欲が落ちたとき等

※証にかかわらず，痰が切れにくいとき→麦門冬湯

・間欠期：長期の内服に際して麻黄湯や甘草の副作用に注意し，なるべく少量投与とする

ただし，吸入ステロイドとの併用はほぼ必須である

体力中等度以上→柴朴湯

体力が低下しているか冷えのある者・アレルギー性鼻炎合併例

→苓甘姜味辛夏仁湯または小青竜湯

痰が多い中年から高齢者→麦門冬湯

※心理的要因の関与が疑われる症例では年齢にかかわらず柴胡桂枝湯を併用する

を目標に小青竜湯を選択し，うまく喘息発作を予防できました．どちらの症例もオノン® が著効している可能性も否定できません．しかし，この患児が小青竜湯の服用を忘れると鼻炎症状が出てやがて咳が出てしまい，慌てて服用すると症状が治まるそうですから，プラセボではなく，ある程度の効果はあるものと推測しています．その後，この母親は必要が生じれば低用量 ICS も使ってみたいと言われていますので，喘息治療に対する理解がいくらかでも進んだのではないかと思われます．

❖ 和洋折衷の考え方

家庭での気管支喘息発作への対応の基本は，医師の指導によって「強い喘息発作のサイン」である呼吸困難や意識レベルの変化（意識低下あるいは興奮）の有無を観察すること，サインがないときの家庭での対応方法の習熟，

表 3　小児の気管支喘息に対する漢方治療の基本パターン

・発作時（β刺激薬と併用する場合は投与量を 2/3 にすること）
　熱証：熱がり，発熱，発汗するとき→麻杏甘石湯：気道感染症の初期の発熱時の発作（第一選択薬）
　　神秘湯：気管支炎合併例や発作が長引いた場合
　　麻黄湯：鼻閉が強く発汗が少ない場合（1～2 日の短期間投与）
　　五虎湯：痰がよく絡む場合（他の方剤からの変更も含む）
　寒証：寒がり，透明な鼻水，水様性痰があるとき→小青竜湯（第一選択薬）：冷えがある場合の基本薬であり，虚実中間証で寒証が特によい適応
　　苓甘姜味辛夏仁湯：他の薬剤で食欲が落ちたとき．この方剤のみβ刺激薬併用時も減量不要
　※証にかかわらず，痰が切れにくいとき→麦門冬湯
・間欠期：長期の内服に際しては麻黄湯や甘草の副作用に注意し，なるべく少量投与とすること．また，必要に応じて吸入ステロイドや抗アレルギー薬との併用を行うことも考慮する
　小学生以上→柴朴湯
　乳児/幼児　→苓甘姜味辛夏仁湯または小青竜湯または五虎湯に小柴胡湯を併用する
　アレルギー性鼻炎合併例→小青竜湯または苓甘姜味辛夏仁湯
　※心理的要因の関与が疑われる症例では年齢にかかわらず柴胡桂枝湯を併用する

サインがある場合の速やかな受診の実現を確実にすることであり，医師–患者間の信頼関係が基礎になければなりません．

小児気管支喘息の漢方治療は，成人の場合と同じく西洋医学同様に発作時と発作間欠時に分けて考えます．成人の気管支喘息の間欠期の維持療法として柴朴湯の有用性についてのエビデンスがあります．この方剤には，アレルギー性炎症を抑制する作用があることが研究されており，肥満細胞や好塩基球に対するヒスタミン遊離抑制作用のほか，好中球に対する血小板活性化因子（platelet activating factor：PAF）やロイコトリエン C4 の遊離抑制作用，好酸球に対するロイコトリエン C4，ミエリン塩基性蛋白（myelin basic protein：MBP），好酸球塩基性蛋白（eosinophil cationic protein：ECP）の遊離抑制作用，抗不安作用があることが知られているほか，さまざまな基礎研究報告や臨床研究報告があります．成人や高齢者も小児もロイコトリエ

ン拮抗薬は喘息に対して有効であることが知られています．漢方薬はその補助として証や症状に合ったものを選択して併用することが良いようです．

❖ 症例のその後

症例 ① の男性は，その後も冷えによる関節痛に悩むことなく過ごされており，喘息発作もなく高い患者満足度が得られた症例であったと考えられます．症例 ② はインフルエンザなどの急性気道感染症罹患時に小発作が認められることがありましたが，入院の必要性はなくなり「咳が出始めると入院しなくてはならないかも」という母子に共通の不安が解消されたとのことです．

❖ まとめ

気管支喘息に対する漢方治療の基本パターンは表 2，3 に示したとおり，気道感染が関与している可能性がある喘息発作の急性期では，その症状に合わせた方剤を選ぶことが基本です．

❖ その他

中国の中医学ではアレルギー性鼻炎を含めて小児に小青竜湯が単独で処方されることはまれなのですが，明らかな寒証を示す小児の喘息発作では小青竜湯が単独で処方されることが少なくありません．この点は日本の漢方薬と同じですね．

中医学では，寒証と熱証が交錯している小児の喘息発作では大青竜湯が処方されることが少なくありません．一方，漢方医学では大青竜湯は寒証には関係なく，熱がある太陽病の実証に対する方剤として考えられることが多く，中医学とは異なります．

ちなみに，大青竜湯は桂皮・甘草・生姜・大棗（たいそう）・麻黄・杏仁・石膏から構成される方剤ですが，保険適用のある医療用漢方製剤には入っていません．また，小青竜湯，大青竜湯とも麻黄の色が青いから青という字が名前についているのだそうです．

4 アレルギー性鼻炎に合併した副鼻腔炎

「鼻水やくしゃみがとまらなくて大変なので，とにかく症状を軽くしてほしい」とせがまれて困ってしまう症例があります！　特にアレルギー性鼻炎に合併した副鼻腔炎の症例はやっかいですが，どうしましょう？

鼻水やくしゃみが問題になるのは，主にアレルギー性鼻炎か上気道炎に副鼻腔炎が合併した場合でしょうね．アレルギー性鼻炎にアレルギー性あるいは細菌性の副鼻腔炎が合併することもあり，症状はひどくなる傾向があるようです．

疾患に関係なく，さらさらの鼻水が目立つ時期は小青竜湯が第一選択薬です．粘り気がある鼻水が出る時期では葛根湯加川芎辛夷を使う傾向があり，慢性化して膿性鼻漏が目立つ場合は，辛夷清肺湯や清肺湯が有効だとされています．成人だけでなく，小児にも有効で，飲める子どもたちの中には漢方薬ファンになってくれる例が少なくありません．

抗生物質や抗アレルギー薬（ロイコトリエン拮抗薬）などの西洋薬との併用もしやすいと思います．

普通感冒やインフルエンザあるいはアレルギー性鼻炎のどちらのタイプかをまず鑑別します．鼻水をとめるのは抗ヒスタミン薬というイメージがありますが，実際は抗ヒスタミン薬がもっている抗コリン作用によって上気道炎による鼻水はとまりますが，同時に鼻閉を起こします．また，抗ヒスタミン作用による眠気も生じます．第二世代の抗ヒスタミン薬を上気道炎に使う医師もいますが，この種の薬剤には抗コリン作用がなく，上気道炎に使用するのはナンセンスです．上気道炎にアレルギー性鼻炎という保険診療病名をつけている例が少なくなく，社会通念上，倫理的に問題がある行為だといえるでしょう．

その点，漢方薬は上気道炎もアレルギー性鼻炎も副鼻腔炎も適応症であり，堂々と処方できる方剤がありますから便利です．鼻水の性状によって方剤を選択します．つまり，さらさらの鼻水が目立つ時期は小青竜湯が第一選択薬です．急性期から慢性期までどの時期にもしばしばされる方剤は，辛夷清肺湯と葛根湯加川芎辛夷です．後者は鼻水粘り気が出てきたときに使う傾向があり，慢性期で膿性鼻漏が目立つ場合は，辛夷清肺湯が有効だとされています．成人だけではなく，小児にも有効なことが少なくありません．これらの漢方薬は，急性副鼻腔炎では証に関係なく，一般的な西洋医学的治療である抗菌薬，去痰薬やアレルギー性鼻炎の鼻閉に対するモンテルカストのようなロイコトリエン拮抗薬あるいは鼻処置，ネブライザー療法などに併用するだけで症状の緩和に役立ちます．

また，小児の普通感冒の初期に葛根湯を使うことで中耳炎を合併する症例が減少し，抗菌薬の使用量が減少したとする耳鼻咽喉科専門医も少なくなく，近年では耳鼻咽喉科専門誌でも漢方薬の有用性に関する特集がしばしば組まれるようになっています．

症例

4〜5 歳頃から上気道炎を契機に喘息発作を生じて入院を繰り返し，7〜8 歳頃から喘息は軽快したもののスギ花粉症と診断され，その後はハウスダストによる通年性アレルギー性鼻炎で 10 歳頃から近医耳鼻咽喉科を通院している 20 歳の男性．ここ 1〜2 年ほどは上気道炎症状を繰り返すたびに慢性副鼻腔炎と診断され，クラリスなどのマクロライド系抗菌薬とムコダイン®（カルボシステイン製剤）の長期投与を受けているが，すっきりせず，約 2 カ月前から膿性鼻汁が悪化して鼻閉で寝苦しいことを理由に受診した．副鼻腔 X 線写真で篩骨洞や上顎洞の粘膜肥厚や膿汁貯留を認め，鼻汁好酸球染色により好酸球を多数認めたことや病歴からアレルギー性副鼻腔炎と診断し，エリスロマイシン（200 mg 1 錠分 1）とカルボシステイン（500 mg 錠 3 錠分 3 食後），モンテルカスト（10 mg 錠 1 日 1 回就寝前）にツムラ辛夷清肺湯（3 包分 3 毎食前）を併用した．約 3 カ月で自覚症状はほぼなくなり，感冒罹患時に鼻汁に対してツムラ小青竜湯（3 包分 3 毎食前）を症状改善まで継続することにし，以後は悪化を認めていない．

漢方の言葉に翻訳すると

慢性的に経過し，表と裏の区別がつきにくく証の区別が意味をなさなくなったときは，まず症状が実証であるものから治療を考えよう．つまり，症状に対する対症療法で症状を軽減することが望まれるという現実的な考え方です．中国の中医学では理論考証が優先されて症状緩和の治療がなかなか進まないことがありますが，日本の漢方医学では，まず症状を緩和する実用性を第一に考えます．

処方決定のための最短コース

・とにかく鼻水が目立つ→小青竜湯
・膿性鼻汁が目立つ→辛夷清肺湯
・粘稠な鼻水が目立つ→葛根湯加川芎辛夷

症例をふまえたポイント

西洋薬と漢方薬の定番をそれぞれ選んで併用した基本処方です．基本が一番大切だという典型的事例だと思われます．証に関係なく，症状や慢性期かどうかだけに着目して漢方薬を選びました．

和洋折衷の考え方

上気道炎などに使用されるL-カルボシステインは鼻閉には十分な効果はないようです．この薬剤は，慢性副鼻腔炎の排膿を促進させる目的での投与と，小児の滲出性中耳炎の排液を目的とするシロップ剤の投与に保険適用がありますが，鼻閉を改善する効果が十分ではなく，むしろ副鼻腔炎や中耳炎の合併を予防する目的で処方することが多いようです．とすると，鼻水を軽減する目的なら漢方薬を併用し，鼻閉も改善させてしまおうと考えるのは妥当ではないか，というわけです．

症例のその後

改善してから３年間以上の間，喘息やアレルギー鼻炎も落ち着いた状態が続き，経過は良好でした．その後は転居されてわかりませんが，類似の症例はおおむね，経過良好な人が多いと感じています．

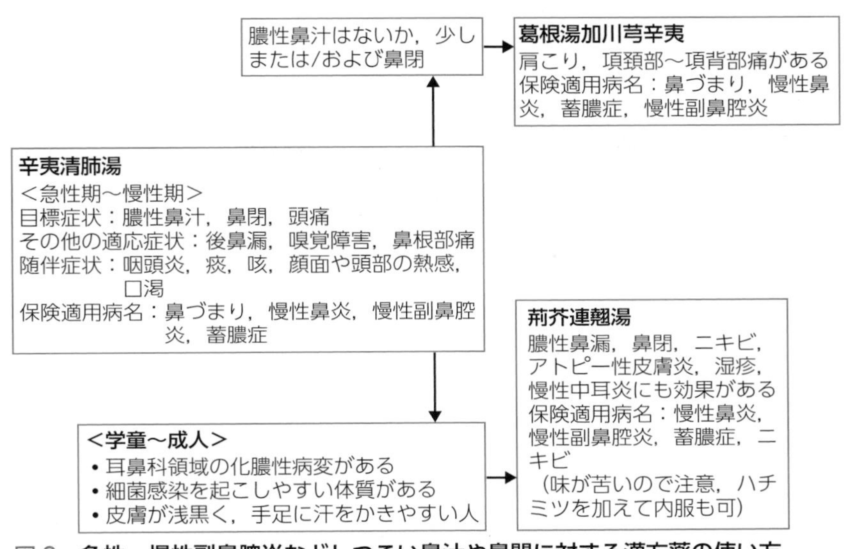

図２　**急性・慢性副鼻腔炎などしつこい鼻汁や鼻閉に対する漢方薬の使い方**

まとめ

こういう場合の漢方薬の使い方をまとめると図２のようになります．

その他

成人と異なり，小児の副鼻腔は発達過程にあり，明確に副鼻腔が形成されるのは３歳以降です．それ以前の年齢では副鼻腔炎は厳密にはあり得ない疾患で，３歳以降も鼻炎と副鼻腔炎を明確に分けることが難しい症例が多く，鼻副鼻腔炎として捉えるほうが実地臨床に適合していると考えられます．副鼻腔が明確に発達していない小児ではX線写真では含気がないために正しい診断ができません．そのため，膿性後鼻漏の確認だけではなく，鼻内視鏡的な観察が診断に必要となるケースが少なくありません．また，アレルギー性鼻炎に合併する症例も多く，自覚症状に乏しい症例も多いとされています．

小児の鼻副鼻腔炎ないし副鼻腔炎の治療は，発達中の鼻・副鼻腔の発育に悪影響を与えないことと成人に移行させないことです．薬物療法が第一選択であり，急性期のアモキシシリンなどの投与や慢性期のマクロライド療法のような抗菌薬治療のほか，合併するアレルギー性鼻炎があれば抗アレルギー薬が併用されます．鼻汁の吸引や鼻腔洗浄などの局所処置やL-カルボシステインのような去痰薬の使用は，鼻・副鼻腔の換気や排泄を促進し，消炎を推進するために行われます．これらは成人でも有用です．

耳鼻咽喉科では，鼻副鼻腔炎や副鼻腔炎の治療における漢方治療の役割は，急性症例では適切な抗菌薬治療の補助療法として考えられることが多く，慢性症例では他の治療法が効果を示さない場合の治療法として利用されることが多いようです．

また，慢性副鼻腔炎では，これら2剤のほかに，荊芥連翹湯が使用されることがあります．長期投与になる場合，辛夷清肺湯と荊芥連翹湯は間質性肺炎や肝障害に注意が必要な方剤であり，葛根湯加川芎辛夷は麻黄や甘草による副作用によって循環器系疾患や電解質異常，甲状腺機能亢進症などがある患者には慎重に投与する必要があります．なお，乳児の鼻閉には麻黄湯が有効ですが，電解質異常などの副作用を回避するために，重大な基礎疾患がないことを確かめてから処方する必要があります．

なお，慢性気管支炎や気管支拡張症，慢性閉塞性肺疾患など慢性下気道疾患が合併している場合には清肺湯が副鼻腔炎にも効果的な症例があります．つまり，清肺湯は痰を伴う慢性期の咳を改善する作用があり，急性気管支炎に使うべき方剤ではありません．肺炎に清肺湯を使う場合も，急性期ではなく，回復期の痰がからむ咳に処方するほうがより有用であると考えられます．

慢性副鼻腔炎に後鼻漏や頭痛があり，他の方剤が無効な場合には半夏白朮天麻湯（はんげびゃくじゅつてんまとう）が効果的なことがあり，六君子湯（りっくんしとう）がベースになった方剤なので胃腸の弱い人に効果的であるといわれています．

寒がりで虚弱な子どもには，黄耆建中湯（おうぎけんちゅうとう）も内服しやすく効果的です．体重20 kgでエキス剤3包分3の処方が可能で，滲出性中耳炎と慢性副鼻腔炎の合併例にも処方できます．

副鼻腔炎に対する漢方治療を簡略なフローチャートにすると以下のようになります．

●副鼻腔炎に対する漢方治療簡易フローチャート

1）実証型

頭痛なし→**葛根湯加川芎辛夷**

↓ 4~6週で改善しないとき

頭痛や鼻の熱感あり→**辛夷清肺湯**

2）中間～虚証で血虚（血の巡りが悪い）がある場合または皮膚乾燥が目立つ場合

→**荊芥連翹湯**

3）典型的な虚証や虚証傾向が明らかで冷え症がある人の副鼻腔炎

→**黄耆建中湯**

5 微熱，咽頭痛，下痢，嘔気

微熱や咽頭痛，下痢，嘔気があるときはどうすればいいでしょうか？

30年ほど昔，ウイルス性胃腸炎を胃腸風邪と言う医師に遭遇して非常に奇異に感じた経験があります．風邪の本質はウイルス感染によって引き起こされる上気道に限局した炎症を主とする病態で自然治癒するのが普通であり，上気道に感染するウイスルは基本的に消化管には感染しません．したがって，胃腸が風邪をひくなんて西洋医学ではあり得ないのです．

ウイルス性胃腸炎（多くの感染性胃腸炎）に対する漢方の基本処方は，葛根湯と半夏瀉心湯（はんげしゃしんとう）の併用です．この処方の目印（指標）となる症状は，西洋医学的には嘔気，嘔吐，水様性下痢であり，漢方医学的診察所見は胃の中がチャプチャプと水が溜まっている感じがすること（胃内停水・心下振水音），心窩部の重苦しい感じや心窩部が硬いこと（心下痞硬（しんかひこう）），舌が白く汗をかかない（白苔無汗）などで，半夏瀉心湯で消化管の熱と心窩部の苦痛を軽減し，葛根湯で発汗させて解熱させ，筋肉を和らげて体力を回復させると考えられています．しかし，葛根に含まれる麻黄による嘔気や動悸，手のふるえが副作用として出現する可能性があり，注意すべきだといわれています．

西洋医学では，感冒に消化不良などの胃腸障害が合併して感冒性消化不良症という病名がつけられることは少なくありませんね．胃腸症状を合併する感冒だから胃腸風邪という解釈ができなくはありませんが，上気道に感染するウイルスが直接的に胃腸に感染することはなく，西洋医学では上気道炎に二次的に消化管機能障害が合併すると考えたほうが合理的なのかもしれません．そこで，細菌性胃腸炎なら消化管に感染する細菌に対する抗菌薬と整腸剤（消化管機能改善薬），ウイルス性胃腸炎や感冒性胃腸炎なら整腸剤を処方するのだと思われます．しかし，感染性胃腸炎という病名で，プロトンポンプ阻害薬（proton pump inhibitor：PPI）と腸内細菌製剤を処方されている症例に時に出くわすことがあり，不思議に思うこともあります．

症例 1

30歳の男性，2日前に咽頭痛と鼻汁が出現し，昨日から悪寒のある微熱と水様性下痢，軽度の嘔気が出現した．血圧は115/70 mmHg，脈拍数76/分，呼吸数14回/分，体温37.1℃，口唇の乾燥を認めるも腋窩は湿潤しており，脱水所見はなく，咽頭には軽度の発赤を認めるも白苔はなく，舌も乾燥していない．頚部リンパ節腫脹なく，食欲は普段よりも低下してはいるが，水分は摂取しており，いくらか食事もしていました．水様性下痢は，昨日は8回/日，本日は3回あり，1回の排便量は減っているものの，排便時の軽度の腹痛は変化がありませんでした．悪寒はなく，嘔気もやや改善してきてはいるとのことでした．肋骨弓下の筋肉はやや張っており，軽度の季肋部圧痛と心窩部の張りを認め，皮膚は湿潤していました．心窩部の張りはやや硬いことから，小腸型の下痢を考え，半夏瀉心湯か五苓散（ごれいさん）を考え，吐き気よりも下痢が主体であることから五苓散を選択しました．悪寒があることから麻黄湯か葛根湯を考え，発症から3日経過していても症状が激しくないことから葛根湯を選択しました．ツムラ五苓散とツムラ葛根湯をそれぞれ3包・分3で2日分処方したところ，速やかに軽快しました．

❖ 漢方の言葉に翻訳すると

季肋部の圧痛は胸脇苦満であり，心窩部の張りを認め，皮膚は湿潤しており，心窩部の張りがやや硬いのは心下痞硬があるということで，これらのことから，小腸型の下痢を考えました．下痢が主体であり，水毒に効果がある五苓散を選択しました．胸脇苦満は柴胡剤の代表的な証ですがわずかであり，悪寒があるために体を温める効果がある麻黄が入った麻黄湯か葛根湯を考えましたが，麻黄を減らして生姜を使ったよりマイルドに温めてくれる葛根湯を選択しました．

処方決定のための最短コース

- 下痢と嘔気があるが証が把握できない→五苓散（証に関係なく効果が期待できる）
- 下痢が主体で，嘔吐は少なく，体力低下がある→人参湯

・下痢は少ないが，嘔気・嘔吐が目立つ→半夏瀉心湯
・嘔吐と下痢があり，発熱や腹痛もあり炎症が強そう→柴苓湯（さいれいとう）

症例をふまえたポイント

ノロウイルスやアデノウイルス，ロタウイルスあるいはサポウイルスなどのウイルス性胃腸炎は小腸型下痢となることが多く，水様性の1回量が多い下痢が特徴で，しばしば頻回の嘔吐を伴い，発熱はある場合もない場合もあり，粘血便やしぶり腹はないことが多く，心窩部の張りがあり，硬い（心下痞硬）ことが多く，半夏瀉心湯や五苓散の適応があり，嘔気が強いときは前者，下痢が主体のときは後者を選択することが多くなります．ただし，嘔吐が頻繁で脱水傾向がある場合には五苓散を微温湯に溶解ないし懸濁して注腸すると嘔吐が頓挫することが知られています．

大腸型下痢はしぶり腹があり，微熱を伴い，粘血便を伴うことがあり，1回量が少量で頻回に下痢を伴うことが多いとされ，五苓散や人参湯が有効です．咽頭痛には若い人は発症から数日以内なら麻黄湯や葛根湯が適しており，時間が経過していれば，黄連解毒湯や桔梗湯（ききょうとう）を選択します．超高齢者や虚弱な人には香蘇散（こうそさん），妊婦や高齢者では桂枝湯（けいしとう）がおすすめです．なお，麻黄湯は脱水がある場合は禁忌です．冷え症が目立つ人には麻黄附子細辛湯を使うこともありますが，脱水がない場合に使います．

和洋折衷の考え方

嘔気や嘔吐にはドンペリドン製剤がよく使われますが，座薬だと下痢で体外に出てしまいますね．塩酸メトクロプラミドは小児や高齢者では錐体外路症状が出やすく，使いにくい薬剤です．ドンペリドン製剤も錐体外路症状が出ることがあります．その他にも乳汁分泌などいろいろな副作用があり，必ずしも使いやすい薬ではありません．その昔，感冒に嘔吐がない時期から乳幼児にプリンペラン®（塩酸メトクロプラミド製剤）を内服させ，錐体外路症状が出ているのに気づいてくれない小児科医に何度か遭遇したことがあり，筆者は小児や高齢者にはプリンペラン®を使うのを控えるようになりま

した．五苓散や柴苓湯は微温湯に溶かして注腸することで制吐剤としての即効性があることも知られていますが，実はどちらもお湯に溶かして少しずつ飲めば，効果が期待できます．ハチミツによる乳児ボツリヌス症の危険がない1歳を過ぎていれば，ハチミツを混ぜれば服用性がアップします．柴苓湯には消炎作用もあり，発熱のある症例では五苓散よりも有効である可能性があります．抗菌薬との併用も問題ありませんし，乳酸菌製剤とも併用できます．水様性下痢に悪心・嘔吐を伴う感冒症状にPPIを処方する医師に遭遇した経験がありますが，そういう無理やりな処方はする意味がありません．逆流性食道炎の患者にPPIと乳酸菌製剤を処方するのと大差ない謎処方をしてはいけません．病態をちゃんと考えて処方しましょう．

❖ 症例のその後

上記の患者さんはすっかりよくなり，漢方薬のファンになってくれました．いろんな患者さんを紹介してくださっています．

❖ まとめ

証と症状と患者さんの年齢や基礎体力，発症からの時間経過を考えて方剤を選びましょう．経験を積まないとうまくいかないことも少なくありません．最初は西洋薬のナウゼリン® や乳酸菌製剤などと併用するのもよいと思います．保険病名が必要になるPPIの併用は推奨しませんが．

❖ その他

発症してから経過が長く症状がすっきりしない成人の感冒には柴胡桂枝湯がおすすめです．胃もたれがあるイライラ傾向のある患者さんには黄連解毒湯が効果的なことがあります．どちらも単独で感冒症状と胃腸症状をカバーできることがあります．喉の違和感が続く人は半夏厚朴湯が効果的なことがあります．この処方は，神経質で便秘気味な人にも有効です．なお，感染性胃腸炎で嘔気や嘔吐は治まっても下痢が長引く場合にはウイルス性胃腸炎であれば，桂枝人参湯（けいしにんじんとう）が奏効する場合が少なくありません．下痢で困っている患者には，考慮してよい方剤であると思われます．

6 感染症とその関連事項

感染症にはどのように対応しますか？

日常診療の場で出くわす症例で最も多いのは感染症でしょうね．細菌感染症には抗生物質，インフルエンザにはタミフル® やゾフルーザ® あるいはイナビル® などの抗インフルエンザウイルス薬という具合に抗菌薬や抗ウイルス薬が使用されているわけですが，抗菌薬の効果が期待できないウイルス感染症や感染症と類似した症状を示す非感染性炎症性疾患に習慣的に抗菌薬が使用されている場合が少なくないようです．そのため，抗菌薬が明らかに不要な例で抗菌薬を処方してほしいという患者さんも少なくないようです．そこで抗菌薬を補完する目的で漢方処方を提案すると受け入れてくれる患者さんも少なくありません．漢方薬は感染症の原因となる微生物と対峙するものではなく，症状そのものを改善する目的で処方しようと説明することがポイントになると思われます．

症例 1

80 歳の男性．過去に肺炎を繰り返したことがある慢性閉塞性肺疾患の患者で，今回は 2 カ月前から以前よりも咳嗽がひどく，痰が絡んで気分がすぐれず眼の周りに隈ができたことから肺炎を心配して来院されました．しかし，C 反応性蛋白（CRP）は陰性で末梢血の白血球数は 4,800 で分画に異常はなく，胸部 CT 像でも肺炎は認められませんでした．咳のために夜間不眠であるといい，苛立ちが目立ったため，漢方薬を提案し，ツムラ清肺湯 3 包毎食前を処方し，1 週間後には笑顔で軽快報告に来院されました．

症例②

70歳の女性．20歳頃に結核性胸膜炎をした既往があるとのことですが，詳細は不明です．半年前から独居を開始し，4カ月前から呼吸困難感，易疲労感が出現し，時に背部痛で不眠となることがあり，夜間の咳嗽で困っていると来院されました．血液検査では特に異常はなく，胸部X線写真も異常は認められませんでした．心電図では期外収縮が散発する程度で狭心症や心房細動などは否定できました．ツムラ炙甘草湯（しゃかんぞうとう）3包分3毎食前を処方したところ，約6週間ですべての症状は消えました．

症例③

20歳の男性．初めて風俗で買春をしたところ，翌日から頻尿と亀頭の痛みを自覚し，性病を心配して発症から5日後に来院されました．しかし，血液検査，尿検査，亀頭先端部粘液の細菌培養検査，尿培養検査に異常はなく，ツムラ五淋散（ごりんさん）3包分3（毎食前）を処方し，1週間で自覚症状はなくなりました．

症例④

22歳の女性，見知らぬ男性に酒場で声をかけられ，はずみからホテルで初めてオーラルセックスを経験し，翌日から咽頭の違和感が生じ，2週間後に性病を心配して来院されました．しかし，咽頭所見や身体所見に異常はなく，血液検査も行いましたが，すべての性病は否定できました．しかし，自覚症状が持続するため，ツムラ半夏厚朴湯3包分3（毎食前）を処方したところ，約2週間で自覚症状は消失しました．

❖ 漢方の言葉に翻訳すると

症例①：夜間不眠で苛立ちが目立つという大棗の目標となる実証がある人で，炎症も画像所見も治まった回復期であるにもかかわらず症状が遷延している患者さんです．イライラは気逆（気が逆流する）により生じることが多く，痰が絡むのは水毒であり，眼の周りの隈は瘀血（おけつ）があり，血気水の3つの異常が合併していると考えられました．こういう場合は大棗が含まれる清肺湯が第一選択薬です．

症例②：若い頃から虚弱な高齢女性で，虚証傾向があると思われます．独居を開始してから呼吸困難感など気の異常が出ています．血液検査でもX線検査でも異常はなく，心因性の症状（気の異常）が主体であると思われます．炙甘草湯は比較的虚証傾向がある寒証の人で，脈証は脈が弱くて触れにくく（細脈あるいは弱脈），結代（けったい）（不整脈の意）を伴う人，皮膚や喉に乾燥傾向があり，手足がほてる人に効果があるとされています．

症例③：初めて風俗体験に不安が募り，気が低下している若年男性です．心因性の尿道刺激症状が問題になっています．頻尿は水毒によると考えると猪苓湯（ちょれいとう）もよさそうですが，発症から５日と時間が経っており，五淋散を選びました．

症例④：この女性の咽頭の違和感は罪悪感からくる気うつと呼ばれる気の異常ですが，イライラが目立つ気逆によって咽頭の違和感が生じることもあります．喉に水分が滞ること（水滞）により咽頭の違和感が強まるようです．このような場合は，半夏厚朴湯が有効です．

処方決定のための最短コース

- 痔があって肛門部や陰部に疼痛やかゆみがあり出血はほぼない→乙字湯（おつじとう）
- 虚弱体質で不安やうつ症状とともに胃腸症状が長引く→加味帰脾湯（かみきひとう）
- 体力中等度で副鼻腔炎や扁桃炎，皮膚炎などが慢性化した場合→荊芥連翹湯
- 虚証傾向のある人の長引く胃腸症状→桂枝加芍薬湯（けいしかしゃくやくとう）
- 比較的体力が低下し，虚証傾向のある人の易疲労感を伴う長引く咳→炙甘草湯
- 体力中等度で明らかな胃腸疾患がないのに悪心や嘔吐を繰り返す→小半夏加茯苓湯（しょうはんげかぶくりょうとう）
- 夏ばてによるいろいろな症状で困っている人→清暑益気湯（せいしょえっきとう）

・体力中等度の人の長引く咳→清肺湯
・頻尿や陰部の違和感が長引く神経質な人→五淋散
・神経質で喉のつかえ感やヒステリックな印象のある不定愁訴のある人→半夏厚朴湯
・体力中等度で反復する膀胱炎や明らかな原因がない血尿がある人の頻尿や残尿感，排尿痛が慢性的にみられる場合→猪苓湯合四物湯（ちょれいとうごうしもつとう）

❖ 症例をふまえたポイント

症例は過去の肺炎でつらい思いをした経験からくる不安と慢性気管支炎などに合併しやすい慢性副鼻腔炎からの後鼻漏による咳嗽が考えられ，清肺湯や辛夷清肺湯も効果が期待できます．後者は鼻閉が強い場合に選択されます．症例②は，独居を開始して不安が募った高齢女性が，上気道炎などの軽微な疾患を契機に類似した症状があった過去の既往症を思い出し，ますます不安になることで自覚症状が悪化した例であったと思われます．気力や体力を強化することで倦怠感を解消すれば自覚症状が改善すると考えられ，補剤（気力や体力を補う方剤）とされている人参養栄湯（にんじんようえいとう）や体を温める炙甘草湯などが有効ではないかと考えられました．初めて風俗遊びを経験し，その後 HIV 感染症などの性行為感染症が不安になって，複数の医療機関の受診を繰り返す例があるのは現実です（怖いなら最初から行くな，というのが本音ですが，そういうおバカさんは少なくありません．新型コロナウイルスに風俗店で感染すると信じ込んで，性欲を満たすために性犯罪を起こす愚か者も少なくない世の中ですから，困ったものですね)．そういう場合の膀胱炎症状や尿道炎症状に五淋散や猪苓湯，八味地黄丸や猪苓湯合四物湯（猪苓湯と四物湯の併用）で症状が改善することがあります．また症例④のように行きずり男性と性的関係をもった女性や風俗店で働き始めた女性が罪悪感から生じるのか，咽頭症状を主訴に受診してくることも少なくなく，これらは男女ともに精神的な異常である一種の身体表現性障害であると思われます．咽頭症状に対しては，半夏厚朴湯がしばしば用いられますが，男女とも苛立ちや焦りのような一面が目立つ場合には柴胡加竜骨牡蛎湯（さいこかりゅうこつぼれいとう）や柴胡清肝湯が用いられる場合もあります．

後者はこだわりが強い患者にしばしば用いる漢方薬です．

❖ 和洋折衷の考え方

まず西洋医学的に正しい評価をする必要があります．不安のためにいろいろな医療機関をわたり歩いていろいろな処方をされて効果がなく，そのためにさらに不安を募らせて受診してくる症例が少なくありません．そのため，過去の検査結果や処方の結果を詳しく聴取することが必要になります．もちろん，初めての来院である場合にはきちんと西洋医学的な検査と評価を行って，心身症的な要素の有無を検討する必要があります．そのうえで，西洋医学的な抗菌薬や対症療法薬の要否を検討し，どんな漢方薬を併用するのかを考えることが基本です．最近は毎週新型コロナウイルスPCR検査を受けているという組長（あるいは広域指定暴力団の幹部や半グレグループのリーダー）までいます．マスコミの煽り報道の影響はかなりすごいと感じます．今後，ますます心理的な障害を，複雑な形でもつ患者が増えそうです．そういう人々に漢方薬が役立つかもしれません．

❖ 症例のその後

どの症例もうまく症状が改善し，元気になりました．しかし，若い男性は年上の裕福な女性と性的関係をもつホストになってしまい，若い女性はブランド品を買いたくて本当の違法な風俗嬢になったようです．私はそんな人たちになってもらおうと思ったわけではないのですが，体裁大国である日本の人々も本音はお金がすべての世の中らしいので，仕方がないのかもしれません．口先とお金だけで従業員を動かそうとする病院経営者もいるくらいですから，患者の職業まで口出しできませんよね．

❖ まとめ

感染症の症状を補助的に軽減できる漢方薬のほか，感染症のようで感染症ではない症状を心理的に改善できるプラセボのような効果が漢方薬にはあります．しかも，向精神薬のような困った副作用がでにくいことはメリットですが，元気になり過ぎて本音をむき出しにして活発に行動してしまうモラルのない心の問題には勝てない可能性があります．

❖ その他

もちろん，後述するように純粋に精神科的あるいは心理的な問題に奏功することもあります．同じなら，そういう症例に漢方薬による治療をしたいものです．

7 食欲がない

食欲がなくて困っている人にどう対応する？

認知症が進んで食欲がなくなる高齢者はしばしばいます．そういう場合，食べないことを理由に入所を拒む施設もあります．高齢者ではなくても，胃腸疾患も他の疾患もこれといって何もないのに食欲がなくて困っている人は時々いますが，医療者として対応に困ってしまうことは少なくないように思います．そのような場合には，六君子湯や人参湯，補中益気湯の効果が期待できることがあります．メインは六君子湯ですが，下痢があるときは人参湯，明らかな易疲労感があれば補中益気湯が選択されます．

症例 1

68 歳の女性，約 15 年前から胃もたれ，胃のシクシクする痛みがあり，複数の医療機関で何度か内視鏡検査を受けて治療をしたが，改善しないため漢方治療を希望して来院された．食べるとすぐに腹痛があり，食べなくなってから食欲そのものがなくなり，倦怠感，冷え症，寝つきや目覚めが悪く，睡眠薬を服用すると必ず翌日になってめまいが生じるため，睡眠薬の服用を自己中断したとのことでした．ツムラ六君子湯 3 包毎食前を処方したところ，3 日目から，胃もたれがなくなり，食欲が改善し，1 週間目には「胃の爽快感が初めて感じられた」と言われ，その後は快眠で冷え症も倦怠感もなくなったとのことです．

症例 ❷

85 歳の男性で，75 歳頃からアルツハイマー型認知症としてドネペジルを服用していたが，約 3 カ月前から食欲がなく，食事介助を受けても開口せず，時にわずかに食べることはあるが服薬を拒否し，軽度の軟便傾向が続いているとのことで家族が不安になり，同伴して来院されました．口内乾燥が目立ち，腹壁は薄く，腹部全体に張った感触があり，臍の下の正中部は特に硬くなっている感じ（正中芯）がありました．家人によると寒気をよく訴えている，とのことでした．軟便傾向と寒さを訴えていることを理由に補剤（体力や気力を補い体を温める薬）であるツムラ人参湯 3 包毎食前を処方しました．他の薬の服薬を拒否していたこの患者さんは人参湯を満足そうな表情で服用され，ご家族は安心されたそうです．服用開始から 5 日目から軟便傾向がなくなり，食欲が認められるようになり，体重 45 kg が 2 週間で 47 kg まで増え，その約 1 カ月後には 50 kg に回復し，ドネペジルの内服拒否をされなくなり，体重をその後も維持されているとのことでした．ご家族の印象では，認知症は進行していないように思われるとのことでした．

症例 ❸

60 歳の男性，約 10 年前に脂肪肝を指摘され，3 年前に黄疸が出現し非アルコール性脂肪肝炎（nonalcoholic steatohepatitis：NASH）と診断され，約 2 カ月前から食欲がなくなったとのことでした．その理由を味がおかしい，口の中に違和感がある，食べる気がしない，体がだるい，と表現されていました．傾眠傾向も認められ，口臭はアンモニア臭がありましたが，羽ばたき振戦はなく，右季肋部に軽い抵抗（胸脇苦満）を認める以外にこれといった所見を認めませんでした．病気を理由にすでに退職されており，毎日を無為に過ごすことが精神的に苦痛だと言われていました．ツムラ補中益気湯 2 包分 2（朝夕食前）とツムラ茵陳高湯（いんちんこうとう）2 包分 2（朝夕食前）の併用を開始したところ，2 週間目にはアンモニア臭はなく，「気分が暗くなることがなくなり，何を食べてもおいしいと思うようになった」と言われ，毎食のように完食されるようになりましたが，3 カ月後に肝不全により亡くなりました．

❖ 漢方の言葉に翻訳すると

症例①：寝つきや目覚めが悪く，倦怠感，めまいは気虚や気うつの症状であり，胃もたれや食欲不振，悪心は水滞という水毒であると考えられます．体力は虚弱傾向を認めるか虚弱な人は六君子湯に適応した証として沈弱（脈が深い位置に弱く触れる），腹筋の張りが弱く（腹力弱），胃内部に水が溜まったような音（振水音）がする，が挙げられています．

症例②：虚弱体質で，寒がりで体が冷えている腹力弱で食欲が低下している人は，気が衰えている人で正中芯などの腹壁の緊張を示すことがあります．体を温めて気力を高める人参湯がしばしば有効で，緩和ケアなど終末期に食欲を維持するために使われることもあります．

症例③：体力が低下した明らかな虚証の患者さんであり，水毒が強く，気うつも強い状況にあると考えられ，補中益気湯で気を補い高め，水毒を補正しつつ，気の流れを改善する作用を併せもつ茵蔯高湯を併用しました．

処方決定のための最短コース

・胃もたれが主訴の食欲不振→六君子湯
・虚弱な人の食欲不振→人参湯
・消化不良，食欲不振のあるやせ型で体力低下傾向のある人→安中散（あんちゅうさん）
・嘔気がある肝機能障害と食欲不振がある体力が中等度以上の人→茵蔯蒿湯
・虚弱体質で貧血傾向があり，うつ傾向がある人の食欲不振→加味帰脾湯
・体力は中等度で季肋部に圧痛がある人の嘔気や口渇を伴う食欲不振→柴苓湯
・虚弱な人で貧血や倦怠感がある食欲不振→十全大補湯（じゅうぜんたいほとう）
・虚弱な子どもの食欲不振→小建中湯（しょうけんちゅうとう）
・体力が比較的あり，季肋部の圧痛がある人の全身倦怠感を伴う食欲不振→小柴胡湯
・体力中等度で微熱や咽頭痛があり食欲不振がある人→小柴胡湯加桔梗石膏（オミクロン株の新型コロナ感染症のような症状の人と覚えておくとよい？）

❖ 症例をふまえたポイント

食欲がないという症状は単独で出現することは少なく，胃のもたれ，胸やけ，気分不良などのいろいろな症状と併存することが多く，その並存する症状を手がかりにして漢方薬を選ぶとうまくいくことが多いようです．

❖ 和洋折衷の考え方

西洋薬でうまくいかなった既往のある人は，同じ西洋薬を中止してよく，西洋薬が基本的治療薬として広く認知されている疾患で，西洋薬の効果があるか，はっきりしていない症例ではその西洋薬を継続しておくほうがよさそうです．基本的に西洋薬と漢方薬の併用が禁忌になることはありません．

❖ 症例のその後

亡くなった患者さんも，亡くなる直前までは食事を楽しんでおられたそうです．他の２例の患者さんはその後も少なくとも数年以上は食欲があり，体重や健康を維持できていたと伺っています．ご家族の満足度も高く，高評価をいただきました．

❖ まとめ

六君子湯には胃の受容性弛緩や胃排出能，胃粘膜血流を改善させるほか，抗うつ作用もあるといわれている漢方薬（方剤）で，胃から食欲亢進作用があるグレリンの分泌を促進するといわれています．ただし，甘草を含む漢方薬なので浮腫，低カリウム血症，高血圧の出現には注意すべきだと思われます．軟便や下痢，多尿など水毒があり，冷え症で体力がない人に向いた補剤は人参湯がしばしば選択され，体を温める作用が強い乾姜（かんきょう）が主な薬効をもたらす生薬だと考えられています．何を食べても苦い気がする「口が苦い」という自覚症状は，柴胡という生薬が入った漢方薬（柴胡剤）の証と考えられており，そういう人の食欲不振にも体力が低下している場合には，まず人参湯が有効だと考えられています．妊娠初期の悪阻にも人参湯が有効だと考えられています．補中益気湯は肝疾患に限らず，悪性腫瘍やいろいろな疾患の末期で，死を目前にしたかなり弱っている患者さんを元気にする処方だと考えられています．

❖ その他

補中益気湯は高齢者の誤嚥予防対策にも有効で，老衰による死が近づいていると考えられるような高齢者の最後の時期のQOLを高める効果が期待できる漢方薬だとされています．精神科で食欲を増大させる目的でも使用される薬剤である抗うつ薬であるジプレキサ® は，糖尿病やその既往がある患者さんには禁忌なのですが，時にその禁忌を無視して処方されている症例に遭遇して驚くことがあります．禁忌の薬剤を処方してはいけませんね．糖尿病のある患者にジプレキサ® が前医により処方されて「勝手に処方を変更してはいけない」あるいは「人の処方を勝手に変更することは，はばかられる」という理由で禁忌の薬剤を処方し続ける愚かな医師もいました．問題が生じたときの責任を引き受けるつもりなのでしょうか？　筆者なら禁忌薬はきっぱり中止します．西洋薬にも漢方薬にもそのような禁忌はありません．むしろ，他の医師に忖度をして患者に有害な処方を行うべきではありません．医師が忖度すべき相手は他の医師ではなく，患者なのです．

8 続く下痢

いろいろと治療しているのにもかかわらず，ここしばらく下痢が続いて困っています，という患者さんに，どう対応すればよいのでしょうか？

急性胃腸炎かどうかにかかわらず，急性あるいは慢性下痢でも五苓散は証にかかわらず効果が期待できます．五苓散の効果がなく，悪心・嘔吐以外の症状を伴う場合には人参，生姜，大棗などの消化管機能補助作用（補脾作用）があるとされる生薬が入った方剤を選びます．例えば，胸やけや胃痛を伴えば安中散（あんちゅうさん），胃もたれが強い場合には六君子湯，冷えた感じとだらだら続く下痢や唾液の増加には人参湯，下腹部の緊張や圧痛が目立つ場合には半夏瀉心湯，不安感が強い場合には半夏厚朴湯という具合です．

きゅーとした腹痛と腹満がある下痢には桂枝加芍薬湯（けいしかしゃくやくとう）が中学生から成人には第一選択薬とされることが多いようです．高齢者の食後にすぐみられる下痢や早朝の下痢では真武湯（しんぶとう）が有効なことが多いとされています．人参湯や真武湯が無効な下痢では，啓脾湯（けいひとう）を選びます．真武湯は小児でも冷え症・冷え性が関与している遷延する下痢や上気道炎などのウイルス性疾患に対して著効することがあります．

症例❶

生後4カ月の男児，昨日から頻回の嘔吐と灰白色の下痢を1日10回排出し，今朝から哺乳力が低下したとしてご両親とともに来院されました．便からはロタウイルス抗原が検出され，スキンツルゴールの低下，大泉門もやや陥凹傾向を認め，脱水を伴う乳児嘔吐下痢症として血液検査で電解質異常がないことを確認し，ソリタT1号補液200 mLの点滴を開始し，ツムラ五苓散1包を微温湯に溶解してゆっくりと注腸しました．注腸終了から約15分で顔色が良好となり，患児は声を出して両親に向かってほほ笑むようになり，母親が母乳を与えるとしっかりと哺乳し，嘔吐は認められませんでした．点滴が終了した時点では非常に元気がよく，ご両親は安心された様子でした．ミルラクト® 3包分3（哺乳前），ツムラ五苓散0.15 g分3（哺乳前），エンテロノン®-R0.9g分3（哺乳前）を2日分処方し，母親の食後を目安に指先につけて舐めさせることで服用させてから母乳を与えるように指導しました．嘔吐や不機嫌を認めれば取り急ぎ再診するように伝えましたが，2日後に再診され，初診から帰宅後は嘔吐も下痢もなく元気であったとのことで，身体所見も異常なく，母親の希望で同じ処方を2日分追加して終了となりました．

症例❷

症例①の母親で，症例①の2回目の受診の翌日に下痢と嘔吐により来院されました．ロタウイスルが乳児から便を介して母親に感染することはまれではなく，この場合も母子感染を考えてツムラ五苓散3包分3（毎食前）とビオスリー® 6錠分3（毎食前）を3日分処方しましたが，その日のうちに改善したとのことです．なお，父親には症状はみられなかったそうです．

症例 3

45 歳の女性．職場でノロウイルス感染症と思われる胃腸炎症状のある人が数人おり，前日から下痢と嘔気，腹痛が出現したと来院されました．希望があり，検査を行い，便中からノロウイルス抗原が検出されました．ツムラ五苓散 3 包分 3（毎食前）とビオスリー® 6 錠分 3（毎食前）を 3 日間処方したところ，5 日後に再診され「腹痛と嘔気は 1 日で治まったものの，下痢もしくは軟便が今も続いている」とのことでした．排便前に軽い腹痛を自覚し，足腰が冷えている感じがすると言われたことから，ツムラ真武湯 3 包分 3（毎食前）3 日分に処方変更したところ，2 日分内服した時点で症状は全快したとのことでした．

❖ 漢方の言葉に翻訳すると

症例①：ロタウイルス感染症により水分の偏在が生じ，嘔吐や下痢といった水毒の症状が全面に出ている実証タイプの赤ちゃんです．

症例②：症例①の母親で，便を介してロタウイルスに感染したと考えられます．成人でも濃厚接触で保護者に感染することは少なくありません．育児疲れで体力が低下している母親はしばしば感染します．父親や兄弟も感染する場合も少なくありません．やはり，水毒の症状が全面に出ています．

症例③：初期症状は水毒が全面に立っていましたが，冷えによる気の虚弱化（気虚）が中心になって症状が長引いたと考えられ，身体を温めるための処方（方剤）として真武湯を選択してみました．

処方決定のための最短コース

- 体力中等度以下で下痢や腹痛，時に便秘にもなる，脈拍の触れが弱い人→桂枝加芍薬湯
- 証に関係なく水瀉性下痢があり，嘔吐もある場合→五苓散
- 虚弱者ではなく，嘔吐が主体で微熱や下痢などがあり炎症が強そうな場合→柴苓湯
- 虚弱な人で冷え症があって，下痢もあり冷えると症状が悪化する→真武湯

❖ 症例をふまえたポイント

嘔吐が激しく，五苓散や柴苓湯の内服が困難と考えられる場合には，微温湯に溶解したエキス製剤を注腸すると即効性が得られることが江戸時代には知られていたようです．昭和50年代の各種小児科雑誌にも症例報告や臨床研究報告の論文が掲載されていた時期があり，中国では大量の煎じ薬を液状のままイリガートルと長いチューブを使って直腸内に自然落下させることから「直腸点滴」という表現が使われています．このような投与方法で有効性と安全性が確認されている漢方薬には五苓散，柴苓湯，芍薬甘草湯（しゃくやくかんぞうとう）がありますが，私自身もかなり前に雑誌「漢方医学」(現在は廃刊）に五苓散や柴苓湯の注腸投与の安全性と有効性を報告したことがあります．同じ疾患の親子の場合は，同じ漢方薬が同じように効果が期待できる傾向があります．体質が類似していることが多いのが，その理由かもしれません．下痢が長引く症例③のような例も少なくなく，冷え症などの随伴症状から漢方薬を選択することが一般的に効果を期待できると思われます．

❖ 和洋折衷の考え方

嘔吐と下痢あるいはそのいずれかを訴えて救急外来を受診する患者は多く，その多くは軽症の胃腸炎で，ウイルス性胃腸炎が最も多くを占めます．一般的な小児科や内科の外来でも同じ傾向がみられます．

ただし，頻度は高くないものの，見逃してはならない重篤な疾患をもった小児がその中に含まれている場合があることも事実であり，しっかりとした鑑別診断を行う必要があります．患者の年齢，意識レベルやバイタルサインなど全身状態の把握，腸閉塞を疑うべき胆汁性嘔吐の有無や吐物への血液混入の有無，随伴症状（腹痛，便秘，下痢・血便など便の性状，吐血の有無，食思，嚥下痛，嚥下困難，腹部膨満，圧痛，腹膜刺激症状の有無，腸蠕動音などの胃腸症状のほか，頭痛・髄膜刺激症状などの神経症状，咽頭痛，呼吸苦，咳嗽などの呼吸器や耳鼻咽喉科疾患の症状，背部痛，側腹部痛あるいは尿や月経周期など消化管疾患以外の原因も考慮した病歴の聴取と診察が必要になります．

嘔吐や下痢は消化器疾患だけではなく，年齢ごとに頻度が異なるさまざまな疾患，つまり，神経疾患，呼吸器疾患，腎泌尿器疾患，感染症，妊娠あるいは婦人科疾患，循環器疾患，代謝性疾患，中毒，小児虐待などさまざまな原因で生じ得る症状であることを意識した診療を行う必要があります．

検査は，腸閉塞が疑われる場合や消化管外症候・所見を認める場合に，その鑑別診断に必要な内容を考慮します．電解質，血糖，アンモニアなどの生化学検査，血糖値，血中アンモニア，腎機能，血液ガス，検尿のほか，感染症を疑う場合には末梢血液像，CRP 定量，各種細菌培養検査を加えて実施します．X 線写真，超音波，CT などの画像検査も必要に応じて追加します．治療は原疾患の治療を最優先で行います．

入院治療が必要な患者でウイルス性胃腸炎が疑われる場合にはノロウイルス，ロタウイルス，アデノウイルスの便中抗原検査を行います．ウイルス性胃腸炎や消化不良，水分の過剰摂取による下痢や嘔吐の場合には抗菌薬は使用しません．また，細菌性胃腸炎であった場合も安易な抗菌薬投与は，副作用や耐性菌の問題から控えるべきです．

乳児では母乳やミルクは制限する必要はなく，普段どおりに授乳させます．脱水がないか軽度の場合には経口的に水分投与を行い，中等度以上の脱水がある電解質の確認をして必要な輸液を行います．止痢薬は利点があまりなく病原体を腸管内に留めてしまう場合や腸管壊死などの危険な副作用のリスクもあるため，基本的に使用しません．細菌性腸炎が強く疑われるか，便培養で病原細菌が検出され，乳幼児や基礎疾患のある患者，全身状態が不良な患者では抗菌薬の投与を考慮しますが，その投与は必須ではなく，臨床経過や重症度などをしっかりと把握して判断する必要があります．

嘔吐を止めるための薬剤は，ドンペリドン（ナウゼリン®）の座薬やプリンペラン® が使用されることが一般的です．これらはどちらも錐体外路障害を起こす可能性がありますから，注意して使用する必要があります．

漢方治療で嘔吐や下痢に最も頻用されているのは利水剤の代表格である五苓散です．喉が渇く患者に特に有用であるとされていますが，強い腹痛や発熱を伴う場合には柴苓湯が有効です．また，強い腹痛があって排便後に腹痛が軽減する場合も柴苓湯が有効なことが多いとされます．どちらの方剤も，お湯で溶かして冷ましてから，あるいは氷を加えて生温くしてから内服するほうが飲みやすい傾向があります．乳児ボツリヌス症を予防する観点から，1 歳未満には禁忌であるハチミツを漢方薬に加えて溶かした液体に混ぜるこ

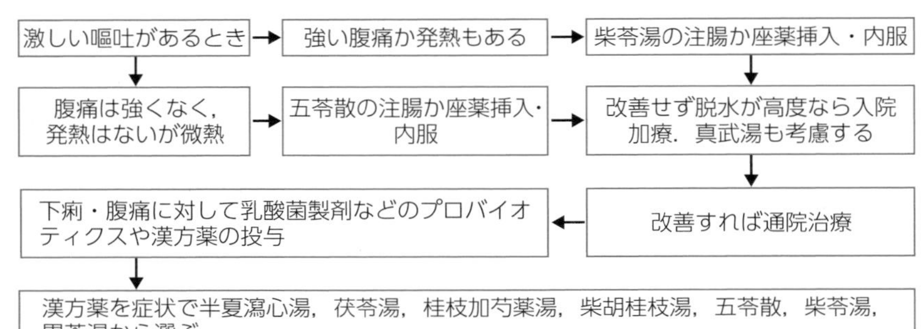

※遷延傾向があれば，中建中湯，補中益気湯，人参湯，小建中湯を症状や証から選ぶ

図 3　急性胃腸炎における漢方治療の流れ

とで服用しやすくする患者は多くいます．

❖ 症例のその後

3 症例とも改善し，漢方薬ファンになってもらえることができました．乳幼児も漢方薬を服用しやすいことが少なくないようです．味の好みや自己主張がでてくる 1 歳前後から 2 歳半ごろの子どもたちが，最も薬の味を嫌うことが多いようですが，成人になっても「漢方薬は飲めない．粉薬は飲めない」と工夫もせずに決めつける患者さんは少なくありません．服薬指導を適切に受けた経験がない人々だと思われます．

❖ まとめ

急性胃腸炎とそれ以外に分けて，まとめておきましょう．

なお，柴苓湯は小児において最も副作用が出やすい方剤とされ，その多くは膀胱炎であり，特にネフローゼ症候群に対する長期投与でみられることがあり，注意が必要です．出血性膀胱炎の形をとり，中止すると速やかに改善することがほとんどです．

胃腸炎ではない場合の急性あるいは慢性下痢でも五苓散は証にかかわらず効果が期待できます．五苓散に効果がなく，悪心・嘔吐以外の症状を伴う場合には脾虚（ひきょ）と表現される消化管機能の低下があると考えて，人参，生姜，大棗などの消化管機能補助作用（補脾作用）があるとされる生薬が入った方剤を選びます．例えば，胸やけや胃痛を伴えば安中散，胃もたれが強い場合には六君子湯，冷えた感じとだらだら続く下痢や唾液の増加には人参湯，下腹部の緊張や圧痛が目立つ場合には半夏瀉心湯，不安感が強い場合には半夏厚朴湯という具合です．

また，“きゅー”とした腹痛と腹満がある下痢には桂枝加芍薬湯が中学生から成人には第一選択薬とされることが多いようです．高齢者の食後にすぐみられる下痢や早朝の下痢では真武湯が有効なことが多いとされています．人参湯や真武湯が無効な下痢では，啓脾湯を選びます．真武湯は小児でも冷え症・冷え性が関与している遷延する下痢や上気道炎などのウイルス性疾患に対して著効することがあります．

五苓散や柴苓湯は，熱いうちに内服するよりも冷ましたり冷やしたりするほうが服用性はよくなります．ハチミツを混ぜて冷ますと1歳児から高齢者も含めて内服しやすくなり，効果もよいと思われます．もちろん，1歳未満では，乳児ボツリヌス症予防の観点から，ハチミツは禁忌です．少量のお湯で五苓散か柴苓湯を溶かし，冷ましてからリンゴジュースで薄めると飲みやすくなり，乳児から高齢者まで使用可能です．

なお，小児の下痢に対するプロバイオティクスによる改善効果は高齢者や成人の場合とは違って否定的な見解もあるようで，現時点では効果の有無は明言できないようです．

❖ その他

嘔気が強く，頻繁に嘔吐する場合には，医療機関で自製した座薬かお湯に溶かして作成した薬液を注腸する方法がきわめて有用で，即効性もあり，救急外来でも使用できます．自家製座薬の使用や溶解した漢方薬の注腸に関して昭和40～50年代のいろいろな小児科の雑誌にも紹介されていたのですが，あえてここで紹介しておきましょう．ただ，健康保険上では，地方によって自家製座薬や注腸は保険適用が認められたり，認められなかったりするようですから，各地で保険請求の仕方を工夫されている先生方もおられると聞いています．自家座剤を作るためのホスコ® S-55などの製造・販売が承認されているのに不思議な話ですね．日本薬局方製剤総則・坐剤の規定に従って使用する分には何の問題もないはずです．

座薬は，電子レンジで加熱して溶解した5gのホスコ® S-55に対して乳鉢ですりつぶした5gの漢方エキス製剤を加えてよく攪拌し，シリンジを使って座薬コンテナに5等分に分注し，室温で冷まします．完全に固まったら，シーラーでシールするか，ホッチキスやセロテープで蓋をして冷蔵庫に保存し，3カ月以内に使用します．体重20kg未満の児は1個，20kg以上の児は2個を1回量として肛門からしっかりと奥へ挿入します．体重30kg以上の子どもと成人では3個を1回量として使用します．

注腸する場合は，体重20kg未満の児は半包から4分の3包まで，20kg以上の児や成人は1包の漢方エキス製剤を10mLまたは20mLのシリンジ内に入れ，適量の微温湯を吸ってよく攪拌します．症状が強く，必要と判断される場合には乳児でも1包を使用することもあります．漢方エキス製剤が完全に溶解する必要はなく，ネラトンカテーテルもしくは点滴用の延長チューブを鈍的に短く切ったものをシリンジにつなぎ，肛門内にカテーテルもしくはチューブを5～6cm程度挿入して，注腸します．啼泣したり，抵抗したりして腹圧が高まると逆流することもあり，注意が必要です．適量のワセリンをカテーテルやチューブに塗付してから挿入するとうまくいくことが多いという感触を得ています．

投与量は，注腸のほうが座薬よりも多くなる傾向がありますが，実際には全年齢で2.5gまたは3gを10mLの微温湯を使って攪拌したものを注腸しても安全かつ有効であり，嘔気・嘔吐がとりわけ激しい場合には，実際にそのような量で投与することも少なくありません．

五苓散，柴苓湯ともに経口投与あるいは座薬の挿入もしくは注入実施から30分以内に効果が発現する例が多く，その時点から大さじ一杯分の経口補液などを与え，嘔吐がないことを確認しながら徐々に量を増やします．食事がほとんど取れていない場合や下痢がひどくなっている場合には，キャンディーなどで糖分を与えて血糖値を維持します．

この座薬や注腸で投与する方法は，五苓散と柴苓湯のほか，既述のとおり，尿路結石や胆管結石などで痛みが激しい場合に投与する芍薬甘草湯でも実施可能です．

嘔吐に対して五苓散や柴苓湯で十分な効果が得られなかった場合，真武湯の内服が効果的な場合があります．真武湯には無毒化された附子が含まれており，その成分であるアコニチンによる中毒はよほどの過量投与でない限り問題になりませんが，新生児や乳児では安全性は確認されていません．なお，胃酸の逆流を認める症例では，真武湯よりも半夏瀉心湯や茯苓湯が有効です．

腸の蠕動運動が亢進していることが明らかな，いわゆる“しぶり腹”を呈する場合には，桂枝加芍薬湯を用いると有効な場合があります．この方剤は，小学生高学年から大学生くらいまでの若い人々の下痢型過敏性腸症候群の治療に用いるとしばしば有効性を示しますが，ストレスが多い高齢者にも有効な症例があります．しぶり腹を呈し胸脇苦満がある下痢がやや長引く傾向がある症例では，柴胡桂枝湯が有効なことが少なくありません．

水様性下痢が頻繁にあって喉の渇きや尿量減少が認められる場合には，胃苓湯（いれいとう）が有効であることも少なくありません．

下痢や嘔吐が改善した後でも腹痛を訴える場合には，腹部膨満や便秘傾向があれば大建中湯（だいけんちゅうとう）と小建中湯（しょうけんちゅうとう）を等量に混ぜ合わせた中建中湯（ちゅうけんちゅうとう）を服用させます．腹痛と食欲不振が続く場合には六君子湯，冷えや下痢が持続する場合には人参湯，体力低下の場合には補中益気湯を服用させます．虚弱な子どもで腹痛だけが遷延する場合には，小建中湯を選択します．

急性胃腸炎罹患時の食事は，まず経口水分摂取と糖分であり，回復するに従って塩分を加えたお粥，和食など消化のよいものを食べさせるという日本の伝統的な方法がよいとされることが少なくありませんが，これには十分なエビデンスがあるとはいえないようです．

ちなみに，子どもの下痢には薄めたリンゴジュースは経口補水液（oral rehydration solution：ORS）と比べて遜色なく使用可能であるという臨床データ[1)]もあります．下痢や発熱があるときの水分摂取量は，「いつもと同じようにおしっこが出ることを目安に飲みたいだけ飲ませればよい」という指導がもっともわかりやすく，かつ，効果的です．なお，ハチミツには鎮咳作用があり，証の適否を言う説もありますが，基本的には証にかかわらず有効性が期待できます．体力増強作用もあるとされていますが，解毒作用や漢方薬に使われる生薬の副作用を軽減する作用もあるという説もあります．

⊙ 参考文献

1）Freedman SB, Willan AR, Boutis K, et al：Effect of dilute apple juice and preferred fluids vs electrolyte maintenance solution on treatment failure among children with mild gastroenteritis：a randomized clinical trial. JAMA 315(18)：1966-1974, 2016.

9 口内炎

口内炎がなかなかよくならない患者には，どう対応すればいいでしょうか？

口腔粘膜の発赤，びらん，潰瘍の形成などがみられる炎症性疾患が口内炎であり，時に多発性，再発性の症例も認められることがあります．西洋医学的には口内炎は原因別に真菌感染症，ヘルペスなどのウイルス感染症など原因別の対応をしますが，漢方医学では胃の熱が関与してできる口腔内の障害として口内炎を捉え，黄連解毒湯や半夏瀉心湯などを使用します．一般的には西洋薬が効果を示さなかった場合に漢方薬を選ぶ傾向があるようです．漢方エキス製剤を水に溶いて直接患部に塗布する方法もありますが，口に含んだ漢方薬とぬるま湯でうがいをしてから飲み込むと効果的だといわれています．口内炎が長引く場合には，体質改善や胃腸機能の改善を強化した漢方薬が有用です．

ランダム化比較試験（randomized controlled trial：RCT）で進行胃がん患者の化学療法に伴う口内炎に対して半夏瀉心湯を 1 週間局所投与すると，92.8％に口内炎の炎症を改善したとする報告もあります．結腸がん患者に対する化学療法による口内炎の治療薬として半夏瀉心湯に有効性を示した報告[1)]もエビデンスレベルが高いとされています．半夏瀉心湯は口から肛門までの粘膜の炎症に使用されます．特に心窩部がつかえ（心窩部痛がある），悪心・嘔吐があり，下痢傾向，お腹がゴロゴロと腹鳴がする人が処方の目標になります．半夏瀉心湯は甘草含有量が比較的多いので，長期投与の場合は 1 日量を減らすか，定期的な血液検査で血清カリウム値の定期的な確認が必要になります．半夏瀉心湯には，抗酸化作用[2)]があるほか，抗炎症・鎮痛作用，抗菌作用があることが知られています．

なお，舌の赤みや口腔内の炎症が強い場合には，黄連解毒湯を使います．黄連解毒湯には，強い抗炎症作用があることが知られています．ストレスが関与する口内炎や症状の悪化を認める症例には，ストレス緩和作用がある加味逍遙散（かみしょうようさん）を選択します．普段から疲れやすく，食欲不振があり，疲れると口内炎を発症する人の場合は，元気を増す補中益気湯を選択します．

症例 1

40 歳の男性で喫煙していた人です．手足口病に家族感染し，家族はみんな自然治癒したのに，本人は 3 週間痛みが続いていると来院されました．口腔内に潰瘍が多数あり，細菌感染の合併が考えられました．ベーチェット病や腫瘍などは否定的だと思われましたが，他の医療機関の口腔外科で検査を受けて否定されたとのことでした．痛みが長く続いているためなのか，かなり神経質になっているようでしたが，「疲れた」という言葉を繰り返されていました．炎症が強いと判断し，テラ・コートリル® 軟膏 1 日 3 回塗布とツムラ黄連解毒湯とカネボウ補中益気湯で疲れを改善するようにしましょうと提案したところ，内服を希望されました．どちらも 3 包分 3（毎食前）で処方しましたが，2 日目から自覚症状が改善し，6 日間で完治しました．

❖ 漢方の言葉に翻訳すると

イライラや不安があり神経質になっている，実証傾向のある患者さんで「疲れた」を繰り返す気虚（気力がなくなる傾向）がある患者さんでしたので，気持ちを穏やかにして自覚症状を和らげる目的で黄連解毒湯を選び，気力を補うために文字どおりに補中益気湯を併用しました．メインは西洋薬であるテラ・コートリル® 軟膏による口内炎の治療です．

処方決定のための最短コース

・体力が比較的ある人のイライラやストレス→黄連解毒等
・主に痩せ型でやや虚弱な中年女性の更年期障害やイライラ→加味逍遙散
・体力中等度で肥満傾向のある人のイライラやストレス→柴胡加竜骨牡蛎湯
・体力中等度の中間証の人で微熱や胸脇苦満がある人の咽頭痛→小柴胡湯加桔梗石膏
・微熱や炎症所見は乏しい咽頭痛や扁桃炎で胸脇苦満はない人→桔梗湯
・胸脇苦満が軽微で，神経質でイライラする繰り返す扁桃炎→柴胡清肝湯

・中間証（体力が中等度）の人で，心窩部の圧痛や膨満感がある人の口内炎
→半夏瀉心湯

❖ 症例をふまえたポイント

漢方薬をセオリーどおりに使いました．基本が第一で口の中をすすぐことをまず推奨しました．歯磨きは半練りタイプも液体ハミガキもしみて痛むとのことでしたので，飲み頃の温度にまで冷ましたお茶でゆっくりと口を潤すように指導しました．他の医療機関で精査を受けたにもかかわらず，改善しなかったことが苛立ちを増す原因となったと思われ，ストレスによる胃炎にも効果があるとされている黄連解毒湯が効果的だったと考えています．この方剤と半夏瀉心湯を併用するとさらに効果が強まる症例も少なくありません．

❖ 和洋折衷の考え方

抗菌薬入りのステロイド軟膏で表面から炎症を抑え，漢方薬で体内から炎症を抑える作戦が功を奏したようです．西洋薬と漢方薬双方の特徴とメリットをうまく組み合わせるように考えることが和洋折衷の基本だと思われます．

❖ 症例のその後

この人は自分が喫煙者で口腔内の清潔を意識していなかったと反省され，以後は風邪のたびに漢方薬を希望されるようになり，きっぱりと禁煙されました．

❖ まとめ

炎症を抑える方剤とストレスや体力低下など，口内炎を悪化させる要因を抑える方剤をうまく組み合わせることがコツですね．なお，痛みには桔梗湯によるうがいが有効な症例もあります．

❖ その他

他にも口内炎に使用される方剤は茵蔯五苓散（いんちんごれいさん）もありますが，使い方は難しいかもしれません．ハチミツを高齢者の口内炎に塗布すると早く改善する場合もありますが，中年以降の喫煙者の場合にはヘル

ペスや手足口病の深い潰瘍性病変が余計に痛む例があります．なお，以下に小児科や内科あるいは耳鼻咽喉科でよく遭遇する上気道炎の仲間に入れられることが少なくない日常的な疾患についてもまとめておきます．なお，桔梗石膏は喉や口内に灼熱感を伴う口内炎に効果が期待できることがあり，この方剤を溶解した微温湯でうがいをするだけでも効果が得られる症例があることが知られています．

漢方を使うならこのタイミング！

咽頭扁桃炎と扁桃炎

・初期に使うのがベスト！

・抗生物質でアレルギーが出るという患者にはおすすめ！

処方例）中学生以上の急性咽頭扁桃炎に対して

ツムラ小柴胡湯加桔梗石膏　7.5 g　毎食前または食間　4 日間

少量の微温湯と本剤でうがいをしてから飲み込むと，より効果的

咽頭扁桃炎や扁桃炎の多くは，アデノウイルスやエンテロウイルス，EB ウイルスなどが原因ですが，一部は A 群 β 溶血性レンサ球菌（溶連菌）が原因で高熱，扁桃の白苔，頸部リンパ節腫脹を伴うこともあり，第一選択薬は経口ペニシリン系抗生物質（バイシリン G，アモキシリンなど）で，10～14 日間投与などが行われます．最近は，溶連菌感染症後に急性糸球体腎炎を発症する症例は少なく，肉眼的血尿を認めない限り，治療後の検尿によるフォローアップは不要だとする考え方がエビデンスもあって主流になっていますが，それでもやたら再診させたがる医師も少なくないようです．世知辛い世の中ですね．

周囲に広がる扁桃周囲炎では，点滴による抗菌薬投与が実施されることもあります．年に 4～5 回以上繰り返す反復性扁桃炎では扁桃摘出術が考慮されることもあります．

ただし，扁桃組織は年齢によって大きさが生理的に変化します．アデノイド（咽頭扁桃）は 4～6 歳で，口蓋扁桃は 5～7 歳で最大となります．炎症によっても扁桃組織は肥大しますから，病歴や睡眠障害の有無，いびきの有無，摂食障害の有無，睡眠不足による注意力の低下がないかどうかなど，慎重に

手術適応や治療方法を考える必要があります．

急性あるいは反復性咽頭扁桃炎に対する漢方治療では，のどに痛みがある場合には小柴胡湯加桔梗石膏が第一選択薬です．お湯に溶かしていくらか冷ましてから，少量ずつ咽頭に薬液が付着するようなイメージで内服させます．苦味があるので，ハチミツと等量ずつ混ぜ合わせて内服すると効果的です．オブラートに包むなどすると，咽頭に薬液が付着せず効果がないといわれています．しっかり冷ましてうがいをしてから飲み込むと効果がより期待できますが，苦みがあり，成人になら推奨できるかもしれません．

急性咽頭扁桃炎の初期で冷え性がある患者では，温かいお湯に溶かした麻黄附子細辛湯が有効です．痛みが軽減したら，小柴胡湯か小柴胡と桔梗湯の組み合わせに変更します．冷え性の患者には小柴胡湯加桔梗石膏は冷える原因になるので，あまりおすすめしません．

学童以上の反復性扁桃炎や慢性扁桃炎で，いびきやアデノイド肥大を伴う症例では，柴胡清肝湯や荊芥連翹湯が効果を示す場合がありますが，味が苦く内服しづらいことを説明しておくほうがよさそうです．

漢方を使うならこのタイミング！

中耳炎，反復性鼻出血，耳下腺炎

・初期治療から使うのがベスト！

・葛根湯は証に関係なく使っても効果が期待できます

・急性期と慢性期で使う方剤が違うことに注意しましょう！

処方例）７歳の上気道炎に併発した急性中耳炎と急性副鼻腔炎

ツムラ葛根湯加川芎辛夷　５g　分２（朝・夕の食前）　５日間

中耳炎に対する漢方治療として，急性期に葛根湯や葛根湯加川芎辛夷が処方されることがあります．また，後者は反復性中耳炎の急性増悪時にも処方されますが，炎症が沈静化しているときには十全大補湯などが処方されます．この方剤は，成人だけではなく小児の慢性反復性中耳炎や慢性副鼻腔炎にも有効であることが示されています．

滲出性中耳炎には柴苓湯や五苓散が処方されることがありますが，難治性の場合はこれらに柴胡清肝湯を併用することがあります．

鼻出血が鼻炎など炎症を基礎として反復する場合，黄連解毒湯や柴胡清肝湯あるいは三黄瀉心湯（さんおうしゃしんとう）や温清湯などかなり苦い味がする方剤が使用されます．井穴（ツボ）に 24G または 23G の針を刺して出血させる日本独自の針療法を刺絡（しらく）といい，右手または左手の親指（第一指）の爪床の外側で爪のつけ根の横に瞬間的に針を浅く刺し，出血が自然に止まるまでガーゼで繰り返し血液をふき取ります．1 mL 未満の少量出血でしっかり抑えて止血し，絆創膏を貼ると不思議と鼻出血の回数が減り，再出血が長期間なくなってしまう例も少なくありません．

実は，私は中国でもこの部位への針治療を中医学の専門家が行うところを何度か見学しましたが，ほとんど出血しませんでした．それでも，効果は日本流の出血させる刺絡と同等のように思えました．つまり，出血させなくても，鍼灸治療用の極細の針を刺せば，小児や若年青年の反復する鼻出血は止まる可能性があります．ちなみに，私自身も中国の鍼灸治療を受けた経験があります．その効果を実感できたので，今でも中国に行くと肩こりの解消のために鍼灸治療を受けるようにしています．

流行性耳下腺炎や急性耳下腺炎は，西洋医学的には解熱鎮痛剤を処方する程度であろうと考えられますが，漢方治療では葛根湯，小柴胡湯，白虎加人参湯（びゃっこかにんじんとう），柴胡桂枝湯などが使用されることがあります．反復性耳下腺炎の予防には，柴胡桂枝湯などの柴胡剤が使用されることが少なくないようです．喉が渇きやすい子どもには治療薬として白虎加人参湯が処方されます．

⊙ 参考文献

1）Matsuda C, Munemoto Y, Mishima H, et al：Double-blind, placebo-controlled, randomized phase Ⅱ study of TJ-14（Hangeshashinto）for infusional fluorinated-pyrimidine-based colorectal cancer chemotherapy-induced oral mucositis. Cancer Chemother Pharmacol 76（1）：97-103, 2015.

2）Matsumoto C, Sekine-Suzuki E, Nyui M, et al：Analysis of the antioxidative function of the radioprotective Japanese traditional（Kampo）medicine, hangeshashinto, in an aqueous phase. J Radiat Res 56（4）：669-677, 2015.

10 めまい

対応に苦慮している神経質なめまいの患者はどうすればよいでしょうか？

めまいの場合，その原因によって処方する方剤が異なるのは西洋薬と同じです．肩こりをはじめ，食欲不振，気力の低下，抑うつ，頭痛，頭重感，動悸，不眠，眼精疲労，眼の充血，手足の冷え，のぼせ，夜間尿，月経異常などの随伴症状の有無から原因や適切な方剤を推定する必要があります．

メニエール病のように内耳水腫が関与している疾患では水毒と炎症の存在を考えて柴苓湯が使用され，そのエビデンスも耳鼻咽喉科領域ではすでに明らかにされています．メニエール病では有酸素運動と柴苓湯の併用が効果的です．また，良性発作性頭位性めまいには柴苓湯と頭位治療の併用がよい効果があるとされています．これらの疾患は，軽症化すれば柴苓湯から五苓散に変更することも可能です．また，柴胡剤の証ではない場合には，五苓散で治療をはじめる方法もあります．五苓散は証にあまり影響されず，多くの症例で即効性が期待できるとする医師もいます．

症例 1

60 歳の女性，45 歳時に回転性めまいを経験し，耳鼻咽喉科で精査の結果，メニエール病と診断され西洋薬による加療を受けていたが，数年前からめまいが頻繁に生じるようになり，耳閉感もあるとして受診され，ツムラ五苓散 3 包分 3（毎食後）を処方したところ，数日で自覚症状が改善し，7 日でめまいは完全消失しました．以後は 2 包分 2（朝食前と眠前）で 1 年間継続され，めまいの再発はありません．

症例 ❷

75 歳の男性で 73 歳時に急性脳梗塞にて入院され，軽度の左片麻痺を残して高血圧のために通院中ですが，イライラしやすく，頭痛を伴う左右に体がゆれるようなめまい感が 2〜3 カ月続いていると相談され，胃腸は若いときから丈夫だと自慢されることを理由にコタロー抑肝散 3 包分 3（毎食前）を処方したところ，1 週間後には笑顔で来院され「久しぶりに気分が晴れ晴れして，頭痛はもちろん，めまいもイライラもなくなった，素晴らしい薬をありがとう！」と開口一番で抑肝散を称賛されました．80 歳時に胃腸炎をされ，抑肝散加陳皮半夏（よくかんさんかちんぴはんげ）に変更しましたが，そのまま老衰が原因で 85 歳で亡くなるまで愛飲されていたとのことです．

症例 ❸

75 歳の女性，独居老人で不安神経症や不眠症があり，数年前からデパス®やハルシオン® などを内服していたそうですが，ふらつきを自覚するようになったため，自己判断でこれらの服薬を中止されたところ，耳鳴りやめまい，頭痛や咽頭閉塞感，浮動感などの症状とともに不眠がひどくなったと来院されました．ご本人の話を傾聴し，ツムラ苓桂朮甘湯（りょうけいじゅつかんとう）3 包分 3 を処方したところ，2 週間後には咽頭閉塞感と不眠以外の症状は改善しました．そこで，抑うつ傾向やめまいがある心気症的な人には半夏厚朴湯とのことで，カネボウ半夏厚朴湯 2 包分 2（朝夕食前）を追加したところ，4 週間後には楽しそうな表情で受診され，すべての自覚症状がなくなり，毎日の食事がおいしく老人会にも積極的に参加するようになり，生活が広がったと言われて喜ばれました．その後は 1 年以上 2 つの漢方薬を併用されていますが，副作用は認められていません．

症例 ④

22 歳の高身長の色白の神経質そうな細身の女性．毎月のように月経の前後でめまいと不眠に悩まされているという相談で来院されました．冷え症も自覚しているものの，手足のしびれ感よりも腰や背中あるいは肩の違和感や軽い痛みを自覚することが多いとのことで，ツムラ加味逍遙散 3 包分 3（毎食前）を投与したところ「嘘のようにすっきりした．よくなったと思って飲まずにいると，症状が出るので今後は継続して服用したい」と言って来院され，その後は出産まで内服されていましたが，問題はありませでした．

漢方の言葉に翻訳すると

症例 ①：メニエール病の病態は内耳の水毒によるリンパの異常だと考えられています．

症例 ②：体力がやや衰えた人のイライラなど気の興奮（気逆）や気うつ，不眠がある胃腸の丈夫な人は，抑肝散の証だと考えられます．

症例 ③：不安や不眠などの気うつの症状が主体で，体力が低下している虚証の人で咽頭閉塞感やめまいがある人は，半夏厚朴湯の証であると推測されます．

症例 ④：細身で神経質な女性の気逆など気の異常は加味逍遥散の証のことが多いとされています．体力がやや低下しているか中等度の人が多いようです．めまいや色白は血虚を意味する場合があります．

処方決定のための最短コース

- やや体力が低下し，末梢循環がやや悪く，イライラしやすい女性→加味逍遙散
- 虚弱な中高年女性で顔色が悪く，不安や不眠，うつなど気虚と血虚が目立つ→加味帰脾湯
- 気温や気候変動で浮腫やめまい，片頭痛が起きやすい→五苓散
- 体力がまずまずで，胃腸は丈夫でイライラしやすい→抑肝散
- 体力はまずまずだが，胃腸は弱く，イライラしやすい→抑肝散加陳皮半夏
- 体力はやや弱く，虚証傾向の中高年で慢性的な頭痛や肩こり，イライラ→

釣藤散（ちょうとうさん）
・実証の頭痛，便秘，イライラのある女性の月経不順や月経困難症→桃核承気湯（とうかくじょうきとう）

❖ 症例をふまえたポイント

それぞれの漢方薬の目標となる症状や体質（いわゆる証）に合わせて漢方薬を選ぶことが基本になるものと思われます．めまいに病名治療が奏効した経験は筆者にはありません．つまり，保険適用がある病名で，処方を選ぶだけでは効果は期待できないというわけです．

❖ 和洋折衷の考え方

向精神薬をどうしても手放せないという患者さんには，漢方薬との併用から開始し，寛解するに従って，徐々に漢方薬中心に変更していくほうが患者さんの受け入れがよい場合が少なくありません．

❖ 症例のその後

どの症例の患者さんにも漢方ファンになってもらえたようです．論より証拠というくらいで，効果を実感できた患者さんは医師である患者さんも含めて漢方ファンになってくださる方は少なくありません．

❖ まとめ

動悸や不安がある神経症的なめまいには苓桂朮甘湯が第一選択薬であり，食欲不振や頭重感がある抑うつ傾向が認められる場合には半夏白朮天麻湯が第一選択薬になります．この２剤も即効性が期待できる症例が少なくありません．これら２つの第一選択薬が無効か効果不十分，あるいは他の症状を随伴している場合には，それぞれ以下のような異なる方剤を使います．体力があり不眠，動悸，神経過敏があるめまいには柴胡加竜骨牡蛎湯，体力が中等度で頭痛や高血圧，目の充血があれば釣藤散，不眠や神経過敏が目立つ場合には抑肝散，抑肝散が期待できそうで胃腸が弱い場合には抑肝散加陳皮半夏を選択するほうが安全です．抑うつ傾向やめまいがある心気症的な人には半夏厚朴湯が効果的な場合があります．しかし，向精神薬を複数処方されていてポリファーマシーになっている高齢者では半夏厚朴湯を処方するよりも患者さんと面接を繰り返し，ポリファーマシーを解消する努力を患者さんと共同で行う過程の中で，自然と改善する場合も少なくありません．虚弱でうつ傾向がある場合には抑肝散加陳皮半夏を用います．四肢の冷えやしびれを訴えるめまいの患者には真武湯を処方します．全身倦怠感や食欲不振があるめまいと抑うつ傾向があるときは，補中益気湯が選ばれます．むくみ，頭痛，頻尿があるめまいには五苓散が効果的で，メニエール病でも効果があることが示されています．メニエール病のように内耳の三半規管のリンパの異常あるいは内耳リンパ腫に五苓散がもつアディポネクチンを介した利水作用が効果を発揮させるというエビデンスがあります．3日程度の五苓散投与で症状が改善傾向を示せば，そのまま五苓散を継続処方する価値はあると考える医師もいるようです．

更年期障害に関係しためまいの場合，冷えや貧血傾向があれば当帰芍薬散（とうきしゃくやくさん），肩こりや下腹部の緊張があれば桂枝茯苓丸（けいしぶくりょうがん），やせ形の女性で不安や不眠・イライラが月経周期に関係しているめまいであれば加味逍遙散が効果的です．また，顔色不良で皮膚が乾燥傾向にあるめまいを主訴とする患者では四物湯（しもつとう）が効果的であるとされています．

加齢によるふらつきを「めまい」あるいは「ふらつく」と表現する患者も少なくありません．このような患者では夜間排尿回数が増加傾向にある人も少なくなく，下半身のしびれやほてりがある人は六味丸，下半身のしびれや四肢の冷えがある人には八味地黄丸（八味丸），下肢のしびれに浮腫を伴う人には牛車腎気丸（ごしゃじんきがん）が有効な症例があります．

❖ その他

半夏厚朴湯は「認知症疾患診療ガイドライン 2017」において，誤嚥性肺炎の予防を含む嚥下障害の対応に弱いエビデンスながら，半夏厚朴湯の処方を実施することを提案する，と記載されています．この方剤とレニベース®などのアンジオテンシン変換酵素（angiotensin converting enzyme：ACE）阻害薬による咳が出るという副作用を利用して誤嚥性肺炎を予防しようという考え方があるそうです．免疫力を強化する作用をもつ補中益気湯も誤嚥性肺炎の予防に有効だという意見もあります．

また，天候が悪化する前に頭痛やめまい，喘息などが起こり，天気予報よりも正確に雨が予知できるという患者さんのこれらの症状に五苓散が効果的であることはしばしば経験されることで，このことが記載されている成書や医学雑誌も少なくないようです．

11 腹痛，便秘を繰り返す慢性便秘

腹痛，便秘を繰り返すのですが，西洋薬だと効きすぎてしまってつらいですという慢性便秘の患者が多いのですが，どう対応すべきでしょうか？

高齢者の慢性便秘には大建中湯が長期投与しても安全ですが，罹病期間がかなり長期化したり，刺激性下剤を長期連用したりしている場合には効果が乏しいことがあります．そのような場合には潤腸湯（じゅんちょうとう）が効果を示すことが多いとされています．この方剤は，小腸粘膜のクロライドチャネルCFTRに作用して水分分泌を促すことが証明されています．麻子仁丸（ましにんがん）は，体力が低下した高齢者に有効な便秘薬で，パーキンソン病や認知症がある高齢者にも有効であることが報告されています．

腹痛や便秘に対する漢方治療では，しぶり腹を伴う腹痛には小建中湯から膠飴（こうい）を除いた桂枝加芍薬湯がしばしば選択されます．腹部膨満があって冷えると痛くなる子どもには，大建中湯が選択されます．より虚弱な子どもには小中健湯，高齢者には麻子仁丸が選択されることも多くなります．ただし，皮膚が乾燥し手足がほてる，ウサギの糞のような硬便が出る高齢者では潤腸湯を選び，下肢に浮腫が伴う便秘の高齢者では八味丸（八味地黄丸）を選ぶことになります．高齢者，虚弱者，疲労・倦怠感が強い人の便秘には補中益気湯を選ぶ場合もあり得ます．

腹部に化膿性皮膚炎やアトピー性皮膚炎があって寝汗で手のひらが汗ばむ子どもの便秘や腹痛には黄耆建中湯（おうぎけんちゅうとう）を選択します．小建中湯などの効果がなく，冬場にしもやけができる，あるいは平素から手足が冷えやすい子どもには当帰建中湯（とうきけんちゅうとう）が選択されることが多いようです．

症例①

75歳の女性．約10年前から便秘で悩んでおり，いろいろな薬をためしてはいるが，すっきり排便できたという実感がなく，困っていると来院されました．冷え症はなく血圧はやや高めで，75歳としては体力には自信がいくらかないものの，積極的に地域社会での交流にも参加されています．明らかに気が充実したやや体力が低下した女性でしたので，ツムラ麻子仁丸3包分3（毎食前）を処方したところ，1週間後に笑いを堪えられないという様子と笑顔で再診され「こんな爽やかな排便は何十年ぶりかしら？　そう思うと笑えて仕方がありません！」と喜ばれていました．

症例②

生後2カ月の女児で満期産の第2子で，新生児期からおとなしく空腹時以外にはあまり啼泣しない子でしたが，この数日毎晩のように夜泣きが激しく母親と来院されました．腹部は膨満し，オリーブ油を塗布した綿棒で肛門部を母親に方法を指導しながら刺激したところ激しい排ガスとともに大量の排便を認めました．手足は力が弱く，やや冷感があり新生児期からおとなしいとのことでツムラ小建中湯3gを分3（母親の食前を目安に，指先に塗布して上あごか頬の内側に塗布する）で処方しました．2週間後には，機嫌よく明るい声で笑う患児が笑顔の母親とともに来院しました．

❖ 漢方の言葉に翻訳すると

症例①：先のようにやや体力が低下傾向にある人や虚弱な人の習慣性便秘で便が硬かったり，柔らかかったりする便秘や病後の体力低下時の便秘に効果があるとされる方剤が麻子仁丸です．

症例②：気虚により，おとなしく手足の力が弱い傾向がある虚弱体質傾向の小児で，腹部が膨満して腹直筋が緊張して（正中芯がある）腹痛があり，夜泣きをする赤ちゃんや小児の便秘には，体を温めて気を高める小建中湯が効果的なことが多いとされます．

処方決定への最短コース

・中間証もしくは虚弱傾向の子どもの排便異常→小建中湯
・脈が細く，中間証か虚証の人の体力低下時の便秘→麻子仁丸
・高齢者で皮膚が乾燥して腹壁が弛緩している人の便秘→潤腸湯
・体力中等度以上の人の軽症・中等症の便秘→大黄甘草湯（だいおうかんぞうとう）
・体力がやや低下した人の習慣性便秘で，他の下剤で腹痛が起きる→桂枝加芍薬大黄湯（けいしかしゃくやくだいおうとう）
・体力が中等度の人の便秘で，腹壁緊張があるか，腹痛や膨満感がある→調胃承気湯（ちょういじょうきとう）
・体力があって腹壁緊張や便塊を触知できる人，口渇，不眠などがある便秘→大承気湯（だいじょうきとう）

❖ 症例をふまえたポイント

まず，重篤な疾患をきちんと除外することが最重要です．そして，証と年齢，経過に応じた処方を選ぶことが大切なポイントになります．

❖ 和洋折衷の考え方

腹痛には，腹部領域における内臓痛，体性痛，関連痛があることはよく知られていますが，痛みの伝達経路や感受性，心理的要素などいろいろなものが慢性腹痛の感じ方に影響すると考えられています．

小児の急性腹痛の多くは便秘症であり，腸重積のような救急入院を必要とする症例は5％未満であるとされています．腹痛の治療の原則は原因を明らかにし，遅れることなく治療を開始することです．腸重積の診断は腹部超音波検査が第一選択ですね．消化管閉塞症や腹膜刺激症状の有無はしっかりと確認しなければなりません．疑いがあるとき，判断の苦慮するときには積極的に腹部超音波検査，腹部単純X線検査，CT検査を行います．ただし，バイタルサインが不安定な場合は，まず呼吸状態や循環動態を安定させる治療を疼痛緩和と並行して行ってから，検査を進めます．

成人の腹痛は，まずバイタルサインを確認し，ショック・急性腹症がないことを確認してから，詳細な病歴を取り，鑑別診断を進めるのは通常の診療

と同じです．高齢者には慢性便秘が多い傾向がありますが，消化管腫瘍も見落とせませんね．

浣腸は便秘による腹痛への第一選択となる治療法ですが，全身状態が不良な場合には行ってはいけないとされています．疼痛緩和の方法として，経鼻胃管挿入と内容物の吸引は腸管の伸展を軽減し，腸管虚血を予防し得ると同時に腸管への腸内細菌の侵入を防ぐとされています．激しい痛みには輸液ルートを確保し，モニター管理下で麻薬性鎮痛剤投与を行います．鎮痙剤は便秘や消化管閉塞では投与してはなりません．

❖ 症例のその後

症例 ① の女性は自身で麻子仁丸の服用量を調節されるようになり，快適に過ごされています．症例 ② の赤ちゃんは成長とともに胃腸機能が順調に発達し，生後 6 カ月以降は夜泣きはまったくなくなり，母親はすっかり漢方薬ファンになられました．

❖ まとめ

慢性腹痛は，ひととおりの検査をして特段の異常がなければ，丁寧に説明を行って患者や家族を安心させることが第一です．そのうえで，機能性ディスペプシア（functional dyspepsia：FD）や機能性消化管障害（functional gastrointestinal disorders：FGIDs），あるいは過敏性腸症候群などの病名を告知して介入することもよいと考えられています．

慢性腹痛に対する介入に際しては，治療終了の目標を“登校して授業を受けることができるようになる”など患者の生活に即して現実的に実現可能なことを早期に設定することが推奨されています．身体的・心理的なストレスを把握できるように心がけます．消化管機能に負担にならないような食事指導を認知行動療法的な指導と合わせて行うことが有用です．

便秘は小児期から成人の便秘症に移行することが少なくなく，2006 年には欧米で複数の小児便秘診療ガイドラインが作成され，日本では食習慣や許認可されている薬剤の違いを考慮した独自のガイドラインが 2013 年に策定されました．

便秘の基礎疾患があれば，その治療を行います．基礎疾患がなければ，食

表 4　小児の腹痛や便秘に対する漢方治療の基本的流れ
小建中湯が無効なとき→他の症状で他の方剤を考慮する

第一選択薬＝小建中湯　典型的な実証でない場合は，この方剤で治療開始 小建中湯の証：腹力が弱く，腹診で腹直筋のれん縮を認める虚弱体質 　　　　　　　少し体力があれば，桂枝加芍薬湯がよい． 小建中湯証＋手足の冷え→当帰建中湯 小建中湯証＋手足の汗，化膿性皮膚疾患・アトピー性皮膚炎→黄耆建中湯 小建中湯証＋胸脇苦満→柴胡桂枝湯	⇒ これら 5 剤が無効なら大建中湯か中建中湯も考慮

事やトイレトレーニング，運動を含めた生活習慣の改善を指導します．

腹痛に対する薬物療法は，不安が強い場合は三環系抗うつ薬，腹部てんかんが考えられる場合は抗てんかん薬，蠕動が亢進している反復性腹痛には抗コリン薬，腹部膨満や腸管内ガス貯留には消泡薬などが使用され，その他に制酸薬，胃粘膜保護薬，腸管運動改善薬，局所麻酔薬，向精神薬などが用いられることもあります．

便秘に対する薬物療法は，プロバイオティクスによる整腸剤，麦芽糖製剤，消化管ホルモン薬のモサプリド，緩下剤（ピコスルファート，酸化マグネシウム，ビサコジル）などが使用されます．生薬である大黄由来のセンナリドが小児に使用されることはあまりないようです．小児のほうが難治性の症例が多い傾向があるので，基本的な流れを示しておきます（表 4）．若い成人や青年にも適応できる場合があります．

その他

下痢や便秘に漢方を使うならこのタイミング！

下痢や便秘に対する漢方の使い方のまとめ

・西洋薬が効かないとき，効果があり過ぎて下痢で困っているとき
・過敏性胃腸炎で下痢が一番の困りごとではない場合
・自分で薬を飲む，飲まないを決めたい頑固な患者さんを相手にしたとき
・消化器外科の術後などでイレウスや便秘を予防するなら，大建中湯！
・何を飲んでもすっきり出ないという高齢者には麻子仁丸がおすすめ！

処方例）80 歳のやや虚弱な男性の慢性便秘
　ツムラ麻子仁丸　7.5 g　分 3（毎食前または食間）　14 日間毎　長

期継続処方可

腹痛には，腹部領域における内臓痛，体性痛，関連痛があることはよく知られていますが，痛みの伝達経路や感受性，心理的要素などいろいろなものが慢性腹痛の感じ方に影響すると考えられています．

下痢で困る症状は下痢とそれに伴う腹痛だと思われます．下痢も便秘も器質的異常が原因であれば，それを治療するしかありません．画像などで異常がない，機能的な下痢については薬物治療が中心にならざるを得ないでしょうね．心理療法では即座の対応は不可能でしょうね．ただただ下痢が続く場合は，過敏性腸症候群の下痢型を考えてラモセトロン（イリボー®）を第一選択薬にしています．2.5 μg と少量から開始し，起床後すぐに内服させると効果が出やすいようです．効果が出て便秘傾向が出てきたら，ラモセトロンを減量して，小建中湯や人参湯を加え，次第に漢方薬を中心にするように経過をみながら処方変更をすすめていきます．16 歳以上ではラモセトロンが無効な場合には選択的セロトニン再取り込み阻害薬（selective serotonin reuptake inhibitor：SSRI）を使うことも少なくありませんが，中学生以下はより少量から慎重投与する必要があります．また，胃痛を訴えるような慢性下痢ではモサプリド（ガスモチン®）が効果的なこともあります．

ちなみに，一般成人で純粋に便秘だけが問題になる場合には大黄甘草湯が第一選択薬です．この方剤が効かないか，残便感が残る場合には調胃承気湯が選択肢に入ります．腹部膨満があって皮下脂肪が厚く抑うつ傾向がある場合は，大承気湯が選ばれます．胸脇苦満と肩こり，不眠傾向がある成人の便秘には大柴胡湯（だいさいことう）を選びます．赤ら顔で不安があり，下腹部に抵抗や圧痛があるのぼせやすい人では三黄瀉心湯を選びます．体力があって，のぼせやすく，頭痛，精神症状，下腹部の痛み，瘀血症状がある人には桃核承気湯を選びます．

気道感染症を繰り返す腹痛に悩む子どもや心理的要因が関与していると考えられる子ども，あるいは若年女性に柴胡桂枝湯が効果的であるとされています．

高齢者の場合は，冷え症がある人では大健中湯，頑固な長期の便秘には大黄を含む麻子仁丸が第一選択薬です．麻子仁丸は排便状況によって患者さん自身に服用量の調節をまかせても問題ありません．時に尿が紫や赤っぽくなる人がいますが，腎臓や尿路に異常はありません．潤腸湯は高齢者の頑固な便秘によくすすめられているのを見聞きしますが，効果発現までに時間がかかるので私は推奨しません．

漢方薬は食前または食間に服用することになっていますが，処方箋のコメントに「服用コンプライアンス（アドヒアランス）向上のため」と書いて，しばしば食後に服用させていますが，健康保険上で食前になっているリンナクロチド（リンゼス®）やエロビキシバット（グーフィス®）は調剤薬局からの疑義照会に対応するのが面倒なこともあり，アドヒアランスのよい患者に限定して処方することもありますが，しばしば食後に内服して下痢を生じる症例があり，あまりすすんで処方していません．アルツハイマー型認知症やレビー小体型認知症の患者にドネペジル（アリセプト®）を服用させると認知症には効果がないのに便秘が改善する症例は時々経験します．おそらく，ドネペジルが“抗コリン薬だから”なのでしょうね．

漢方を使うならこのタイミング！

機能性胃腸障害（functional dyspepsia：FD）

・西洋薬が効かないタイプの胃もたれや胸やけで困っている人に処方します
・胸やけやげっぷで困っている人にも効果が期待できます
・いろんな薬を飲んだのに効果がないという中年以上の患者にも効果が期待できます
・神経質な患者さんにも漢方薬がおすすめです
・六君子湯は，ファモチジンとの併用がおすすめです

処方例）9 歳の神経質なやせ形の女児の胸やけを伴う神経性胃炎
ツムラ六君子湯　5.0 g　および
ファモチジン（10 mg）2 錠　分 2（朝・夕　食後または食前）
2 週間分毎　2〜8 週間継続処方可

虚弱で腹痛を繰り返し，胸脇苦満がある患者（子どもから中年くらいまで）に特に有用であると思われます．器質的疾患がないことが明らかになっているにもかかわらず，悪心，胸やけ，心窩部痛あるいは胃部不快感などの上腹

部消化器症状が持続的に認められる状態を総称して機能性胃腸障害（機能性ディスペプシア）と呼びます．成人に限らず小児でもこのような情況が認められることは少なくなく，成長障害の誘因になることがあることも知られています．また，消化器手術後の遠隔期における小児の器質的疾患が除外された上腹部不定愁訴も術後のFDの一種として考えられています．FDに対する有効性に二重盲検RTCによるエビデンス[1)]がある方剤が六君子湯です．

六君子湯は，ファモチジンとの併用により，小児の胃食道逆流を改善することが証明されており，単独でも改善できる可能性を示唆する臨床報告もあります．嘔気や下痢がない場合には四君子湯（しくんしとう）が六君子湯と差がない効果を発揮することが知られています．これらのことは成人も小児と同様であると考えられます．既述のようにプロトンポンプ阻害薬（PPI）と六君子湯の併用は高齢者の逆流性食道炎に有効であり，FDにも有効です．

ストレスに起因する心窩部のつかえ感，嘔気，消化不良などの愁訴がある機能性胃腸障害には半夏瀉心湯が有効であるとされていますが，より心気症的な要素を示す患者の機能性胃腸障害には半夏厚朴湯が効果的であることを示すエビデンスがあります．

胃もたれ，胸やけ，嘔気などの症状に有効な漢方薬の一つである茯苓飲に半夏厚朴湯を加えた茯苓飲加半夏厚朴湯（ぶくりょういんかはんげこうぼくとう）は不安や抑うつが日常的に認められ，咽喉頭症状がある心気的な患者の症状緩和に優れているとされています．

また，急激な上腹部痛と胃の強いれん縮を原因とする症状に芍薬甘草湯が効果を示すことがあります．

胸やけや食欲不振を伴う腹痛，向精神薬や抗てんかん薬内服に伴う食欲不振や腹部不快感あるいはFDには六君子湯が効果的な例が比較的多く認められます．この方剤にはさまざまなエビデンスが知られています．六君子湯は高齢者の逆流性食道炎に対してPPIと併用すると胸やけや胃もたれなどにより効果的であるとされています．

さらにFDでは心窩部痛を胃痛と表現する患者が少なくなく，痛みが強い症例では六君子湯よりも人参湯や大建中湯が効果的な症例もあります．この2剤に共通の生薬である人参や乾姜が整腸作用を示すのではないかと思いますが，エビデンスはありません．

筆者は，下痢や軟便傾向にある場合は人参湯を選択し，便秘や腹部膨満を認める場合には大建中湯を選択しています．胃腸の粘膜障害を起こす非ステロイド性抗炎症薬（NSAIDs）が胃腸症状や胃痛を改善してしまう症例を過去に何度か経験したことがありますが，これらの漢方薬が有効な患者も他の理由でNSAIDsを慎重に併用するとより早く症状が改善した症例も経験したことがあります．どうしてなのかは，さっぱりわかりません．

起立性調節障害で頭痛と腹痛を訴える場合には，半夏白朮天麻湯が有効なことが多いことが知られています．生理痛や下痢に伴う腹痛には当帰芍薬散が有効ですが，甘いものが好きな女児の生理痛に，胃痛に使う安中散が有効な例があることも知られています．これらの方剤は成人女性でもしばしば有効です．「逆流性食道炎でピロリ菌を除菌したのですが，胃の違和感が続いています」という患者さんの多くはFDとして加療するとうまくいきます．

漢方を使うならこのタイミング！

逆流性食道炎

・神経質な患者には，PPIと半夏瀉心湯の併用が第一選択薬！

・高齢者ではPPIと六君子湯の併用が第一選択薬！

処方例）75歳の虚弱な女性の逆流性食道炎

ツムラ六君子湯　7.5 g　分3　毎食前

パリエット®（10 mg）1錠　分1　朝食前　併用期間は8週間

再発・再燃を繰り返す場合は，同量を継続処方可

逆流性食道炎にはPPIが標準的に投与されるといってよい状況ですが，半夏瀉心湯はプロスタグランジンE_2（prostaglandin E_2：PGE_2）産生抑制作用によって逆流性食道炎の炎症を抑える働きがあることが知られています．また，がん関連線維芽細胞（cancer-associated fibroblast：CAF）や血小板の活性を抑制する効果やトランスフォーミング増殖因子β（transforming growth factor β：TGF-β）抑制作用もあることが知られています．近年になって，逆流性食道炎誘発性食道がんはバレット上皮を発生母地とするがんが増加しているとされますが，半夏瀉心湯がバレット上皮からの食道癌発生を抑制することが報告[2)]されています．PPIと六君子湯の組み合わせは高齢

者がよい適応です．

西洋薬の新しい製品も登場し，治療薬の選択肢が昔よりも増えていますが，それでもうまくコントロールできない症例には漢方薬が選ばれる傾向があるようです．

下痢型の場合，腹部膨満感や腹痛が主訴となる場合は桂枝加芍薬等が第一選択薬です．腹部膨満に便秘が伴いやすいタイプでは桂枝加芍薬大黄湯を選びます．腹鳴（お腹がゴロゴロする）があり，下痢が生じるパターンでは半夏瀉心湯を選びます．寒さにさらされて下痢や腹痛が生じる虚弱な人には人参湯を選びます．便秘と下痢が交替でみられるタイプでは柴胡桂枝湯と四逆散（しぎゃくさん）を併用する方法があります．幼稚園から思春期までの小児における腹痛を主訴とする便秘と下痢を繰り返すタイプでは小建中湯が第一選択薬になります．ガスが多く冷えもあり，下腹部痛と腸管蠕動運動が亢進している場合には，大建中湯を選択します．

また，腹部が冷えて腹痛と便秘が生じる場合も年齢を問わず大建中湯を選びます．几帳面で神経質な人には半夏厚朴湯，抑うつ傾向が目立つ人には香蘇散を選びます．

漢方を使うならこのタイミング！

急性肝炎および慢性肝炎

・診断がついたときの補助療法として使います

・特に茵陳蒿湯は急性肝炎の初期に使うべき方剤であることを忘れずに！

・慢性肝炎では小柴胡湯が第一選択薬！

・高齢者で体力の弱い人には小柴胡湯は慎重投与（時に間質性肺炎が起こり得る）

・インターフェロンを使うときは小柴胡湯は禁忌（間質性肺炎の発症リスクが高い）

処方例）30 歳男性の慢性 B 型肝炎初回治療

ペガシス®　180 μg/回　週 1 回　皮下注　48 週間

強力ネオミノファーゲンシー®　80 mL　静注　1 日 1 回

ツムラ大柴胡湯　5 g　分 2　朝・夕食前　28〜48 週間　間質性肺

炎に注意

急性ウイルス性肝炎は肝臓に感染して増殖する肝炎ウイルスが原因であり，A・B・C・D・E 型の５種類の肝炎ウイルスの存在が知られています．基本的には免疫機能の働きによってこれらのウイルスは排除され，C 型肝炎を除けば，自然治癒します．しかし，急性ウイルス性肝炎の約 1～2%は劇症化し，劇症化すると死亡率が高くなり，肝臓移植による治療が必要になります．小児期では，肝炎ウイルスのほか，サイトメガロウイルスや EB ウイルス，ヒトヘルペスウイルス６型，ロタウイルスなどさまざまなウイルスによって生じる肝炎の存在が知られていますが，どれも自然治癒します．

治療は，まず原因を検討することが基本です．薬剤性肝炎，代謝性肝炎，自己免疫性肝炎などを除外し，原因ウイルスを検索します．小児の C 型肝炎では 60～80%が C 型肝炎ウイルスのキャリアになるとされ，肝硬変から肝がんとなることが知られています．B 型肝炎も約 10%が慢性化し，肝硬変から肝がんになることが知られています．

また，3 歳以下の B 型肝炎ウイルスに感染すると，急性肝炎の治療後に数年を経過してから劇症肝炎を発症する“*de novo* hepatitis”と呼ばれる症例があります．

黄疸のある症例は全例を入院加療とし，安静を維持させます．プロトロンビン時間（prothrombin time：PT）など血液凝固機能検査も必要な場合がありますね．肝細胞がんを疑う場合には PIVKA-Ⅱ（protein induced by vitamin K absence-Ⅱ）も測定します．

漢方を使うならこのタイミング！

その他の肝臓胆道系疾患

- 柴胡桂枝湯は慢性膵炎や肝機能障害などさまざまな疾患に使えます
- 大酒家をみたら，柴胡桂枝湯を思い出しましょう！
- 気分を整えるので，認知行動療法を始める前から服用させると効果的です

処方例）45 歳のやや体力が低下している男性の原発性胆汁性胆管炎
　ウルソ®（100 mg）6 錠　および
　ツムラ柴胡桂枝湯　7.5 g　分 3　毎食前　14 日分ずつ処方　長期

継続可

★間質性肺炎（まれ）の発症に注意する⇒経皮的冠動脈形成術（percutaneous transluminal coronary angioplasty：PTCA）による胆管ドレナージも考慮します

柴胡桂枝湯は，発汗や悪寒を伴う発熱している人の気道感染症のほか，肝機能障害や胆嚢炎，胆石，消化管潰瘍などに処方される方剤ですが，副作用として肝機能障害や黄疸あるいは間質性肺炎や偽性アルドステロン症，ミオパチーなどを生じることもあります．アルコール性肝機能障害にも有用です．

この柴胡桂枝湯は慢性膵炎に保険適用があり，基礎的なエビデンスもあります．また，肝保護作用，胃粘膜防御作用のエビデンスがあることから，この方剤一つで大酒家の外来フォローができる便利さが魅力になっています．

副作用に肝機能障害があることは皮肉ですが，副作用チェックのための血液検査を薬剤管理の目安として実施して処方することはとても有用だと思います．

脂質代謝異常や高尿酸血症がある場合も，その異常に対応した薬剤を併用することが可能であり，認知行動療法を取り入れた患者指導を行えば，よりよい診療が行える症例が増えることが期待できます．

⊙ 参考文献

1）Suzuki H, Matsuzaki J, Fukushima Y, et al：Randomized clinical trial：rikkunshito in the treatment of functional dyspepsia—a multicenter, double-blind, randomized, placebo-controlled study. Neurogastroenterol Motil 26（7）：950-961, 2014.

2）Miyashita T, Kono T, Matsui D, et al：Preventive effect of oral hangeshashinto（TJ-14）on the development of reflux-induced esophageal cancer. Surgery 164（1）：49-55, 2018.

12 原因不明の疾患

明らかな原因となる疾患はないのに「なんだか体が痛いです」という患者さんにどう対応すればいいですか？

いろいろな慢性的な痛みを主訴に複数の医療機関を受診して検査を受けても，痛みの原因となる疾患がないという患者さんは，少なくありません．特に最近は，なんとなく胸が苦しい，痛いような気がするという人が，COVID-19 感染症の流行で増えているようです．

「痛みやしびれ」は主観的な症状で，本人以外にはわからないとされています．数値化して客観的に評価できない症状は，それを受け止めてあげる以外に方法はありません．それをしないと「私がこんなに困っているのに検査でなんの異常もないから，心配ないと言われます．どうすればいいんですか？」と途方にくれる人がいるのは事実で，特に一人暮らしの高齢者に多い傾向があります．西洋医学的な異常が身体にないが困っているという人に出会ったときも漢方薬の出番です．

特に痛み以外に不定愁訴が多い人は男女ともに加味逍遙散がよく効くことがあります．多くの場合，1～2 週間で効果が出始め 4 週で痛みが軽減する患者が多いようです．ただし，そこで内服を中断するとまた痛みを繰り返すので 1 年くらい処方を続けます．その間に訴える症状が変化するので，何もコメントをせずに 5～10 個の困りごとを聞き出すだけで満足して帰っていく患者さんが少なくありません．ただ聴くだけでいいのですから，加味逍遙散は便利な処方だと言ってよいでしょう．

症例 ❶

50 歳の女性で腰背部から両下肢にかけて数年前から痛みが持続しているが，痛む場所は日によって異なるそうです．これまでに大学病院を含む多数の医療機関を受診してさまざまな検査を受け，異常はない，疾患は見つからない，（西洋）医学的には異常はない，と言われ，処方された鎮痛薬はあまり効果がない，と言われ，いろいろな不定愁訴を話されますが話にまとまりがなく，長々と話を続ける人です．痛み止めの注射をしましょうか，と提案すると「注射はしたくありません」即答されました．そこで，「気長に痛みが軽くなるように漢方薬を使ってみましょう」と言ってツムラ加味逍遙散 3 包分 3（毎食前）を処方し，1 カ月後に「なんとなく，よくなったかも」と言われ，3 カ月目に「実はよくなったと思って 3 日間飲まなかったら，また痛くなって再開しました」と言われ，その後は 1 年以上継続して服用され，受診時の長い話はされなくなって半年以上経過しました．そこで，患者さんに質問すると，「実はもう痛くないのですが，飲まなくなるとまた痛くなるのではと不安で」とのことでしたので，一日おきの服用に減量したところ，1 年後には自分から「もう大丈夫だと思うので」と廃薬を希望され，その後は再発していません．

症例 ❷

32 歳の女性でなんとなく胸が苦しい，のどが詰まる感じがして以前に逆流性食道炎との診断で薬を飲んだが，最近になって健診で内視鏡検査を受けたら逆流性食道炎はないと言われた．以前は内視鏡検査を受けていないのに，どうして逆流性食道炎と診断されたのだろうと思っていたら，なんとなく息が苦しいような，胸全体が苦しいような気がして心配になったので検査してほしいと来院されました．胸部 X 線，胸部 CT 検査と心電図検査を提案すると「それでコロナもわかりますか？」と質問されました．看護師が「発熱や咳があればPCR 検査は健康保険でできますが，症状がなければ自費診療になるかもしれません」と説明すると「じゃ，その検査は受けません」と言われましたので，提案した検査を行うことを本人に確認すると「何度も説明してもらわなくても，わかります」と怒りの感情を明らかに示されました．検査結果で異常がなかったことを説明すると「それじゃ，コロナは大丈夫ですね？」と言われたので「コロナの PCR 検査はしていません」と答えると首を傾げられて「ともかく胸が苦しい気がするのでなんとかなりませんか？」と言われたので，薬を希望されるのかどうか質問すると「薬がほしくて来ました」と即答されたのでツムラ加味逍遙散 3 包分 3（毎食前）を 2 週間分処方しました．すると再診時に「薬が効いた気がしたので 2 日飲まなかったら，また苦しい感じがしました．長めにください」と言われました．そこで 4 週間分処方したところ，その後は来院されませんでした．

❖ 漢方の言葉に翻訳すると

話がいろいろな方向へうろうろ進んで（逍遥して）まとまりがなくなる人は加味逍遙散の証であることが少なくないようです．中間証か，やや虚証の人で，体力にあまり自信がない女性がしばしばよい適応があると考えられています．めまいや動悸，息切れ，不安，不眠，イライラ，冷えのぼせなど，不定愁訴と受け止められやすい症状が次々と出てくることを逍遥と表現するようです．逍遥は，うろつくという意味ですね．腹力，つまり，腹壁の緊張がやや弱く腹部大動脈の拍動が触れ，右季肋部や両側の下腹部の抵抗や圧痛が触診で認められれば，加味逍遙散の証とされます．症例 ② のように論理が破綻していても気づけない患者さんがいることは少なくありません．イライラや発作的な発汗，頭痛は気逆の典型的な症状であり，不眠や落ち着きのなさ，あるいは不安も気逆に入る場合もあります．冷えや冷えのぼせは血虚や血の滞り（瘀血）に関連する症状です．これらは月経異常や更年期障害と関連して現れることが多いとされています．

処方決定のための最短コース

・体力が消耗し，全身倦怠感や寝汗があり，めまいなどもあるが不安はない→補中益気湯
・体力は比較的あるが，興奮しやすく易怒性が強い場合→抑肝散
・顔色が悪く，胸脇苦満はなく，精神症状は不明確な倦怠感やむくみなど→当帰芍薬散
・体力は中等度以上で胸脇苦満が明確にあり，精神症状は強くない頭痛や不眠→小柴胡湯
・体力は中等度かやや弱く，イライラなどの気逆やうつ傾向があり，胸脇苦満あり→四逆散
・冷えで頭痛や腰痛，下腹部痛，四肢痛が生じる体力のない人→当帰四逆加呉茱萸生姜湯（とうきしぎゃくかごしゅゆしょうきょうとう）
・比較的体力のない色白，全身倦怠感や手足の冷えや痛み，頭痛，肩こり→当帰芍薬散
・体力が中等度か比較的強い女性で，のぼせ，めまい，頭痛，不眠が月経と関連→女神散（にょしんさん）
・体力がなく，脳梗塞などの後で手足が冷えて痛む，めまい感がある→真武湯

❖ 症例をふまえたポイント

不定愁訴や論理的な思考が苦手な人，感情的になりやすい女性には加味逍遙散が有効である可能性が高いということです．肩こりやイライラなどの更年期障害や月経前困難症にも有効なことが少なくありません．

❖ 和洋折衷の考え方

検査は西洋医学で，治療は漢方で，という和洋折衷に効果が期待できる例もあるということです．西洋薬に効果がなかったか，効果が期待できそうにない場合に漢方薬を使います．特に「病は気から」だろうな，と思える女性の症例には加味逍遙散が最適です．

❖ 症例のその後

症例 ① は更年期障害の一種である可能性も考えられます．実際，症状は閉経前の生理不順が始まった時期からで，閉経直後に悪化したことが，1 年間の通院で患者さんの一人語りから理解できました．症例 ② はいわゆる新型コロナウイルス恐怖症もしくはコロナ脳の症例であり，こういう人たちは論理的に整合性のない話をする人が少なくなく，話に整合性がないことを指摘されると「私は素人だから医学的なことはよくわからない」と逃げ口上になりつつ不平を言い続ける人や話の内容を強引に変えてクレームをつけようとする人が少なくない傾向があります．多くの場合，漢方薬を 2～3 度取りに来て，飽きてしまうと再診しなくなる傾向がありますから，人格障害の要素があるのかもしれません．とりとめのない長い話に付き合わされることが少なくないので，診療の邪魔になると嫌う医療従事者が少なくないのも無理はないでしょうね．マスコミの報道の影響を受けやすい自尊感情が乏しい人に多いようです．もちろん，薬を希望せずに帰宅される患者さんも少なくありません．なんらかの心の闇が潜んでいるのかもしれません．

❖ まとめ

不定愁訴が多く，屁理屈が多い患者さん，特に女性やオネェ系男性には加味逍遙散が効果的なことが少なくありません．後は話をうまく聞き流しましょう．話を聞き出す演技も治療手段になり得ます．一種の心理療法ですね．

❖ その他

加味逍遙散以外の方剤では，喉の不調を訴える人やストレスが多い人に向くとされている半夏厚朴湯，ストレスや緊張が強くチック症状を伴う筋肉痛を訴える人に向くとされる甘麦大棗湯（かんばくたいそうとう），眼の周囲に隈(くま)がある人のはっきりしない苦痛に桂枝茯苓丸などを使うのもよいと思われます．2～3週間で効果判定を行い，効果がなければ他の方剤に変更しましょう．漢方薬の使い方に上達するための最短コースはまず使ってみることです．

13 しつこい痛み

明らかな疾患が関与している本物のしつこい痛みに効く漢方薬はありますか？

冷えることで疼痛が悪化する人では，附子が含まれる方剤である桂枝加朮附湯（けいしかじゅつぶとう），大防風湯（だいぼうふうとう），牛車腎気丸，真武湯，八味地黄丸などが有効なことが少なくなく，どんな坐骨神経痛でも第一選択薬は牛車腎気丸とする意見もあります．

入浴すると関節痛などの疼痛やしびれが軽減するという患者には附子を追加することが有効であろうと推測することができます．

なお，麻黄にも疼痛を抑制する作用があり，葛根湯や越婢加朮湯（えっぴかじゅつとう），麻黄附子細辛湯がその代表的な方剤です．麻黄附子細辛湯は麻黄と附子を含む，インフルエンザによる関節痛や帯状疱疹による疼痛にも有効なことが少なくありません．

症例 1

70 歳の男性，胸部帯状疱疹後の痛みが主訴．帯状疱疹を抗ウイルス薬で加療し，皮疹は完全に消失したものの，その後も 3〜4 カ月以上を経ても胸部の痛みが続き，リリカ® やトラムセット® もすでに処方されているが疼痛は改善せず，寒い日は痛みがつらくて困っていると来院された．疼痛に有効な代表的な生薬は麻黄と附子です．越婢加朮湯や麻黄附子細辛湯，葛根湯のような麻黄を多く含む漢方薬が第一選択薬とされることが多く，この患者さんに以前から投与されている西洋薬を継続し，麻黄附子細辛湯 3 包分 3（毎食前）を追加し，2 週間後に痛みが相当改善してから，リリカ® 次いでトラムセット® の順に中止し，単独で麻黄附子細辛湯を 2 カ月投与して疼痛がなくなったことで治療を終了しました．

❖ 漢方の言葉に翻訳すると

帯状疱疹は体力や抵抗力が低下したとき，つまり，気虚や血虚があるときに生じやすく，この患者さんは虚証の傾向があると考えられます．慢性神経性疼痛で寒い日は特に痛むということですから，体を温めて気を高め，血のめぐりをよくする漢方方剤が必要だと考えました．

処方を決定するための最短コース

- 体力がある人の頭痛，項頚部痛を主とする肩こり→葛根湯
- 体力がある人の関節痛，筋肉痛，腰痛などが著明な場合→麻黄湯
- 体力が低下して冷えや気力の低下がある疼痛→麻黄附子細辛湯
- 硬太りの体力のある男性の膝痛→越婢加朮湯
- 水太りの体力がやや低下した女性の膝痛→防已黄耆湯(ぼういおうぎとう)
- 体力中等度かやや低下した高齢者の腰痛や下肢痛→牛車腎気丸
- 体力が低下している人の寒冷により悪化する四肢痛→桂枝加朮附湯
- 体力が低下している皮膚の乾燥や貧血がある人の慢性に経過する四肢痛→大防風湯

❖ 症例をふまえたポイント

麻黄と附子は鎮痛作用がある二大生薬とされ，麻黄附子細辛湯はこの２つがバランスよく配合され，高齢者の冷えを睨んだ方剤（漢方処方）として頻用されています．越婢加朮湯は麻黄がかなり多く含まれており，体力が低下傾向にある高齢者にはふさわしくないと考えられています．葛根湯も麻黄が含まれており，肩こりや感冒の初期の筋肉痛に有効なのですが，体力が低下傾向にある人には不向きです．麻黄附子細辛湯以外で附子が含まれている漢方薬は牛車腎気丸，大防風湯，桂枝加朮附湯，真武湯，八味地黄丸があり，どれも鎮痛効果があります．下半身の痛みには牛車腎気丸を選び，さらに体力や気力を補いたい場合には大防風湯が選ばれることが多く，脳血管障害後遺症や気力・体力の低下傾向がある虚証傾向の人に真武湯や八味地黄丸が選ばれることが多く，中間証で麻黄が使いにくい人には桂枝加朮附湯を選ぶ傾向があります．

❖ 和洋折衷の考え方

まず西洋薬で経過をみます．西洋薬で効果が不十分な場合に漢方薬を補助的に使い，効果が認められれば西洋薬の副作用が問題になりやすい薬剤（リリカ®のようにふらつきなどが出やすく高齢者の転倒リスクが上がるものなど）から，中止していきます．最終的に漢方薬で体質改善も狙うわけです．

❖ 症例のその後

症例の患者さんは，その後は疼痛を再発することなく元気に過ごされており，漢方薬のファンとしてお友達に漢方薬を推奨されているそうです．

❖ まとめ

麻黄や附子が含まれる漢方薬を患者さんの体力や気力，年齢，既往歴などに合わせて選ぶという姿勢が基本になると思われます．越婢加朮湯以外の漢方薬は４週間ごとに効果を評価しながら継続するか，他に変更するかを考えます．越婢加朮湯は麻黄の副作用が出やすいので１週間ごとに効果を評価して継続の可否を考えます．量はどの漢方薬も１日３包分３（毎食前）です．

❖ その他

その他の生薬と痛みを伴う疾患に対する使い方を簡単に解説しておきます．

・坐骨神経痛

どんな坐骨神経痛でも第一選択薬は牛車腎気丸で治療を４週間行い，効果がない場合に他剤に変更します．その際に，間欠性跛行や冷えなどの訴えがあれば，当帰四逆加呉茱萸生姜湯を選択し，腰や膝の痛みが全面に立っている場合には疎経活血湯（そけいかっけつとう）を選択します．

・ぎっくり腰（腰痛の急性期）

まず，疎経活血湯と芍薬甘草湯を１日３包ずつ，７日分処方で効果をみます．芍薬甘草湯は低カリウム血症や偽性アルドステロン症，高血圧を起こしやすく７日を超えて連用させるのは控えたほうが安全であり，長期連用させるなと断言する専門家もいるほどです．これで痛みがよくならない場合は長期戦を覚悟して疎経活血湯を単独処方し，４週ごとに再評価しましょう．そして原因の精査も行います．

・変形性膝関節症

まず，防已が含まれる防已黄耆湯（ぼういおうぎとう）を処方します．女性や水太り傾向のある人や軽症の人はこれで改善する傾向がありますが，硬太りの人や内臓脂肪が多い人あるいは中年の肥満男性の場合は，防風通聖散（ぼうふうつうしょうさん）が効果的です．これらの漢方薬で満足できない患者さんには越婢加朮湯を併用しますが，麻黄の影響で血圧が高くなることがあるため，慎重に経過をみながら１日１～２包と少量から併用しましょう．なお，非オピオイド性鎮痛薬のノルスパン® テープはネットでｅラーニングをして処方医登録をする必要があり，注意が必要です．

・頑固な頭痛や脊椎管狭窄症など

西洋薬が効果不十分な頑固な頭痛や片頭痛には，呉茱萸が入った呉茱萸湯（ごしゅゆとう）が第一選択薬ですが，漢方薬の中で最も苦い薬としても有名な漢方薬です．冷えに関連した片頭痛に著効することが知られている当帰四逆加呉茱萸生姜湯は，脊柱管狭窄症による間欠性跛行に伴う痛みにもある程度有効であるとされています．血液のめぐりが悪いことを瘀血（おけつ）といいますが，瘀血を改善する作用をもつ漢方薬は一般に駆瘀血剤（くおけつざい）と呼ばれ，冷えると痛みがひどくなる症例に処方すると痛みが軽減されることがあります．例えば，冷え性のある人の打撲や頚椎症などのしつこい痛みに対して性別に関係なく桂枝茯苓丸や当帰芍薬散が有効なことがあり，他剤が無効な症例に対して，試してみる価値はあると思われます．片頭痛には五苓散と呉茱萸湯を同時に服用する「呉茱萸五苓散（ごしゅゆごれいさん）」が有効な症例は男女ともに少なくなく，女性では月経に関連する片頭痛で呉茱萸五苓散が十分効かない場合は，当帰芍薬散を併用することで改善することがあります．片頭痛が改善してくると片頭痛予防として当帰芍薬散を定期処方し，片頭痛の発作時には呉茱萸五苓散を頓用させる方法に切り替えることもできます．月経中とその前後数日に当帰芍薬散を内服させることもありますが，その期間は約10日間で，この間に甘いものや冷たいものを摂取すると当帰芍薬散の体を温める作用が低下して効果が減弱すると主張する医師もいるようです．

漢方を使うならこのタイミング！

線維性筋痛症

- 薏苡仁湯（よくいにんとう）と附子あるいは麻黄を含む方剤が線維性筋痛症の補助的な鎮痛剤として使用されますが，単体での効果はあまり期待できないようです．西洋薬と併用します
- 線維性筋痛症に伴う疲労感や抑うつ感に対し，補中益気湯が使われることがあります

処方例）中年以降で虚弱な線維性筋痛症の患者で疲労感や抑うつ傾向が目立つ場合

ツムラ薏苡仁湯7.5 gとツムラブシ末1.5 gを分3　毎食前　14日間または28日間処方

成人ではブシ末を1回0.3 g（1日1.5 g）から1回1.5 g（1日4.5 g）まで14日ごとに徐々に増量可

高度腎障害がある患者では薏苡仁湯は慎重投与，ブシ末は1日4.5 gまでとする

この疾患は中枢性疼痛症候群であり，疼痛閾値の低下が主要な病態であるとされ，薬物療法と有酸素運動療法であるとされています．2016年に米国リウマチ学会の診断基準が作成されており，リリカ®，サインバルタ®，ミルナシプラン，アミトリプチリンなどで加療されます．これらの治療薬に対して併用されることがある方剤は，筋肉の疼痛を制限できるものとして，薏苡仁湯，附子が挙げられます．線維性筋痛症は，他の機能異常や全身倦怠感，疲労感，抑うつ感を伴うことが多く，これらの症状に対して補気剤（補中益気湯のような気を補う方剤）を中心に処方されることがあります．なお，疼痛に対して麻黄や附子が有効な場合があり，これらの生薬を含む方剤を処方することもあります．

14 血圧コントロール

血圧コントロールが突然不安定になる患者さんには，どう対応すればいいでしょうか？

高血圧の患者さんが，日常的に薬物治療を受けていて，平素は血圧が110～130/60～75 mmHg と安定しているのに，発作的に頻脈や動悸などを訴え，一時的に150～170/90～100 mmHg と高くなり，不安になって来院されることがときとしてあると思います．体内をめぐる眼には見えないエネルギーを漢方では気という言葉で表現します．この気が高まりすぎて逆噴射状態になり，イライラや突然の頭痛，冷えのぼせ，動悸発作，焦燥感に襲われて落ち着かない，顔面が紅潮する，咳嗽や嘔吐あるいは頭痛が突然生じるなど気の異常とされる症状が生じることを気逆といいます．気逆によって急に血圧が上昇することがあり，焦燥感と不安，イライラに駆られた患者さんが突然来院されることがあります．このような場合には，苓桂朮甘湯や甘麦大棗湯の効果があり，頻脈が著しく顕著な高血圧を認めることもあり，この場合は不安感が腹部から胸部に伝わり，強い不安感を訴える患者さんが多く，最重症の気逆である奔豚気（ほんとんき）と呼ばれています．この場合は，漢方薬も強力になるように処方します．

日常臨床では，降圧剤を処方しているけど，安定した効果が得られないという症例は少なくないと思われます．特に，普段はうまくいっているのに，突然血圧が高くなって不安になる患者さんへの対応が必要になることが多いのではないでしょうか？

症例 ①

50歳の女性．45歳時にイライラを伴った過食を経験して急激に肥満体型となり，同時に高血圧となった．ダイエットに成功し，体重は元に戻ったが，高血圧が持続するため2年前から降圧剤を服用している．最近になって発作性の頭痛が出現したり，急激に血圧が150～170 mmHg/90～105 mmHgと高くなったりすることがあり，不安になって来院される．経過や自覚症状から気逆を疑い，ツムラ苓桂朮甘湯2包分2（朝夕食前）をそれまで服用していたレニベース®（5 mg）1錠・アムロジピン（5 mg）1錠分1（朝食後）に追加したところ，約1週間で頭痛や血圧の上昇は改善し，その後も漢方薬を希望され，約1年間安定したことを確認してから漢方薬を中止したところ，その後3年間は安定した状況が続いています．

症例 ②

65歳の女性で約5年前からアムロジピンとカプトリル®-Rといった降圧剤を服用し，普段の血圧は120～125 mmHg/70～75 mmHgと安定していましたが，最近になってのぼせ感や頭痛，発作性頻脈，ふらつき，めまい，胸苦しさが頻発し不安になって来院されました．発作性上室性頻拍症や発作性心房細動を疑ってホルター心電図を行いましたが，異常はありませんでした．強い気逆を疑い，ツムラ苓桂朮甘湯2包とツムラ甘麦大棗湯2包を分2（朝夕食前）で追加したところ，10日後には自覚症状がなくなり，喜んで来院されました．その後1年間この処方を継続して安定していることを確認した後は，その後1年以上は落ち着いておられましたが，転居されました．

❖ 漢方の言葉に翻訳すると

症例①：気逆によるイライラから過食になり肥満になった実証タイプの女性で，ダイエットにより，やや体力が落ちて中間証に近づくも高血圧が持続しており，降圧剤を服用していてもときに気逆が強まって出現すると思われる頭痛や急激な血圧上昇が出現したということになると思われます．

症例②：最近になって気逆の症状が出てきた女性で，頻脈以外に心電図には異常がなく，かなり強い気逆の症状，つまり，奔豚気による症状として，のぼせ感や頭痛，発作性頻脈，ふらつき，めまい，胸苦しさが頻発し不安になったと考えられ，気を強く抑制する処方を採用しました．

処方決定のための最短コース

・体力中等度で血圧はやや高め，胸脇苦満や正中芯がありイライラや不眠があり，手足が冷たい．また，手足が冷たくなると痛みを感じることもある→四逆散
・体力が比較的低下した虚証の人で降圧薬を内服していて，時に立ちくらみや身体動揺感やめまい・頭痛がある人→苓桂朮甘湯
・やや虚証か虚証で神経過敏で興奮しやすく，イライラがある気逆か気うつがあり胃腸が弱い人→抑肝散加陳皮半夏
・中間証かやや虚証で神経過敏で興奮しやすく，イライラがある気逆か気うつがあり胃腸が丈夫な人→抑肝散
・実証タイプの人や体力中等度以上の人で高血圧があり，イライラがある太鼓腹の人→防風通聖散
・体力がある女性で左下腹部に抵抗があり，月経異常や不安・不眠・頭痛・めまいなど気逆の症状が多い人→桃核承気湯
・臍下部の圧通が軽度で，静脈系のうっ血やのぼせなどの瘀血による症状が目立つ人→通導散（つうどうさん）
・体力中等度かやや虚弱な人で，抑うつ傾向やイライラのある高血圧の人→釣藤散（ちょうとうさん）
・中間証かやや虚証で気逆や気うつの変化が急速で，急迫的な興奮や緊張を伴う不安や苛立ちが目立つ人→甘麦大棗湯

❖ 症例をふまえたポイント

気逆を疑う場合にはツムラ苓桂朮甘湯 2 包分 2 またはツムラ甘麦大棗湯 2 包分 2 を追加すると効果的なことが多く，後者はイライラや興奮などの精神症状が目立つ場合に選択します．奔豚気という強い気逆ではこれらの漢方薬を併用しますが，この場合は甘草の 1 日量が 2 つの漢方薬で合計 4.6 g と多く，ツムラ甘草大棗湯をツムラ桂枝加竜骨牡蛎湯（けいしかりゅうこつぼれいとう）3 包（3 包で甘草の 1 日量は 2.0 g）に変更することもありますが，

どちらの漢方薬も低カリウム血症や偽性アルドステロン症の発現に注意する必要があります．ちなみに，ツムラ苓桂朮甘湯は２包で甘草が1.3 g含まれ，ツムラ甘麦大棗湯は２包で甘草は3.3 g含まれています．甘草は副作用が生じやすい生薬ですので，インフルエンザのように２～３日の短期間投与を除いて，患者の年齢にかかわらず慎重なフォローアップが必要です．

❖ 和洋折衷の考え方

高血圧の治療の基本は西洋薬であり，漢方薬は補助的に用いるのが基本です．漢方薬だけでは血圧はコントロールできないと思われます．

❖ 症例のその後

どちらの患者さんも安定した血圧コントロールが得られるようになり，イライラや頭痛で困ることもなくなったと聞いています．

❖ まとめ

不安定な血圧の変動を認める場合には気の異常，特に気逆を考えるとよいようです．気の流れが滞って元気がなくなる気滞は，気鬱ともいい，不眠やあくび，風邪症状，イライラ，落ち着きの欠如，腹部膨満，かゆみなどがみられ，半夏厚朴湯が有効です．この状態が悪化して気が上半身に逆噴射して顔面が紅潮し，めまいや頭痛が出現すると気逆という状態になります．逆に気が不足することもあり，気の不足を気虚といいます．血が不足している場合は血虚といい，気虚と血虚は十全大補湯で補うことができます．気だけを補いたいときは四君子湯，血だけを補いたいときは四物湯を使います．血虚と気虚は合併しやすいことが知られています．

❖ その他

・高血圧に伴う各種症状に対する漢方薬の使い方

高血圧に伴う顔面紅潮やのぼせ，頭痛，肩こりなどの随伴症状を改善する方法の一つとして漢方薬の有効性がしばしば紹介されてきましたが，今日ではさまざまなエビデンスが蓄積され，臓器障害を伴わない軽症高血圧や随伴症状が強い高血圧，あるいは精神的・身体的ストレスが関与するとされる白衣高血圧や仮面高血圧などが，漢方治療のよい適応となる可能性がある[1]と考えられるようになりました．降圧剤だけで安定した降圧効果が得られない血圧が不安定な症例では，頭痛や肩こり，心因性ストレスが関与していると考えられる場合，漢方薬を併用すると有効なことが多いようです．

柴胡加竜骨牡蛎湯は，高血圧症，動脈硬化症，神経性心悸亢進症にも保険適用があります．この方剤が無効な患者で，体力が低下しており胸脇苦満が明らかな場合には，柴胡桂枝乾姜湯（さいこけいしかんきょうとう）が有効なことがあります．胸脇苦満がない体力が低下した患者では桂枝加竜骨牡蛎湯が有効なことがあります．

桂枝茯苓丸は，頭頚部痛や肩こりが誘因になっている高血圧に対してしばしば用いられる方剤です．この方剤は，末梢循環改善作用によって頭頚部痛や肩こりを改善させることでストレスを緩和し，血圧を降下させると考えられます．桂枝茯苓丸は，高血圧または血圧が高めの更年期障害に効果的で，更年期障害の改善とともに血圧も改善するとされています．

桃核承気湯は，のぼせ，頭痛，便秘などが認められる場合に有効であり，釣藤散は脳血管障害の既往がある人で午前中の頭痛やめまいを認める場合に有効であるとされています．

柴胡加竜骨牡蛎湯は２週間程度で効果が認められることが多く，症状が安定してから１カ月くらいで終了することが多い方剤です．桂枝茯苓丸，桃核承気湯，釣藤散は急性期から開始して亜急性期や回復期まで長期使用することが少なくありません．どの方剤も２～４週で効果を認めることが多く，６週以上の長期投与では一般的には減量して投与します．

七物降下湯（しちもつこうかとう）は，約８カ月間という長期投与によって降圧効果のほかに高血圧の随伴症状をも改善するという報告もあり，実証に対する大柴胡湯は降圧傾向を示す[2]ことが確認されており，虚証の場合には釣藤散が降圧効果と耳鳴りを改善する可能性が示唆される報告があります．

七物降下湯は，高血圧に合併した慢性腎臓病に対してアンジオテンシン受容体拮抗薬（angiotensin Ⅱ receptor blocker：ARB）やアンジテンシン変換酵素（ACE）阻害剤と併用するとよいといわれています．より長期間の投与では減量することが少なくありません．

釣藤散は，脳血管障害の既往がある午前中に頭痛を起こしやすく，めまいを認める傾向がある高血圧患者に特に有効であるとされることがあります．

これらの方剤はいずれも 2～4 週間ほどの投与で効果が認められることが多く，6 週間の投与で効果が認められない場合には，他剤に変更するほうがよいと思われます．

高血圧に随伴する顔面紅潮は黄連解毒湯によって改善する[3)]ことが確認されています．

ただし，証が合わないと効果が得られないことが多く，証をしっかりと把握することが大切であると考えられています．桂枝茯苓丸，桃核承気湯，釣藤散は体力が中等度以上の比較的元気な人に使う方剤と考えておくと思わぬ副作用を回避できると期待できます．

降圧剤の副作用対策にも漢方薬は有用です．β 遮断薬や ARB，ACE 阻害薬などの内服によりふらつき，冷え，脱力には真武湯，カルシウム拮抗薬によるほてり，のぼせには黄連解毒湯の効果がしばしば認められます．

漢方を使うならこのタイミング！

不整脈や動悸

- 高血圧治療中の中年女性が「冬でも汗をかく，ほてる」ときは白虎加人参湯を
  ⇒頭重感もあって体力が中等度かやや低下していれば釣藤散を使います
- カルシウム拮抗薬でなんとか高血圧がコントロールできている高齢男性の「足が腫れる」ときは柴苓湯が第一選択薬！　女性は五苓散⇒ただし，甲状腺機能低下症のチェックは必須です．体力のある女性や胸脇苦満（下位肋骨部の圧痛）があれば柴苓湯です
- 高血圧で疲れやすく，拡張期血圧が高い人は七物降下湯がよく，肩こりや耳鳴りにも効果が期待できます

処方例）75 歳の男性で高血圧で疲れやすく，肩こり，耳鳴り，ふらつきがある場合

レニベース®（5 mg）1 錠
アムロジピン（5 mg）1 錠　　分 1（朝食後）
ツムラ七物降下湯 3 包分 3（毎食前）14 日間処方で経過をみなが

ら継続

成人と同様に，小児の不整脈も頻脈性不整脈と徐脈性不整脈に分けて考えられています．2000 年に「小児不整脈治療のガイドライン」が日本小児循環器学会雑誌に掲載されました．

小児では，期外収縮が最も頻度が高いようです．病歴や家族歴，心エコー検査，胸部 X 線検査，安静時心電図検査のほか，学校管理指導表への記入を意識した検査として，各種の運動負荷心電図を行うのがよいと思われます．また，必要に応じてホルター心電図検査も行います．診察所見や心電図などを参考に，必要に応じて，電解質測定（Na，K，Cl，Ca，Mg）および脳性ナトリウム利尿ペプチド（brain natriuretic peptide：BNP）測定も行います．これらの検査は高齢者にも必要であると考えられます．

治療は，ガイドラインや専門書の記載に準じた薬物療法や必要に応じたカテーテルアブレーションやペースメーカー埋め込み術も視野に入れて検討します．

成人に対する漢方治療は，ストレス緩和や自律神経の調節による治療効果を狙うという考え方で進められます．

小児期の不整脈は新生児期や乳児期や思春期に好発しますが，その原因が明らかになる前に自然寛解するものも少なくありません．診療では，すぐに抗不整脈の処方を考えるのではなく，不整脈が洞不全症候群（sick sinus syndrome：SSS）などの致死的な不明脈ではないかどうか，原因となる器質的疾患の有無はどうか，を見極めることがまず大切です．

小児でも成人でも，甘草を含む方剤では低カリウム血症による不整脈の増加があり得るため，注意が必要です．また，胃腸機能には問題はないが，脈が飛ぶ動悸を訴え皮膚が乾燥しやすい人は，炙甘草湯が効果的なことがあり，この方剤は動悸，息切れに保険適用があります．この方剤は 1 週間以内に服用を中止することが多い方剤です．

なお，成人では慢性心不全に対する木防已湯（もくぼういとう）による治療の報告[4)]がありますが，小児では今のところ方剤の使い方は確立しているとはいえないようです．もちろん，理論だけの使い方を解説した本もありますが，あくまでも理論だとしか評価できません．急性心不全には漢方薬の適応はないと考えられています．

不整脈や動悸に対する漢方薬の役割は，ストレス緩和や自律神経の調整であり，自覚症状の改善が期待できます．上記の方剤のほか，イライラが目立つ胸脇苦満のある人には柴胡加竜骨牡蛎湯，体力低下があり胸脇苦満がない臍上悸（せいじょうき）がある人には桂枝加竜骨牡蛎湯，体力低下と胸脇苦満がある人には柴胡桂枝乾姜湯が効果的だとされています．

徐脈性不整脈によるアダムス・ストーク発作などが疑わしいめまいやふらつきがある場合には，検査で確証が得られるまでの対応として苓桂朮甘湯や真武湯，半夏白朮天麻湯，五苓散が処方されることもあるようです．真武湯以外はめまいの保険適用があります．

柴胡加竜骨牡蛎湯は，心拍数減少および降圧傾向を示すエビデンスがあり，動悸を改善させる可能性があるとされています．特に気逆と呼ばれる交感神経と副交感神経が同時に興奮している状態で交感神経の興奮がより強い場合にこの方剤が有効であるとされています．また，この方剤には血管内皮細胞の保護作用があるという報告[5)]もあります．気逆でも副交感神経がより興奮していると考えられる場合には，桂枝加竜骨牡蛎湯や桂枝茯苓丸が処方されます．これらの方剤はどれも 2～4 週で効果が認められ，症状が安定して 4 週間程度で終了することが多いと思われます．

微小循環不全を伴う全身状態が悪化している状態を血虚と捉え，気虚を伴う動悸に対して炙甘草湯を用いると有効であるとする文献もあります．この炙甘草湯は，通常は数日から 7 日程度で内服を終了することが多く，即効性が期待できる方剤です．中等度よりもやや虚証あるいは虚証向きですが，極端な虚証では下痢や腹痛などが問題になることがあり，使用しないことが多いようです．動悸と息切れのほか，皮膚乾燥傾向や手足のほてり，咳嗽，便秘などがみられる体力が比較的弱い人に短期間だけ炙甘草湯を用いると覚えておきましょう．木防已湯は体力が比較的弱い動悸のある人で，心窩部の圧痛や苦満感，浮腫，尿量減少があれば適応になりますが，経過をみて短期間で終了します．

抑うつ傾向や不安に伴う動悸に対しては半夏厚朴湯が使われることもあります．この方剤も 2～4 週間程度で効果が認められ，症状が安定すれば 4～6 週間程度で終了することが一般的であると思われます．

◉ 参考文献

1）矢久保修嗣：循環器疾患に対する漢方治療．漢方のめぐみ 58：8-46, 2016.
2）佐々木　淳，松永　彰，楠田美樹子，他：本態性高血圧症に対する大柴胡湯および釣藤散．臨牀と研究 70（6）：1965-1975, 1993.
3）荒川規矩男，猿田享男，阿部圭志，他：TJ-15 ツムラ黄連解毒湯の高血圧症随伴症状に対する二重盲検比較試験．臨牀と研究 80（2）：354-372，2003.
4）Yakubo S, Kinoshita Y, Arakawa Y, et al：Clinical evaluation of Moku-boi-to (Mu-Fang-Yi-Tang)：A Japanese and Chinese traditional medicine for heart failure. J Trad Med 19：159-163, 2002.
5）Iijima H, Daikonya A, Takamatsu S, et al：Effects of the herbal medicine composition "Saiko-ka-ryukotsu-borei-To" on the function of endothelial progenitor cells in hypertensives rats. Phytomedicine 20（3-4）：196-201, 2013.

15 降圧剤服用患者の立ちくらみ，めまい，頭痛

降圧剤を飲んでいる患者の時々ある立ちくらみやめまい，あるいは朝の頭痛にはどう対応したらよいですか？

立ちくらみは起立性低血圧，めまいや頭痛は脳循環障害，手足の冷えは末梢循環障害であることが少なくなく，主要症状の改善を指標に適切な漢方薬を選べば４週間程度で効果が認められることが少なくありません．

高齢者の起立性高血圧のように現在医学の常識で対応困難な症状に出会ったときに漢方を使うとうまくいくことがよくあり，改善傾向を認めれば主要症状以外の症状も改善してくることもあり，それを理由に最長３カ月程度で効果判定を行ってよいと考えられます．

起立性低血圧に対する第一選択は，半夏白朮天麻湯であり，次いで苓桂朮甘湯や五苓散を選択します．めまいを伴う症例にいずれも有効で，五苓散は慢性頭痛を伴う症例にも使えます．倦怠感が強い場合には補中益気湯を併用し，月経痛が強く冷え症を訴える若い女性では当帰芍薬散を使います．

症例 1

68 歳の男性で，約 20 年前から高血圧に対しフロセミド（20 mg）1 錠とアムロジピン（10 mg）1 錠分 1（朝食後）を服用し血圧は 130/75 mmHg 前後で安定していますが，数週間前から朝の起床時にめまいや立ちくらみをしばしば認めるようになり，体力不足を感じ不安になったとして定期受診の前に来院されました．心電図および心エコー検査や血液検査には異常を認めず，心雑音も認めませんでしたが，腹部を触診すると胃の中を液体がちゃぷちゃぷと動くような音がし，めまいの改善を目標にツムラ苓桂朮甘湯 3 包毎食前 2 週間分を処方しました．2 週間後に再診されたときは「なんとなく食欲が出てきた」と言われたので，さらに 2 週間分を追加したところ，めまいが改善したと喜ばれ，その後は 3 カ月処方を継続し，症状が完全に解決したとのことで処方を中止しました．その後は再発していません．

症例②

症例は72歳の女性で，高血圧治療として約20年間，降圧剤の内服を続けているそうですが，脳梗塞の既往があり冷え症で肩こりが多く，神経質だと言われており，最近になって起床時にふらつきがあると心配されていました．ツムラ真武湯3包毎食前を14日分処方したところ，冷え症や肩こりあるいは手足の痛みが軽くなった気がすると言われ，さらに4週間分を処方したところ「最近体調がよく，漢方薬をしばらく飲みたい」と言われました．半年後にはすっかりよくなったと自ら真武湯の中止を希望され，実際に中止しましたが問題はなく1年以上が経過しました．手足のしびれ感もなくなったとのことです．

症例③

85歳の男性で胃腸が弱く，しばしば下痢や嘔気で困っておられ，起床時の立ちくらみを心配されて来院されました．血圧は140/90 mmHgとやや高く，台風の日は特にめまいや強い頭痛を伴うとのことでしたので，ツムラ半夏白朮天麻湯3包毎食前を14日分処方したところ，少しふらつくがはっきりとしためまいがなくなったと言われたのでさらに3カ月継続処方したところ，胃腸も調子がよく，頭痛も立ちくらみもなくなったとのことでした．

症例④

2型糖尿病で30年間加療されている60歳の男性で，5年前にめまいを契機に糖尿病性自立神経障害と診断された経緯があり，2週間前から起床時の手足の冷えを伴う立ちくらみを主訴に紹介されて来院されました．血糖値150 mg/dL，HbA1c 6.8％でしたが，両下腿に軽度の浮腫が認められました．浮腫とめまいを目標にツムラ五苓散3包毎食前を処方したところ，約4週間で浮腫がなくなり，手足の冷えが軽くなったとのことで，さらに3カ月，五苓散を継続すると立ちくらみがなくなりました．その後も半年以上ツムラ五苓散を継続していますが，立ちくらみやその他の症状はないとのことです．

症例 ❺

15 歳の女性で数年前から体力に自信がなく，朝は倦怠感が強く，早起きは苦手で朝の通学電車内で立っていると嘔気やめまいなどの気分不良で途中下車したり，学校の朝礼で立っていると嘔気により気分が悪くなり，しゃがみ込んだりしてしまうとのことで来院されました．気分不良時には嘔気に頭痛を伴うこともあるが，午後は調子がよいとのことでした．起立性調節障害を考えて半夏白朮天麻湯を処方したところ，2 週間後には立ちくらみが改善し通学に支障がなくなり，4 週間後には朝礼が問題なくなり，活気も出てくるようになったとのことでした．その後 1 年間継続してから治療を中止しましたが，再発はないとのことです．

❖ 漢方の言葉に翻訳すると

症例 ①：体力不足を自覚しているということでやや虚証傾向があり，気うつの症状である不安があり，腹部を触診すると胃の中を液体がちゃぷちゃぷと動くような音である振水音がし，めまいという水滞の症状もあり，これらの改善を治療の目標に苓桂朮甘湯を選択しました．

症例 ②：高齢女性で体力がなく虚証の人が多いと考えられ，脳梗塞で身体の一部の神経支配が一度は問題を生じた部位は末梢血液循環が悪化して血虚や気虚になりやすい傾向があり，冷え症に伴う肩こりはこれらによる症状であると思われます．手足のしびれ感も，そのためだったのかもしれません．また，神経質であるということは気逆か気うつの可能性がありますね．

症例 ③：虚弱体質の高齢男性で水毒による下痢や嘔気に悩まされ，めまいや頭痛にも悩まされている例で，天候不順に伴い気の異常が加わって頭痛が悪化する人は典型的な水毒と気逆の合併した症例であると考えられ，半夏白朮天麻湯が有効でした．

症例 ④：手足の冷えを伴う立ちくらみ（起立性低血圧）は，糖尿病性自律神経障害による水滞という水毒による症状だと思われます．また，浮腫とめまいも水滞による症状です．そこで実証でも虚証でも体質に関係なく使われる五苓散で水毒を治療しようと考えたところ，その効果が十分に発揮されたようです．

症例 ⑤：虚弱体質で朝は気うつによる倦怠感が強く，早起きは苦手で朝の電車内や学校の朝礼で立っていると水毒による嘔気などの気分不良が生じるうえ，気分不良時には頭痛を伴う気の異常が伴うこともあるが，午後は回復して調子がよいと解釈でき，半夏白朮天麻湯が有効でした．症例 ③ と共通項があることに注目してください．

処方決定のための最短コース

・虚弱傾向があり，不安や抑うつなど気うつとめまいなど水毒の症状がある→苓桂朮甘湯
・明らかな虚証の人で冷えによる症状とその悪化がある→真武湯
・虚弱な人で水の異常による浮腫やめまい，頭痛が気圧の変化に伴う気の変化によりイライラ（気逆）あるいは倦怠感・抑うつ（気うつ）とともに悪化することがある→半夏白朮天麻湯
・体質に関係なく，浮腫やめまいなど水の異常（水毒）による症状が目立つ→五苓散

❖ 症例をふまえたポイント

訴えとなる主要な症状だけではなく，随伴する症状の変化にも注意して漢方薬（方剤）を選択し，その効果を継続的に観察することで，漢方薬が有用な症例をみつけることができるようになります．効果がないと判断した場合には，もう一度患者さんの困りごとに立ち返り，証や病期を振り返ることが必要であると考えられます．つまり，それぞれの漢方薬の使用目標となる症状の有無とその変化を評価することが大切です．漢方薬の選び方は，体力のない人には苓桂朮甘湯や真武湯を考慮します．食欲がない人には補中益気湯，胃腸が特に弱い人には半夏白朮天麻湯，慢性頭痛がある人や肥満傾向の浮腫のある人や糖尿病患者には五苓散を考えます．体力がやや弱く，冷えることで末梢循環障害が生じて手足が痛くなる場合は，温めて局所循環を改善させる麻黄附子細辛湯も効果が期待できます．

❖ 和洋折衷の考え方

西洋薬で起立性低血圧に対応するとすれば，メトリジン® 錠やリズミッ

ク® 錠，ドプス® カプセルを内服し，ゆっくり立ち上がる，長時間の立位を避ける，弾性ストッキングを着用する，睡眠不足を避け規則正しい生活をするなどを指導することが一般的であり，塩分を過剰摂取する極端な指導はしないものと思われます．漢方薬はこれらの西洋薬と併用しても問題はなく，漢方薬で症状が改善してから西洋薬をまず中止し，次いで漢方薬を徐々に減量，中止にもっていきます．冷えると手や足の痛みが生じるのは末梢循環が悪くて末梢神経が刺激を受けるからだと想像はできますが，こういう場合に鎮痛効果のある西洋薬はなく，漢方薬の出番だろうと思う次第です．

❖ 症例のその後

どの患者さんも経過は良好でしたが，糖尿病の患者さんは蛋白尿が認められるようになって半年ほどで下肢の浮腫が再発傾向にありました．胸脇苦満が出現したことを理由にツムラ柴苓湯 3 包分 3 毎食前に変更したところ，約 4 週間で改善しました．糖尿病性腎症には柴苓湯が有効なことも少なくありません．

❖ まとめ

立ちくらみのような起立性低血圧や低血圧に対する漢方薬についてまとめると次のようになると思います．

漢方を使うならこのタイミング！

起立性低血圧／低血圧

- 立ちくらみのようなフラッとする感じには，苓桂朮甘湯
- 冷えがあって低血圧で困る人への第一選択薬は真武湯
- 倦怠感や疲労感が強い低血圧には補中益気湯から
- 胃腸が弱く，めまい，頭痛が強い低血圧には半夏白朮天麻湯
- 糖尿病性自律神経障害やそれに伴う低血圧には五苓散
- 冷えた部分が痛くなるときは，麻黄附子細辛湯が第一選択薬になり得る

処方例）神経質でめまいや動悸を伴う 15 歳女児の起立性低血圧

ツムラ苓桂朮甘湯　3 包分 3 毎食前　14 日間処方　経過をみながら長期処方可

症例ごとに適した運動療法や心理カウンセリングを併用するとなお効果的

その他

起立性調節障害の診断基準を満たす小児の不整脈，特に流出路起源のVT（心室性頻拍）には，苓桂朮甘湯が有効であるとの意見があります．起立性低血圧には，五苓散の効果が期待できるとする報告[1)]もありますが，五苓散はいろいろなめまいに使用される傾向があります．軽症のメニエール病にも五苓散は有効です．胃腸が弱く，めまい，頭痛が強い低血圧には半夏白朮天麻湯がよいという循環器内科医もいます．低血圧に随伴することが多い片頭痛や慢性頭痛に対する呉茱萸湯の有効性が報告されています．五苓散が効果不十分で胸脇苦満（下位肋骨部分に圧痛があること）を認める症例では，柴苓湯が有効な場合も少なくありません．むしろ，メニエール病の第一選択薬は柴苓湯とする意見もあります．低血圧に冷えが加わって生じる頭痛，めまい，耳鳴りの改善には当帰芍薬散が有効で安全であるという検討結果も報告[2)]されています．

神経質でめまい・動悸・息切れを伴う起立性低血圧には苓桂朮甘湯，虚弱体質で冷えによる軟便・下痢傾向がある起立性低血圧には真武湯，食欲不振や疲れやすい人の起立性低血圧には補中益気湯が伝統的に使われているようですが，今日の医学に通じるようなエビデンスは，残念ながらこれまでのところはありません．真武湯はしばしば使用されている方剤で安全性が高いと考えられています．

なお，高齢者を中心に内耳障害や起立性低血圧が関与しためまいと頭痛に対しては，半夏白朮湯が有効なことがあります．のぼせるような気が強くなりすぎて，体内水分が多くなりすぎることが関与して生じるめまいには苓桂朮甘湯が有効だとする説があります．

低血圧で四肢の冷えやレイノー症状がある場合には，当帰芍薬散，当帰四逆加呉茱萸生姜湯がしばしば使われます．冷えにしびれや痛みを伴う低血圧には桂枝加苓朮附湯，牛車腎気丸，八味丸（八味地黄丸）が処方されます．いずれも，十分なエビデンスがあるとはいえません．

ミドドリンなどの昇圧剤は，緑内障や前立腺肥大，甲状腺機能異常のある人では，動悸，ほてり，頭痛などの副作用のほか，さまざまな有害事象が起こりやすく，特に高齢者に対する投与は注意が必要です．他方，漢方薬は，そのような患者にも安心して内服してもらえます．効果が十分ではない昇圧剤に漢方薬を追加するのも可能なことが少なくありません．

漢方を使うならこのタイミング！

めまいと血圧の関係

・めまいやふらつきの第一選択薬は苓桂朮甘湯
・冷えがあるめまいには，真武湯
・胃腸が弱く，どちらかといえば冷え症の傾向がある人は半夏白朮天麻湯
・口渇，尿量減少傾向がある人のめまいには五苓散

処方例）高血圧のない高齢者の手足の冷えや胃腸障害を伴う浮動性めまい
半夏白朮天麻湯　7.5 g　分 3（毎食前）　14 日分処方　経過観察し長期処方可
心疾患や不整脈をしっかり除外診断しておくことが望ましい．

回転性めまいは原因が内耳性めまいのように神経系にあり，起立性めまいは原因が循環器系にあり，浮動性めまいの原因は神経系と循環器系の両者にあると考えられ，高齢者のめまいは浮動性めまいが最も多いようです．手足の冷えや胃腸障害を伴うめまいには半夏白朮天麻湯が適応であり，頭痛と動悸が重なる場合は苓桂朮甘湯が適応になるとされます．肩こりと浮腫が目立つ動悸には五苓散が適用されることが多く，この方剤は証にはあまり関係なく処方できます．肩こりや頭痛と動悸が重なる場合に適応になる桂枝茯苓丸は比較的体力がある人に適応があるとされ，苓桂朮甘湯は体力が普通か，やや弱い人向きであり，虚弱傾向がある脳血管障害の既往がある人の浮動性めまいには当帰芍薬散が選択されることもあります．半夏白朮天麻湯は虚弱な人に処方することが多くなります．高齢者で体力が明らかに衰えており，イライラとめまい，頭痛が共存する場合には真武湯を使うことがあり，この方剤は脳血管障害の既往がある神経過敏傾向がある場合に処方されることが多いようです．

半夏白朮天麻湯，苓桂朮甘湯，五苓散，桂枝茯苓丸，当帰芍薬散，真武湯は経過をみながら急性期から回復期まで長期投与することがあります．しかし，苓桂朮甘湯，五苓散および真武湯は即効性があり，10～14日で終了することも少なくありません．半夏白朮天麻湯，桂枝茯苓丸は14～28日程度で終了する症例が多いように思います．当帰芍薬散は浮腫あるいは浮腫とめまいで困っている女性なら，若い人から高齢者まで効果を発揮することがあり，特に冷え性の女性に有効性が高く1週間の処方で効果判定が可能で，効果を認めない場合は他の方剤に変更し，効果があれば長期投与も可能です．

漢方を使うならこのタイミング！

耳鼻科的なめまいを中心に考えた漢方薬の使い方

・何度も繰り返していると訴える患者に使おう！
・五苓散や柴苓湯は証に関係なく効果が期待できる第一選択薬！
・重症例では柴苓湯，軽症例では五苓散を使う
・動悸やめまいが主体なら，苓桂朮甘湯が第一選択薬！
・抑うつ傾向が認められる場合には半夏白朮天麻湯が第一選択薬！

処方例）10年以上断続的にめまいが認められるメニエール病のある，やや虚弱な中年女性
柴苓湯　9.0 g　毎食前または食間　14日間ごと

ここまでの話と重複する部分が多々ありますが，臨床上でめまいが問題になるおとながかなり多いのであえて書いておきます．めまいの原因によって処方する方剤が異なるのは西洋薬と同じです．肩こりをはじめ，食欲不振，気力の低下，抑うつ，頭痛，頭重感，動悸，不眠，眼精疲労，眼の充血，手足の冷え，のぼせ，夜間尿，月経異常などの随伴症状の有無から原因や適切な方剤を推定する必要があります．

メニエール病のように原発性内耳水腫が関与している疾患では水毒と炎症の存在を考えて柴苓湯が使用され，そのエビデンスも耳鼻咽喉科領域ではすでに明らかにされています．メニエール病では有酸素運動と柴苓湯の併用が効果的です．また，良性発作性頭位めまい症には，柴苓湯と頭位治療の併用は効果があるとされています．これらの疾患は，軽症化すれば柴苓湯から五

苓散に変更することも可能です．また，柴胡剤の証ではない場合には，五苓散で治療を始める方法もあります．五苓散は証にあまり影響されず，多くの症例で即効性が期待できるとする医師もいます．

動悸や不安がある神経症的なめまいには苓桂朮甘湯が第一選択薬であり，食欲不振や頭重感がある抑うつ傾向が認められる場合には半夏白朮天麻湯が第一選択薬になります．この２剤も即効性が期待できる症例が少なくありません．

これら２つの第一選択薬が無効か効果不十分，あるいは他の症状を随伴している場合には，それぞれ以下のような異なる方剤を使います．

体力があり不眠，動悸，神経過敏があるめまいには柴胡加竜骨牡蛎湯，体力が中等度で頭痛や高血圧，目の充血があれば釣藤散，不眠や神経過敏が目立つ場合には抑肝散，抑肝散が期待できそうで胃腸が弱い場合には抑肝散加陳皮半夏を選択するほうが安全です．抑うつ傾向やめまいがある心気症的な人には半夏厚朴湯が効果的な場合があります．しかし，向精神薬を複数処方されていてポリファーマシーになっている高齢者では，半夏厚朴湯を処方するよりも患者さんと面接を繰り返し，ポリファーマシーを解消する努力を患者さんと共同で行う過程の中で自然と改善する場合も少なくありません．

虚弱でうつ傾向がある場合には抑肝散加陳皮半夏を用います．四肢の冷えやしびれを訴えるめまいの患者には真武湯を処方します．全身倦怠感や食欲不振があるめまいと抑うつ傾向があるときは，補中益気湯が選ばれます．むくみ，頭痛，頻尿があるめまいには五苓散が効果的で，メニエール病でも効果があることが示されています．

更年期障害に関係しためまいの場合，冷えや貧血傾向があれば当帰芍薬散，肩こりや下腹部の緊張があれば桂枝茯苓丸，やせ形の女性で不安や不眠・イライラが月経周期に関係しているめまいであれば加味逍遙散が効果的です．また，顔色不良で皮膚が乾燥傾向にあるめまいを主訴とする患者では四物湯が効果的であるとされています．

加齢によるふらつきを「めまい」あるいは「ふらつく」と表現する患者も少なくありません．このような患者では夜間排尿回数が増加傾向にある人も少なくなく，下半身のしびれやほてりがある人は六味丸，下半身のしびれや四肢の冷えがある人には八味地黄丸（八味丸），下肢のしびれに浮腫を伴う人には牛車腎気丸が有効な症例があります．

また，天候が悪化する前に頭痛やめまい，喘息などが起こり，天気予報よりも正確に雨が予知できるという患者さんのこれらの症状に五苓散が効果的であることはしばしば経験されることだと思われます．

◉ 参考文献

1）中村宏志，中村隆志，中川　理，他：糖尿病患者における起立性低血圧に対する五苓散の効果．Diabetes Frontier 11（4）：561-563，2000．
2）Kikuchi A, Shiga Y, Takayama S, et al：Traditional medicine as a potential treatment for flammer syndrome. EPMA J 8（2）：171-175, 2017.

16 薬で改善しない湿疹や蕁麻疹

抗ヒスタミン薬・ステロイドだけでは湿疹や蕁麻疹の皮膚症状が改善しないときはどうすればよいのでしょうか？

湿疹と蕁麻疹では対応が少し違います

（1）湿疹

- 急性湿疹には，黄耆建中湯または桂枝加黄耆湯（けいしかおうぎとう）が第一選択薬！
- かゆみが強く胸脇苦満があれば十味敗毒湯が第一選択薬！
- 胃腸が弱い患者には抑肝散加陳皮半夏を選ぼう！
- 皮膚の炎症が強いときは実証か，それとも中間証かで処方を変える．虚証なら人参湯

（2）蕁麻疹

- 蕁麻疹の症状が明らかに出ている熱証や実証には越婢加朮湯が第一選択薬！
- アレルギー炎症が明らかな場合には柴苓湯の効果が期待できる
- 慢性的な蕁麻疹には抑肝散が効果的

症例 1

胃腸が弱く体力が低下した高齢者の乾燥性皮膚炎で，顔に湿疹様局面を認める神経質でイライラ傾向や認知症傾向を認める胃腸が弱い人．ツムラ抑肝散加陳皮半夏，3 包分 3（毎食前）およびヒルドイド® ローション適量，1 日数回塗布を処方した．この処方は安全性が高く，長期処方が可能であり，約半年でイライラ傾向の消失と症状の改善を認め，再発防止にヒルドイド® ローションの適宜塗布のみとしました．

症例 ❷

30 歳の体力のある男性が，発赤と浮腫が著しい蕁麻疹で来院．ザイザル®（5 mg）1 錠，眠前の内服に加え，ツムラ越婢加朮湯 3 包分 3（毎食前）を，症状がなくなるまでとして 14 日分処方したところ 7 日間で完治しました．

❖ 漢方の言葉に翻訳すると

症例 ①：虚証の高齢者で気逆（神経質・イライラしやすいなど）や気うつ（抑うつ的など）があり，疾患が慢性化している人では，罹病期間が長いほど効果が出るのに時間がかかりますが，認知症傾向や胃腸の弱さを目標に高齢者に処方すると奏効することがあります．

症例 ②：体力がある実証の人で，発赤と浮腫がある，つまり，熱証である熱感のある炎症や腫脹と水毒による浮腫を呈していると考えられ，越婢加朮湯の証だといえそうです．

処方決定のための最短コース

- 虚弱な人のイライラを伴う慢性的な皮膚疾患→抑肝散加陳皮半夏
- 体力が充実している人の炎症や蕁麻疹のような浮腫を伴う急性皮膚疾患→越婢加朮湯
- 体力や体格が中等度くらいで，のぼせやすく顔が紅潮し，不安や不眠，イライラがある場合のかゆみのある皮膚疾患→黄連解毒湯
- 体力が中等度かやや弱い女性で，冷え症があり，手足の末端がほてり，口唇の乾燥や月経異常がある場合の慢性的な湿疹→温経湯（うんけいとう）
- 体力中等度で皮膚が浅黒い人のしつこいニキビ→荊芥連翹湯
- 比較的体力があり，赤ら顔やめまいがある人の顔や頭部の湿疹やニキビ→清上防風湯（せいじょうぼうふうとう）
- 体力中等度以上の女性で月経困難症や肩こり，のぼせ，頭痛がある人のニキビやソバカス→桂枝茯苓丸加薏苡仁（けいしぶくりょうがんかよくいにん）
- 体力中等度の人の慢性的な発疹・小丘疹で，滲出液が少ない乾燥傾向があ

る化膿性皮膚疾患や蕁麻疹あるいはアトピー性皮膚炎→十味敗毒湯
・比較的体力が低下した中年以上の女性で，冷え症や更年期障害がある皮膚が黒ずむ傾向や乾燥傾向がある人のシミや吹き出物対策→四物湯
・体力が充実している人の慢性湿疹や皮膚掻痒症→消風散(しょうふうさん)

❖ 症例をふまえたポイント

基本どおり，それぞれの疾患の第一選択薬を体力や胃腸機能に合わせた証を考えて処方し，西洋薬と併用することが基本です．特に胃腸が丈夫かどうかを考えることが大切です．

❖ 和洋折衷の考え方

西洋薬だけで漢方薬を無視することはなく，逆に漢方だけで治療せず，西洋医学的知識をふまえたバランス感覚を平素から磨くように心得ておくことが大切だと思います．必要に応じてステロイドも使いましょう．

❖ 症例のその後

どちらも改善し，再発はほぼありませんでした．

❖ まとめ

乳児湿疹は乳児期のさまざまな湿疹の総称ですが，治療は尋常性湿疹と同じくスキンケアが基本です．つまり，皮膚の清潔維持と保湿が基本であり，タオルで強く擦過することで傷つけることがないように指導する必要があるとされています．

西洋医学では，中等症以上で非ステロイド性抗炎症薬（NSAIDs）が比較的短期間に塗付されます．重症度が高い場合には，それに応じた強いステロイドの外用が行われますが，多くは自然治癒します．NSAIDs を塗布すると薬剤性皮膚炎を起こすことがあり，あまり使用しない傾向があるようです．

漢方治療では，乳児湿疹や尋常性湿疹などの急性湿疹には黄耆建中湯または桂枝加黄耆湯が第一選択薬であるとされています．かゆみが強くて胸脇苦満がある場合には，これらのいずれかに十味敗毒湯を加えます．夜間にかゆみで不眠がある場合は抑肝散が使用されますが，胃腸が弱いなど虚証ないし

虚証傾向がある場合には抑肝散加陳皮半夏が好ましいと考えられます．炎症が強い傾向があり，皮膚の熱感があれば越婢加朮湯を使用しますが，中間証なら桂枝加黄耆湯を，実証なら白虎加人参湯を合方します．虚証なら人参湯を選択することもありますが，アレルギーを起こすことがあり，注意を要するとされています．

ジクジクした感染局面が主体の場合には，消風散を使用します．いずれの処方を選んだ場合も胸脇苦満がある場合には十味敗毒湯が効果的なことがあり，他の方剤と合方するか，単独投与を試みることも選択肢となり得ます．

蕁麻疹は，皮膚マスト細胞から放出されるヒスタミンなどの活性物質が組織に作用して知覚神経を刺激してかゆみを生じ，微小血管の拡張による発赤・紅斑や透過性亢進による膨疹などを生じる疾患で，明らかな誘因が特定できない特発性，アレルギーや物理的因子，アスピリンなどNSAIDsによるものなど刺激誘発型，および血管浮腫型，蕁麻疹関連疾患に分類されます．日本には，蕁麻疹に対する診療ガイドラインは日本皮膚科学会版，日本プライマリ・ケア学会版および日本アレルギー学会版があります．

成人に比べて小児では先行急性感染に合併する症例が多く，病歴の聴取が重要であるといわれています．Ｉ型アレルギー反応とその類似反応による症例が多く，抗ヒスタミン薬が効果を示す症例が多いとされ，初回の発症では，ザイザル® やアレジオン® など第２世代の抗ヒスタミン薬がしばしば処方されます．また，繰り返し発症する場合の抗アレルギー薬として第２世代の抗ヒスタミン薬であるアレロック® やクラリチン® が処方される傾向があるようです．けいれん閾値を下げる第１世代の抗ヒスタミン薬や第２世代のケトチフェンフマル酸塩は中枢抑制作用があり，注意が必要です．重症ではない場合にはステロイドの全身投与は回避するべきであるとされています．

時として蕁麻疹に気道粘膜など他の臓器や組織の症状を伴うアナフィラキシーの場合には，アドレナリンの筋注も適宜行う必要があります．

急性蕁麻疹に対する漢方療法では，熱証で浮腫性の大きな紅斑や丘疹を示す場合には越婢加朮湯が使用されることが多く，消炎作用と利水作用による効果であると考えられています．尿量が少なく便秘傾向のある人の蕁麻疹には茵蔯蒿湯が使用されます．尿量が少なく喉が渇く人の蕁麻疹は茵蔯五苓散（いんちんごれいさん）が使用されます．後者は十味敗毒湯と併用されることがあります．茵蔯蒿湯および茵蔯五苓散，十味敗毒湯は急性・慢性いずれの蕁麻疹にも使用されます．西洋医学の治療に抵抗する慢性蕁麻疹の高齢者にしばしば試みられる治療法ですが，乳児にも漢方療法は有効なことが少なくありません．

柴苓湯は，紅斑や紅斑のような結節を呈して胸脇苦満がある蕁麻疹や結節性紅斑の治療に効果的なことがあるといわれており，有効症例の報告も少なくありません．アレルギー性血管炎に対する有効症例も報告されています．

精神的ストレスなど精神状態や精神症状が関与している慢性蕁麻疹に抑肝散が有効性を示す症例報告もされています．大柴胡湯は急性蕁麻疹や慢性蕁麻疹にも保険適用があり，体格がよく，腹力と脈が充実している実証タイプで胸脇苦満がある人の蕁麻疹に効果的であるとされています．

赤ら顔でのぼせやすく，下腹に圧痛があるニキビやシミが多い人の蕁麻疹に効果的な方剤として，桂枝茯苓丸加薏苡仁があります．薏苡仁には抗ウイルス作用や利水作用，消炎作用もあり，成人の症状の強い伝染性紅斑に有用なこともあります．

17 アトピー性皮膚炎

アトピー性皮膚炎に対する漢方療法を教えてください！

証によって第一選択薬が異なります．

葛根湯と越婢加朮湯の併用は，かゆみと皮膚の熱感・紅斑が主体で実証の人向きですが，中間証なら越婢加朮湯が用いられ，虚証なら桂枝加黄耆湯が選択されます．消風散は分泌物が多くジクジクしている，皮膚感染が合併している実証の人向きですが，中間証など多くの人は十味敗毒湯がよく，虚証の人には小建中湯が向いています．

ただし，口渇が強い児には白虎加人参湯，心理的ストレスが関与すれば柴胡清肝湯，虚弱なら補中益気湯がよいとされています．

西洋薬である抗アレルギー薬の内服や保湿剤の併用を行い，必要に応じてステロイド軟膏の塗布も行います．筆者は，ステロイド恐怖症を助長したり，恐怖心を利用したりするのは非道だと思っています．きちんと正しく西洋医学的診断と治療を行ったうえで，漢方薬を正しく使うことが正道だと思います．

症例 1

脇腹を押さえるとくすぐったいと笑い転げるかゆみの強いアトピー性皮膚炎の 7 歳男児．

ツムラ十味敗毒湯　5 g　分 2（朝・夕の食前）

オロパタジン（5 mg）　2 錠　分 2（朝・夕の食後）

ヒルドイド® ソフト軟膏　適量　1 日数回　14 日または 28 日ごと　長期処方可

❖ 漢方の言葉に翻訳すると

脇腹を押さえるとくすぐったいと笑い転げるのは，子どもや若者にみられる胸脇苦満の症状であり，柴胡剤の証であると考えられています．体力が中等度か，やや強いないし，やや弱い人向けとされる十味敗毒湯を選択するのが基本となります．

処方決定への最短コース

・体力や体格が中等度くらいで，のぼせやすく顔が紅潮し，不安や不眠，イライラがある場合のかゆみのある皮膚疾患→黄連解毒湯
・体力が中等度か，やや弱い女性で冷え症があり，手足の末端がほてり，口唇の乾燥や月経異常がある場合の慢性的な湿疹→温経湯
・体力中等度で皮膚が浅黒い人のしつこいニキビ→荊芥連翹湯
・比較的体力があり，赤ら顔やめまいがある人の顔や頭部の湿疹やニキビ→清上防風湯
・体力中等度の人の慢性の発疹・小丘疹で，滲出液が少ない乾燥傾向がある化膿性皮膚疾患や蕁麻疹あるいはアトピー性皮膚炎→十味敗毒湯
・体力が充実している人の慢性湿疹や皮膚掻痒症→消風散

❖ 症例をふまえたポイント

アトピー性皮膚炎に対する漢方治療は複雑怪奇なことが少なくないが，基本は湿疹や皮膚炎に対する考え方を適応する．基本パターンを守ることに徹すれば，大きな失敗はない．つまり，西洋薬を中心に漢方薬を補助薬や体質改善薬として使用する．この症例では脇腹を押さえるとくすぐったいという小児や若者にみられることが多い胸脇苦満があり，柴胡剤である十味敗毒湯の証であると考えられ，この方剤は極端な実証や極端な虚証ではない人々の皮膚炎や急性湿疹，蕁麻疹，化膿性皮膚疾患に幅広く適応があります．

❖ 和洋折衷の考え方

アトピー性皮膚炎は，アレルギー体質や食物，汗，乾燥，黄色ブドウ球菌や真菌の感染，物理的刺激，ペットのふけ，掻破などさまざまな要因によって増悪と寛解を繰り返す掻痒のある湿疹を主病変とする疾患です．特異的IgE値が高いことだけでアトピー性皮膚炎の原因あるいは悪化要因であると考えるのではなく，除去試験や負荷試験による見極めをしながら，患者指導を進める必要があります．

表 5　アトピー性皮膚炎に対する漢方治療の基本パターン

実証		中間証		虚証
葛根湯＋越婢加朮湯：かゆみと皮膚の熱感・紅斑が主体	→	越婢加朮湯	→	桂枝加黄耆湯
消風散：分泌物が多くジクジクしている，皮膚感染が合併	→	十味敗毒湯	→	小建中湯

※口渇が強い児には白虎加人参湯，心理的ストレスが関与すれば柴胡清肝湯，虚弱なら補中益気湯

西洋医学では，保湿剤の利用と皮膚の清潔を維持するスキンケアを基本に，必要に応じた強さのステロイド薬や免疫抑制剤であるタクロリムス製剤による抗炎症療法を行います．掻痒に対する対症療法は第 2 世代抗ヒスタミン薬ないし抗アレルギー薬の内服で行います．治療効果の判定には TARC（Th_2 ケモカイン：thymus and activation-regulated chmokine）値の変動を参考にすることも可能ですが，小児では年齢によって正常値も異なり，成人よりも高値になります．

漢方治療でもスキンケアは基本であり，症状が強いときは西洋薬と併用することが基本として行われており，漢方だけでは問題解決が困難な症例は少なくありません．西洋薬だけでは十分な効果が得られないときに漢方薬をしばしば補助剤として使います．

❖ 症例のその後

約 1 年間の加療でアトピー性皮膚炎は改善し，併存していたアレルギー性鼻炎も改善したと喜ばれました．アレルギー性鼻炎に続発した慢性副鼻腔炎が改善したものと考えられました．

❖ まとめ

漢方治療としては，さまざまな方剤がありますが，よく使われるものを表 5 に挙げておきます．これで多くの症例に対応可能です．

他にもいくつかの方剤がアトピー性皮膚炎の治療に用いられることがあります．

荊芥連翹湯は，肝機能低下の体質改善を図る方剤で，扁桃炎や副鼻腔炎，鼻炎のほか，尋常性ざ瘡（ニキビ）にも効果があります．アトピー性皮膚炎の炎症慢性化して赤黒くなった皮膚を認める場合にも効果的です．単独で効

果が不十分な場合には四逆散か香蘇散を併用します．虚証から中間証，実証にも使えますが，表熱実証が基本です．アトピー性皮膚炎で四肢に痒疹がある症例では，茵蔯五苓散との併用が効果的な場合があります．

五苓散は“水泡を伴うさまざまな皮膚炎”あるいは，アトピー性皮膚炎，乳児のよだれかぶれによる浸潤性紅斑などにも効果的です．低気圧が近づいたときに悪化する片頭痛にも五苓散は有効です．五苓散が作用するアクアポリンが，全身のいろいろな細胞に存在することが効果を得られる理由であると考えられています．

十全大補湯は，慢性化した皮膚炎の治療初期に使用されることがある方剤です．気のめぐりが悪く（つまり気虚があり），かつ，血のめぐりも悪い（つまり瘀血もある）患者に使います．このような皮膚は乾燥し，熱感はないという特徴があります．したがって，この方剤は寝汗のある乾燥性皮膚炎やアトピー性皮膚炎にも効果があります．

抑肝散は，さまざまな皮膚炎や蕁麻疹の亜急性期から慢性期の初期の体内に熱のある虚証の患者に使用します．アトピー性皮膚炎や蕁麻疹のかゆみに対するイライラに有効です．胃腸が弱い患者では抑肝散加陳皮半夏を使用するほうが，副作用が少なく安全です．

柴胡加竜骨牡蛎湯も亜急性期から慢性期のさまざまな皮膚炎や蕁麻疹などのイライラや不安を抑える薬剤として使用される方剤です．ストレスを受けやすく精神症状のある動悸や胸脇苦満のある患者に有効です．また，不眠や気うつにも有効で，認知症に処方して周辺症状が改善するという報告もあります．

補中益気湯は，胃腸機能が弱い患者のさまざまな皮膚炎の治療薬として使用されます．この方剤もアトピー性皮膚炎やさまざまな慢性皮膚疾患が対象になります．この方剤で元気になると黄連解毒湯で気を抑制してコントロールする必要が生じる症例があるようです．

18 褥瘡と漢方治療

褥瘡に効果のある漢方薬はありますか？

褥瘡は局所の減圧，清潔の維持，栄養が大切であり，確実な方剤はあるとは言えない状況です．これまでに十全大補湯などの漢方薬が有効とする報告もありますが，エビデンスとしては，不十分であると言わざるを得ないでしょう．

十全大補湯は，細胞性免疫を高めると考えられるデータがいくつか報告されており，黄耆・川芎・当帰の末梢血流増加作用，蒼朮（そうじゅつ）と茯苓の利水作用，芍薬と桂皮の抗炎症作用などが褥瘡の治癒促進に有効であるとの意見もあります．

症例 1

85 歳の高齢男性で 3 年前から寝たきりとなり，その直後から長期間改善しない褥瘡に対する補助的治療として漢方薬であるツムラ十全大補湯 3 包分 3（毎食前）を 14～24 日分ごと効果をみながら処方し，化膿している皮膚の面積が約 3 カ月で縮小する様子が観察できた．小さくなった化膿部分にデブリードマンを行い，同じ処方をさらに 3 カ月継続したところ，褥瘡は治癒に至った．

❖ 漢方の言葉に翻訳すると

寝たきりで体力が低下している虚証の患者さんに気，血および水を補うことで気力と体力を改善させる方剤（漢方処方として十全大補湯）を処方し，西洋医学的治療の補助としました．

処方決定のための最短コース

・虚証傾向または明らかな虚証の人で疲労・倦怠感が強い→十全大補湯
・虚証傾向または明らかな虚証の人で気虚による倦怠感，食欲不振，寝汗，

傾眠あるいは発語が少ない，眼に力がない場合→補中益気湯

❖ 症例をふまえたポイント

十全大補湯は栄養状態を改善し，気と血を同時に補うと考えられており，栄養状態や免疫力を改善する目的で投与するのがよさそうです．

❖ 和洋折衷の考え方

局所の皮膚に対する長時間の圧迫による局所循環不全が主な原因となり，皮膚が炎症や壊死を起こす異常が褥瘡であり，栄養状態が悪いと悪化因子となります．つまり，栄養が足りないエネルギー不足である気虚の状態に，循環が悪くて血液の流れが滞る瘀血の状態が加わって褥瘡が生じ，褥瘡部分から体液とともに栄養や水分が体外に逃げてしまう．それが新たな褥瘡の発生リスクになったり，治癒が遅れる要因になったりすると考えることができます．この悪い循環を断ち切る作用を備える漢方薬があると考えられています．十全大補湯や補中益気湯のような栄養状態を改善するとされる漢方薬が有効である可能性はあり得るでしょう．

❖ 症例のその後

高齢化が進み，体力の低下や認知症の進行に伴った栄養状態の悪化により，褥瘡が半年後に再発し，通常の褥瘡治療に加えて，ツムラ補中益気湯 3 包分 3（毎食前）とツムラ十全大補湯 3 包分 3（毎食前）を併用したところ，悪化を阻止することができ，ポケットは形成されないまま半年が経過した後，老衰で亡くなりました．

❖ まとめ

褥瘡に対する治療は西洋医学的な治療が中心で，そこに気力や栄養状態，免疫力を改善させる作用があると考えられている虚証の患者さん向けの漢方薬の併用が有効である可能性が期待できます．

❖ その他

皮膚科領域では，十分なエビデンスがあるかどうかは不明な疾患が多く，

多くの皮膚疾患の漢方治療はかなり難しいと思われます．

・顔面紅潮

黄連解毒湯は，裏（体の内部）に熱があり皮膚にも炎症があって，のぼせや赤ら顔，不眠，焦燥感，高血圧，鼻出血など，時に嘔吐などもある患者で皮膚炎によるかゆみが強い場合，特に顔面紅潮に有効とされます．全身にも有効ですが，冷やす作用があり，虚証や寒証の人に使うと危険で，普通の体力の人でも長期に漫然と使うべきではありません．漢方では体の表面を表，内部を裏といいます．

・乾燥性病変

白虎加朮湯は病初期で，実証タイプの人（証が実証の人）で口渇があり脱水し，汗が多く，ほてり感が強い患者の皮膚炎や蕁麻疹，尋常性乾癬の赤く充血した乾燥性病変に効果的ですが，石膏による冷やす作用があるため，長期使用には注意が必要です．

・慢性痒疹

消風散は，裏（体の内部）に熱があり，病気としての経過が慢性的でかゆみが強い皮膚疾患，つまり慢性痒疹に使われます．紅斑・浸潤・痂皮などが混在し，口渇がある患者に特に向いているといわれています．通年性に投与されることもありますが，夏場に悪化する症例に特に有効性が高いとされています．

・胃腸疾患や肝臓疾患などに伴う皮膚病変

茵蔯蒿湯は，自律神経失調，神経症，不安，不眠や蕁麻疹，皮膚掻痒症，痒疹，口内炎あるいは肝炎などで胃部から心臓や胸に熱が伝わるような感覚，口渇，便秘，腹満，頭部の発汗，胃部のつかえ感のある人に使用します．

大柴胡湯は，胸脇苦満など柴胡剤が合うとされる証や症状がある肝臓や胆嚢の疾患に伴う皮膚症状，高血圧・肩こり・耳鳴りなどを伴う慢性的な湿疹や蕁麻疹に有効であるとされます．

・化膿性疾患や皮膚化膿症

十味敗毒湯は，表が熱症で証が実証の人（実証タイプの人）の化膿性疾患や皮膚化膿症のような疾患の初期に使用します．柴胡剤の証の特徴である胸脇苦満のある人に特に効果がよく，蕁麻疹に効果的です．なお，化膿性疾患の場合は，この方剤に十全大補湯か黄耆建中湯を併用します．それでも遷延する場合には，桂枝茯苓丸加薏苡仁を併用します．

・ニキビのように炎症を伴う皮膚疾患

柴苓湯は，亜急性期から慢性期の始まり頃の皮膚疾患で，柴胡剤が合う胸脇苦満があり，体力が比較的ある人に向いています．浅黒い皮膚炎，手足の多汗症，痒疹，顔の脂漏性皮膚炎・湿疹やニキビに使用されます．また，帯状疱疹の初期に抗ウイルス薬と併用すると早期に改善します．

・浮腫の強い皮膚炎

越婢加朮湯は，急性期から亜急性期の実証タイプで体表に熱がある（表が熱証である）患者が主な目標となる方剤で，紅斑が強い浮腫のある皮膚炎，虫刺症，接触性皮膚炎，充血・浮腫・かゆみのある急性結膜炎，帯状疱疹，初期のケロイドなどに有効です．

・瘀血，末梢循環不全にかかわる皮膚疾患

桂枝茯苓丸は，瘀血（血液のめぐりが悪い，虚血の一種）を改善する代表的な方剤で，紫斑病・凍傷・うっ滞性皮膚炎・湿疹群・蕁麻疹・皮下出血・打撲創・尋常性ざ瘡・色素沈着などに使用されます．苔癬化がある場合に他の方剤と合方すると有効なことがあります．

通導散は，精神症状を伴わない瘀血，つまり，血液の流れの滞りが強い患者に対して使用する方剤で，腹部の筋肉に緊張があり下腹部に圧痛を伴う便秘があるのぼせやすい人の慢性化・苔癬化した皮膚炎や紅皮症などに効果が認められる症例が報告されています．

・更年期障害に合併した皮膚炎

当帰芍薬散は，体内が冷えて瘀血があり，水毒や下腹部の腹痛がある冷え症の患者が典型的な目標症例です．更年期障害と慢性皮膚疾患を同時に治療する方法として選択される方剤だと覚えるとよいかもしれません．

・慢性皮膚炎

温経湯は，体内が冷えて手足がほてり，虚証で慢性化した皮膚疾患で，口唇の乾燥・下腹部の冷えや腹部膨満感・肌荒れ・月経不順が目標となる症状で，思春期の女児にも有効です．手湿疹・角化型疥癬・湿疹・皮膚掻痒症に使用すると効果的なことがあります．乾燥に対しては温清飲（うんせいいん）や当帰飲子（とうきいんし）との併用がよいとされています．

・成人病に合併する皮膚炎

当帰飲子は，虚証・冷え症で乾燥が強く落屑が多いかゆみが強い患者に使用します．糖尿病や慢性腎障害，肝疾患などがある患者の原疾患の治療と併用するとかゆみの軽減に効果的です．この方剤に含まれている四物湯は，動脈硬化と乾燥性湿疹に効果的です．

・ウイルス性疣贅

ヨクイニンは，薏苡仁の製剤名で散薬と錠剤があり，ヒト乳頭腫ウイルス〔ヒトパピローマウイルス（human papilloma virus：HPV）〕に感染して生じる疣贅に対する治療効果が認められています．尋常性疣贅と扁平疣贅の双方に効果を示し，その臨床効果は両疾患の間で有意差はないとされています．ヨクイニンは人のNK（natural killer）活性細胞やMHC（major histocompatibility complex）非拘束性細胞傷害性T細胞の末梢血リンパ球サブセットの比率を上昇させることが報告されています．

19 乳児の肛門皮膚膿瘍

乳児の肛門皮膚膿瘍に対する漢方治療について教えてください！

乳児の肛門周囲の皮下にしばしば膿瘍が発生し，お母さんたちを悩ませることがあります．オムツの手当がよくないから，おしりがかぶれやすいという単純な図式で家族の年長者から責められて落胆する若いお母さんも皆無ではありません，

乳児の肛門は排便や排尿で汚染されやすいだけではなく，免疫機能が未熟で皮膚そのものもバリア機能が未熟ですから，皮膚炎やそれに続く膿瘍を完全に予防するのは困難であると思われます．肛門周囲膿瘍は，肛門陰窩に開口する肛門腺の細菌感染によって膿瘍が形成される，比較的日常的にみられる疾患です．

約 30％が同時多発または異時多発が認められます．基本的に圧迫による排膿療法により保存的に治療可能で，切開や抗菌薬の投与が不要です．なお，局所に明らかな波動を認める場合は，小切開による排膿が行われることもありますので，切開することは，お母さんが心をますます痛める要因になり得ます．このような症例や再発を繰り返す例に排膿散及湯（はいのうさんきゅうとう）や十全大補湯が有効な例があります．

症例 1

肛門周囲膿瘍を生後２カ月から繰り返す生後６カ月の男児．生後４カ月の初めに２回目の肛門周囲膿瘍に対して切開排膿を受け，一時は軽快したが，切開から６週を経過した時点で紹介転医受診されました．膿瘍周囲の皮膚は発赤し，切開された部分はやや茶色に変色しており，その周囲に広がる波動を認めました．再切開は避けたいとのお母さんの希望もあり，相談の結果，十全大補湯（0.2〜0.3 g/kg/日，分 2，朝夕の哺乳前）を処方し，4〜5 日ごとに来院して体重と経過を確認しながら処方を調整することにしました．２回目の受診で皮膚色の改善を認め，体重増加に合わせて処方量を増量し，約 25 日，総計６回の受診で治癒と判定し，その後，健診や予防接種による来院時に再発がないことを確認しました．

❖ 漢方の言葉に翻訳すると

体力が十分についていない，あるいは，免疫機能が発達途上にある乳児では，腹証にかかわらず，虚証扱いして十全大補湯で気である体力と血である免疫力を補おうという発想で，漢方薬を考えます．

処方決定への最短コース

- 乳児の肛門周囲膿瘍や痔瘻→十全大補湯
- 乳児の繰り返す慢性化した肛門周囲膿瘍や痔瘻→排膿散及湯

❖ 症例をふまえたポイント

通常の治療が効果不十分なときに漢方治療を行うことが少なくなく，乳児の肛門周囲膿瘍や乳児痔瘻には，排膿散及湯や十全大補湯を体重の増加に合わせて量を調節しながら継続使用する．十全大補湯（0.2〜0.3 g/kg/日，分 2）の数週間にわたる内服で治癒が促進されることが報告されており，これに先立って１週間の排膿散及湯（0.2〜0.3 g/kg/日）の内服を行うことを推奨する意見もあります．また，十全大補湯の効果が乏しい場合には，これらの漢方薬を併用することもあります．治療中の患児の体重増加に合わせて量を調整する必要があり，いずれの漢方薬も最大量は 0.4 g/kg/日です．少量の白湯で練り合わせて口腔に塗布することで，多くの乳児は内服可能であると考えられています．排膿散及湯はやや虚証から体力が中等度の人で，局所性の炎症により化膿している急性あるいは亜急性の疾患に用いることが多い処方です．

❖ 和洋折衷の考え方

肛門周囲膿瘍は，肛門陰窩に開口する肛門腺の細菌感染によって膿瘍が形成される，比較的日常的にみられる疾患です．皮膚の発赤，腫脹，圧痛によって診断されます．新生児期から乳児期に多く，女児よりも圧倒的に男児に多いといわれています．肛門周囲の３時と９時の方向に膿瘍が形成される症例が多く，約 30％が同時多発または異時多発が認められます．基本的には，圧迫による排膿療法により保存的に治療可能で，切開や抗菌薬の投与が不要です．ただし，局所に明らかな波動を認める場合は，小切開による排膿が行われることもあります．この疾患に対する漢方薬による治療は主に小児外科領域での臨床研究が進んでおり，排膿散及湯や十全大補湯が処方されることが増えているようです．筆者も乳児の肛門周囲膿瘍に十全大補湯が著効した症例を数例経験しています．

２歳を過ぎても瘻管が残存して再発を繰り返す場合は，瘻管に対する切開術または切除術を行います．また，乳児痔瘻にも十全大補湯が有効であるという臨床的エビデンスも知られており，よく使用されています．さらに，習慣性便秘を原因とすることが多い小児の肛門裂傷に漢方製剤である紫雲膏（しうんこう）が効果的であることも知られています．

❖ 症例のその後

再発を繰り返すことなく完治しました．ご家族で漢方薬ファンになられたようです．乳児でも嫌がらずに漢方薬を服用できたことも大きな要因になったと思われます．

❖ まとめ

すべての症例で，整腸剤やプロバイオティクスを投与して便性を整えると同時に，保護者に対して，肛門周囲の清潔維持の必要性を丁寧に説明する必要があります．

なお，排膿散及湯は歯肉炎や歯槽膿漏にも処方されることがあり，効果が確認されています．

❖ その他

・術後イレウスと漢方薬

術後の腸管運動障害による単純性イレウス・麻痺性イレウスは，腸管の血流障害や自律神経障害などさまざまな因子が関与すると考えられています．保存的にイレウス管の挿入による腸管内の減圧と腸管蠕動運動改善薬を投与する治療が一般的であると思われますが，現在では有効性に関するエビデンスが多数ある治療薬として，大建中湯が処方される症例が増えているようです．

小児外科領域では，術後の癒着性イレウスや術後早期の蠕動不全症例に対する大建中湯の有効性も認められています．また，直腸肛門奇形の術後における排便障害の改善例や慢性的な便秘の改善例も報告されています．

イレウスに対する大建中湯の改善効果は，腸管血流の改善が主な機序であると考えられています．イレウス再発予防として，イレウス管を使用して腸管に微温湯で溶かした大建中湯を直接投与する方法もしばしば行われています．

なお，既述のように，大建中湯は冷え症の傾向があり，高齢者の慢性的な便秘に対しても有効であることが知られています．

20 月経痛，月経困難症

月経痛や月経困難症に効く漢方薬はありますか？

婦人科領域では，当帰芍薬散，加味逍遙散，桂枝茯苓丸が瘀血を駆除するための「女性の三大処方」と呼ばれており，これに体力のある実証型の女性にふさわしいとされる瘀血を駆除する方剤である桃核承気湯の４剤をうまく使い分けることが秘訣であるとされています．婦人科領域の漢方薬は古くから研究されてきたといえそうです．

症例 1

高校２年生，身動きができなくなるほどの激しい月経痛が半年前から毎月あるとのことです．初経は中学校２年生の秋で，高校生になるまでは月経痛に困ることはなく，高校生になって定期的に月経が生じるようになってから次第に痛みが強くなり，腰まで痛くなるため歩くのもつらい，とのことで来院されました．月経があるとき以外は元気で体力には自信があるということでしたので，レギュラーユースで使える方剤を考えました．

処方は，ツムラ桂枝茯苓丸３包分３（毎食前）で，28日間と１回の月経周期分だけ処方して経過をみることにしました．本人と母親に「効果があれば，問題ない程度まで改善するまで長期処方可能です」と説明しました．

❖ 漢方の言葉に翻訳すると

体力中等度かやや強い女性で末梢循環障害（瘀血）に伴う動悸，足の冷え，子宮内膜症，高血圧症，月経痛，ニキビ，蕁麻疹などに有効で，気逆が重なる頭痛やイライラ，のぼせ，めまい，発汗などにも有効な漢方処方（方剤）を考えました．

処方決定のための最短コース

・体力が中等度かやや強い女性で末梢循環が悪い→桂枝茯苓丸

・体力が低下傾向で，顔色が悪く，冷えがある→当帰芍薬散
・虚弱体質もしくは疲労が蓄積している人で，不安や不眠，イライラが目立つ女性→加味逍遙散

❖ 症例をふまえたポイント

レギュラーユースの場合は，平素は元気な中学生や高校生あるいは大学生の月経痛に対しては，桂枝茯苓丸が第一選択薬になります．

虚弱傾向があり自覚的な冷え症や四肢末端の浮腫，肩こりなどがある場合には，当帰芍薬散を最初のレギュラーユースにします．

❖ 和洋折衷の考え方

鎮痛薬などの西洋薬だけでは効果が不十分な場合に，鎮痛薬としては，安中散や芍薬甘草湯の頓用で使用することが基本的な使用法です．

月経に随伴する生理的な下腹部痛や腰痛を月経痛といい，月経に随伴する病的症状が認められる場合を月経困難症といいます．月経困難症に伴う病的症状は，激しい月経痛，頭痛，嘔気，下痢，イライラなど多様なものがあり，QOLの低下を招きます．

子宮内膜症や子宮筋腫などの疾患が関与しない機能性月経痛は，月経周期が関係しており，分泌期の子宮内膜から産生されるプロスタグランジンによる子宮筋の収縮が原因と考えられており，ロキソプロフェンやインドメタシンなどの鎮痛薬が投与されます．漢方療法の鎮痛薬としては，安中散や芍薬甘草湯の頓用が有効であることが知られています．

漢方医学では，冷え症は特に女性にさまざまな症状を引き起こすものと考えられており，冷えを改善させて血行がよくなると月経不順や月経痛，更年期障害などの改善につながるとされています．手足など末梢循環の低下，つまり，瘀血が冷えに関与していると考えられています．したがって，漢方治療では月経痛や月経困難症，あるいは冷え症に対して，瘀血を改善する方剤が基本的な治療薬として処方されます．

イライラが目立つ月経痛の場合，血の道症として加味逍遙散を処方すると有効な例があり，特にやせ型で神経質な傾向がある中学生や高校生に有効です．

月経困難症は，分泌期に過剰産生されたプロスタグランジンとその代謝産物が月経時に循環血液中に大量に流入することで嘔気，嘔吐，下痢，頭痛，イライラなどの症状が出現することによって発症すると考えられています．子宮に器質的な疾患があると痛みが激しい月経痛も月経困難症も悪化することから，まず超音波検査や MRI などによって器質的疾患の有無を精査する必要があります．

器質的疾患が除外でき，機能性月経痛や機能性月経困難症であると診断され，鎮痛薬で疼痛コントロールが困難である場合や学業に支障をきたす場合には，機能性月経困難症として経口避妊薬と同じ成分を含む低用量エストロゲン・プロゲスチン配合剤（low dose estrogen progestin combination：LEP 製剤）を処方するのが西洋医学的治療として普及しています．LEP 製剤で改善が認められない場合，消化器疾患や泌尿器疾患および骨盤内炎症などの精査が必要であるとされています．

なお，月経困難症に対する漢方治療には，顔色が悪く冷え症だが胃腸は丈夫な場合には当帰芍薬散，体格が中等度以上で普段は元気な女性の場合には桂枝茯苓丸，月経前にのみ激しい腹痛がある実証型の場合は桃核承気湯，虚弱体質で月経期間中に痛みが持続する，あるいは月経終了前に痛みが増悪する場合は当帰建中湯がよいといわれています．

月経不順や不定愁訴あるいはイライラが目立つ肥満傾向のない女性では加味逍遙散が有効で，ホルモンのバランスを整える効果があるといわれています．

❖ 症例のその後

桂枝茯苓丸を飲み切った後，再診していただきましたが，飲む前の周期よりもかなり楽だったとのことで半年間続けたところ，ほぼ平気になったものの大学受験前でもあり，不安なのでもう半年くらい続けたい，とのことで大学 1 年生の春まで継続処方し，毎月受診されていましたが副作用なく経過し，中止しても月経痛への不安はなくなった，とのことでした．

❖ まとめ

平素は元気な中学生や高校生あるいは大学生の月経痛には，桂枝茯苓丸が第一選択薬であり，虚弱傾向があり自覚的な冷え症や四肢末端の浮腫，肩こりなどがある場合には，冷え症の第一選択薬である当帰芍薬散が処方されます．ただし，当帰芍薬散は胃腸が弱い患者に対しては不向きであるとされていますから，温経湯に変更するほうがよいかもしれません．下痢や腹痛などの胃腸症状が著しい場合には，十全大補湯を処方することもあります．

❖ その他

漢方薬や鎮痛薬が効果不十分な場合，受験や修学旅行など，どうしても生理痛を回避したいという時期に限って低用量ピルを月経周期に併せて処方することも必要になります．血栓症などの副作用は現実にはさほど多くないようですが，性的に女性を蔑視するような人々の「妊娠しないことを利用した売春や不純異性交友を助長するのではないかと危惧する」という意見は，時代遅れだと思います．

長距離列車の中で，月経痛で失神し尿失禁した女性を目の当たりにしたことがありますが，当事者の身になって考えるとそんな古臭い偏見は捨てるべきだと思う次第です．

21 月経前症候群，月経前気分障害

月経前症候群，月経前気分障害で不定愁訴がやたら多い症例はどうしましょう？

月経開始４日前以内に多様な精神症状と身体症状が認められる月経前症候群あるいは月経前気分障害の場合は，不定愁訴が多いやせ型の女性で愁訴がコロコロ変化する（逍遥する）患者が加味逍遙散の典型的な目標になると考えられています．月経前気分障害は月経前症候群の軽症型で，気分障害が主要症状に出ると考えてよさそうです．

主な精神症状は抑うつ，怒りの爆発，苛立ち，不安，混乱，社会からの引きこもりであり，身体症状は乳房痛，腹部膨満感，頭痛，手足のむくみなどが挙げられます．

極端な体力の低下した虚弱な女性には当帰芍薬散が適しています．加味逍遙散が合いそうな人で，顔などの筋肉がこわばるような人には抑肝散を選ぶか加味逍遙散と抑肝散を併用する方法もあります．心理的な興奮が目立ち，ヒステリー的な様相がある場合には，頓用で甘麦大棗湯を処方します．

症例 1

21 歳，初経年齢 12 歳，妊娠出産歴なし，未婚．イライラや寝汗，顔面紅潮，動悸，息切れ，手足の冷えと痛み，腹痛，発汗，食欲不振，意欲減退など不定愁訴が多いやせ型の女性が，「自分が自分で理解できない，私は精神異常者でしょうか？」と言って，泣きながら受診されました．話を聞くと「主に困っている自覚症状」のお話の内容がコロコロと変化し，とりとめのない話に聞こえました．症状が逍遥するわけです．そこで，西洋薬と漢方薬を併用することにしました．

ドグマチール®（50 mg） 3 錠

ツムラ加味逍遙散 3 包 分 3 毎食前または食間 14 日分

効果をみながら長期投与を行い，改善すれば適宜減量中止とする

14 日後に再診されましたが，「肩や胸のつかえがとれたようです」と内服の継続を希望され，1 カ月に 1 度受診していただくこととし，28 日処方に変更しました．

漢方の言葉に翻訳すると

気逆によるイライラや起伏が激しい感情の変化や息切れなどの精神症状や瘀血による動悸や寝汗などを主訴とするやせ型の体力が低下傾向にある，つまり，虚証傾向がある女性のお話がコロコロ変化する，つまり，お話の内容が逍遥するので加味逍遙散を選びました．

処方決定のための最短コース

- 比較的虚弱な女性のイライラやいろいろな不定愁訴で季肋部に圧痛あり→加味逍遙散
- 虚弱で顔色が悪く，冷えがあるが，季肋部に圧痛はない→当帰芍薬散
- がっしり型で丈夫な女性の精神症状が目立つ場合→桃核承気湯
- 体力が中等度かやや強い女性で末梢循環が悪いが，精神症状は穏やか→桂枝茯苓丸

❖ 症例をふまえたポイント

不定愁訴が多いやせ型の女性で愁訴がコロコロ変化する場合は，まず加味逍遙散を試みます．季肋部に圧痛（胸脇苦満）があれば，さらに効果が期待できます．

また，かなり虚証で，色白，冷え，虚弱体質，身体がむくみやすく頭痛・肩こり・めまいが多い場合には当帰芍薬散が第一選択薬です．

不安神経症がある場合や感情の起伏が激しい場合には，甘麦大棗湯を追加します．他方，実証タイプで精神症状が強く，体力がある人には桃核承気湯が第一選択薬です．

❖ 和洋折衷の考え方

この疾患には，薬物療法とカウンセリングが必要であると考えられています．標準的な薬物療法は黄体ホルモン抑制を目的とした経口避妊薬を用いた排卵抑制と選択的セロトニン再取り込み阻害薬（SSRI）投与があります．現時点では，経口避妊薬は月経困難症として保険適用があります．SSRIは自殺が増加する可能性があると添付文書に記載されているものが多く，処方後は患者の言動に注意する必要があります．漢方薬には，このような副作用はないと思われます．

月経前症候群に対する加味逍遙散など上記の漢方薬による治療効果は，経口避妊薬やSSRIを使用した場合と遜色がなく，約59％に有効であったという報告[1)]があります．

❖ 症例のその後

再診から半年間通院された時点で，体力に自信がつき冷え症が改善したと話され，さらに1年が経過した時点で，自らそろそろ服薬を中止して様子をみたいと言われましたので，治療終了としました．その後，感冒などの症状で漢方薬を希望して来院されるものの，2年以上経過しても再発を認めていません．

「あれ以後は調子がよく，この春に結婚することになりました」

と笑顔で報告してくださいました．

まとめ

- 不定愁訴が多いやせ型の女性で愁訴がコロコロ変化する場合は，まず加味逍遙散．
- かなり虚証で，色白，冷え，虚弱体質，身体がむくみやすく頭痛・肩こり・めまいが多い場合には当帰芍薬散が第一選択薬．
- 不安神経症がある場合や感情の起伏が激しい場合には，甘麦大棗湯を追加する．
- 実証タイプで精神症状が強く，体力がある人には桃核承気湯が第一選択薬！

その他

甘麦大棗湯は，不安神経症や脅迫症あるいはパニック障害などにも使用されます．不安などの精神症状が発作的に出現する場合や突然に涙もろくなり，なんとなく悲しい気分になるときにも頓用として服薬すると著効することがあります．ただし，甘草を含むため偽性アルドステロン症や下肢の薬剤性浮腫など副作用が出やすいので，連用する場合には1日2～3回，1回1包とし，週に4～5回程度の頓用であれば1回に1～2包とするほうが安全であると思われます．併用する薬剤に甘草が含まれている場合は，さらに注意が必要です．

実証タイプ傾向で比較的体力がある人は桂枝茯苓丸を処方することが多いようです．より実証タイプで精神症状が強く，体力がある人には桃核承気湯が第一選択薬です．

参考文献

1）小川真里子，高松　潔：月経関連症候群と漢方療法．産婦人科漢方研究のあゆみ（33）：17-22，2016．

22 ホットフラッシュ，更年期障害

ホットフラッシュや更年期障害に効く漢方薬はありますか？

婦人科領域では，当帰芍薬散，加味逍遙散，桂枝茯苓丸が瘀血を駆除するための「女性の三大処方」と呼ばれており，ホットフラッシュや更年期障害に対しても頻用されています.「芍薬散は頭痛に，加味逍遙散は不眠に，桂枝茯苓丸は高血圧に」を合言葉にすると更年期障害の治療はうまくいくことが多いようです.

症例 1

50 歳の比較的体力のある，がっしりした体格の女性が半年前から続くホットフラッシュで悩んでいると来院されました．肩こりもひどく，舌の色も青紫系で末梢循環不良を思わせる色調でした．これらの所見と症状から，桂枝茯苓丸を選びました．

ツムラ桂枝茯苓丸　3 包　分 3　毎食前　28 日間を処方したところ，肩こりが改善したと来院され，経過をみながら長期処方していくことにし，月 1 回の受診としました．3 カ月目から月経時の気分不良が改善し，6 カ月目にホットフラッシュは改善しましたが，その後も希望により継続しました．

❖ 漢方の言葉に翻訳すると

体力があり（体質が実証)，明らかな症状がある（症状が実証）瘀血による異常を主体とする患者さんであり，精神症状（気の異常）は目立たない女性であり，桂枝茯苓丸を選びました.

処方決定のための最短コース

・体力が中等度かやや強い女性で，末梢循環が悪いが精神症状は穏やか→桂枝茯苓丸
・不定愁訴が多いやせ型の女性で愁訴がコロコロ変化する場合→加味逍遙散

・虚証で，色白，冷え，虚弱体質，からだがむくみやすく頭痛・肩こり・めまいが多い→当帰芍薬散
・がっしり型で丈夫な女性の精神症状が目立つ場合→桃核承気湯

❖ 症例をふまえたポイント

ホットフラッシュのある肩こりなどがあって瘀血を伴う女性や，体力が比較的あり汗が多く，やや高血圧傾向のある女性には桂枝茯苓丸が第一選択薬になります．

❖ 和洋折衷の考え方

顔がのぼせる・ほてる，いわゆるホットフラッシュは更年期障害の症状として有名で，その原因は神経細胞から血管拡張作用をもつ化学物質が分泌される[1)]ことだという説が知られています．ホットフラッシュに対する効果が高い治療法としてホルモン補充療法（hormone replacement therapy：HRT）が推奨されていますが，乳がん患者や血栓症患者には実施できません．そこで，桂枝茯苓丸や桃核承気湯，加味逍遙散などの漢方薬が使われます．

桂枝茯苓丸や加味逍遙散の有用性[2)]は複数報告されています．桂枝茯苓丸はホットフラッシュや発汗に加え，肩こりなどの慢性疼痛がある場合に選択され，加味逍遙散はホットフラッシュや発汗にイライラや不眠などの精神神経症状があるときに選択されます．桂枝茯苓丸が適切に思える人に便秘があれば，桃核承気湯を選択するほうが効果的だとされています．赤ら顔で全身が熱いときは黄連解毒湯が選択され，のぼせ感が主体で手掌や足底にもほてり感があれば六味丸を選択します．現時点では，加味逍遙散が更年期障害に対する第一選択薬的な立ち位置にあるのかもしれません．

高度なホットフラッシュを示す女性では血液中のインターロイキン 8（interleukin-8：IL-8）濃度が有意に高く，エストロゲンの経皮投与や加味逍遙散あるいは桂枝茯苓丸でホットフラッシュが改善する症例では，IL-8 濃度が有意に低下し，更年期障害で不安や抑うつなどの精神症状がある場合には血中インターロイキン 6（IL-6）濃度が有意に高く，加味逍遙散がこのような症状を緩和させると IL-6 も有意に減少します．エストロゲンの経皮投

与と桂枝茯苓丸の内服は，動脈硬化の初期に関与するMCP-1（monocyte chemoattractant protein-1）を有意に減少させることも知られています．つまり，これらの漢方薬は更年期障害の改善と同時にサイトカイン分泌を抑制し，閉経後に増加する動脈硬化性疾患の発症を抑制する可能性がある[3)]と考えられています．

❖ 症例のその後

約1年半通院されてホットフラッシュはなくなりましたが，その後は軽症の高血圧のため通院を継続されています．

❖ まとめ

ホットフラッシュは証に合わせて，桂枝茯苓丸や桃核承気湯，加味逍遙散などから選びます．桂枝茯苓丸や桃核承気湯は実証，加味逍遥散は虚証に適しているとされています．ざっくり考えると体力の強さが基準になるということですね．

当帰芍薬散は頭痛に，加味逍遙散は不眠に，桂枝茯苓丸は高血圧に使う，と覚えると効果的に使えるという考え方もあります．

❖ その他

更年期女性の頭痛はうつと関連しており，当帰芍薬散で頭痛とうつが同時に改善することが多いとされています．また，腹部が軟らかく水振音のある腹痛にも効果的です．

加味逍遙散は，不眠などの精神症状が目立つ更年期障害で，体力があり，胸脇苦満がある女性の不眠に特に効果的だとされています．

桂枝茯苓丸は，高血圧または血圧が高めの更年期障害に効果的で，更年期障害の改善とともに血圧も改善するとされています．

これらの臨床報告はすでにいくつかなされていますが，他にも更年期障害に対して処方される方剤があるので，以下にまとめておきます．

当帰芍薬散と加味逍遙散の中間的な性質のある柴胡桂枝乾姜湯は，体力が弱く貧血気味の神経症状が目立つ場合に使用します．温清飲は，皮膚の色つやが悪く乾燥している体力のある女性に用います．五積散（ごしゃくさん）

は，体力があり冷えと腰痛・関節痛を訴える女性向きであるとされています．通導散は，体力がある便秘がちの女性の更年期障害に用います．温経湯は，手足のほてりと口唇の乾燥が主な目標です．三黄瀉心湯は，のぼせやすい精神症状が目立つ便秘のある女性の更年期障害に処方します．

漢方を使うならこのタイミング！

月経過多

・初期から芎帰膠艾湯（きゅうききょうがいとう）が第一選択薬
・貧血があれば，十全大補湯を追加処方する

処方例）毎月のように月経過多があり，子宮筋腫などの基礎疾患がない女性
ツムラ芎帰膠艾湯　3包　分3　毎食前　出血がある時期のみ　7日間　処方
ただし，偽性アルドステロン症の出現に注意が必要です

月経血で下着がよく汚れてしまい，体動時に動悸があり，ふらつきがあり，体がだるい，などで外出意欲が出ない，という場合には月経過多を考えます．子宮筋腫や子宮内膜症，子宮腺筋症などの器質的疾患がある場合と器質的疾患がない場合に分けられます．器質的疾患があれば，まずその疾患を治療すべきです．

月経過多に対する治療の第一選択薬は経口避妊薬や低用量エストロゲン・プロゲスチン配合剤（LEP製剤）を使用しますが，後者には保険適用はなく，月経困難症として加療されているのが現状のようです．止血剤としてトラネキサム酸を月経前から投与する，レボノルゲストレル放出子宮内システムであるミレーナ®の子宮内留置なども行われます．

漢方薬では，止血作用があるとされる芎帰膠艾湯が使用されます．ミレーナ®留置による不正出血にもこの方剤が使われます．ただし，この方剤には痔出血にしか保険適用がありません．貧血に伴う倦怠感などに対しては十全大補湯を使用します．

漢方を使うならこのタイミング！

子宮筋腫

・西洋医学的治療が無効な場合に桂枝茯苓丸，桂枝茯苓丸加薏苡仁が使用されます

処方例）**ツムラ桂枝茯苓丸　3包　分3　毎食前　14日間**
経過観察をして長期処方も可能です．ただし，手術療法が第一選択ですね

子宮筋腫は女性の25～50%に認められる疾患で，月経過多や月経困難症を引き起こすことで女性のQOLを低下させます．西洋医学では薬物療法が婦人科医によって行われますが，それが無効な場合には手術が選択されます．漢方医学では，子宮筋腫は瘀血が原因であると考えられており，瘀血を取り除く作用をもつ駆瘀血剤と呼ばれる桂枝茯苓丸，桂枝茯苓丸加薏苡仁が使用されます．後者は桂枝茯苓丸の作用強化版といえる方剤で，桂枝をより多く含有し，薏苡仁が追加されています．

漢方を使うならこのタイミング！

妊娠悪阻

・小半夏加茯苓湯が第一選択薬！

処方例）**初妊婦の悪阻　小半夏加茯苓湯　1包　頓用　1日2～3回　数日間**
または　7.5 g　分3　毎食前　7～10日間

悪阻，つまり妊娠による"つわり"は，軽症では治療対象にはなりません．QOLが低下するレベルになるとプリンペラン®（10 mg筋注・静注）が使用されることがありますが，ビタミンB_6製剤やB_1製剤も使用されます．漢方薬としては，小半夏加茯苓湯の冷水による服用は効果的であるといわれています．六君子湯という方剤は，小半夏加茯苓湯（半夏，茯苓，生姜を含む）に人参，陳皮，大棗を加えたものであり，メンタル面のサポートが特に必要であると考えられています．これらの漢方薬（方剤）は妊娠とは無関係な嘔気・嘔吐にも使われます．

漢方を使うならこのタイミング！

妊婦の感冒

・初期なら桂枝湯が代表的だが，他の方剤も体力に合わせて使用可能である

処方例）**妊娠５カ月の妊婦の普通感冒　参蘇飲　３包　分３　毎食前　４日間**

妊婦に対する薬物療法で注意すべきことは，器官形成期における催奇性および薬物自体の胎児への影響です．ただし，インフルエンザ罹患時の抗インフルエンザウイルス薬の処方は，利益が不利益を上回るとして一般的には処方が行われています．

体力のある妊婦であれば，初期に限定して葛根湯を自然発汗が認められるまでの１～２日間投与することは問題ないとされています．妊婦は体力がない虚証が多いという理由で，基本的には第一選択薬は参蘇飲です．妊娠悪阻に使われる小半夏加茯苓湯の生薬である半夏，茯苓，生姜が参蘇飲に含まれ

column：妊婦・授乳婦と漢方薬

妊娠時における薬物治療では，母胎に対する副作用のほか，胎児に対する影響も考慮する必要があります．妊娠 4～7 週までが奇形が起きやすいと考えられる器官形成期ですが，催奇性を含めて妊娠に関する漢方薬の副作用は今のところありません．

流早産の危険度が高いと想定されている芒硝（ぼうしょう）のような生薬が入った漢方薬の処方は回避すべきであると思われます．子宮収縮作用があるとされる生薬には芒硝のほか，大黄，桃仁（とうにん），牡丹皮（ぼたんぴ），紅花（こうか）という生薬は流早産に関する注意喚起がされています．具体的には大柴胡湯，乙字湯，大黄牡丹皮，潤腸湯，治頭瘡一方（ぢづそういっぽう）が挙げられます．

また，大黄は母乳に移行することで乳児に下痢を起こす可能性が示唆されており，慢性的な授乳婦の服用によって乳児に下痢が起こり得るとして慎重に投与すべきであると考えられています．基本的には大黄は投与しないことが望ましいと思われます．その他にも母乳に成分が分泌される生薬として，大棗，甘草，桂皮，生姜があります．これらの生薬を多く含むことを理由に授乳婦には慎重投与すべき漢方薬として，通導散，大黄甘草湯，桃核承気湯，防風通聖散，調胃承気湯などがあります．

ていますから，胃にもやさしいと考えられています．

葛根湯から麻黄と葛根を抜いた生薬の構成になっている桂枝湯も既述のように妊婦や虚証の人に有効な感冒薬ですが，咳が主症状の場合には麦門冬湯も有効であるとされています．不安の強い妊婦には桂枝湯が精神的な安定をもたらす可能性が期待できます．

漢方を使うならこのタイミング！

乳腺炎

産褥婦に多くみられますが，軽症なら搾乳や授乳の積極化によって改善します．それでも悪化する場合には葛根湯が効果的で早期投与がうまくいくコツです．なお，乳腺やその周囲に熱感がある場合には，貼付型冷却剤（冷却シート：商品名“冷えピタ®”）などを併用すると疼痛の緩和に効果があることが知られています．ただし，貼付型冷却剤には発熱に対する効果はないようですね．

⊙ 参考文献

1) Chen JT, Hirai Y, Seimiya Y, et al：Menopausal flushes and calcitonin-gene-related peptide. Lancet 342（8862）：49, 1993.

2) Yasui T, Matsui S, Yamamoto S, et al：Effects of Japanese traditional medicines on circulating cytokine levels in women with hot flashes. Menopause 18（1）：85-92, 2011.

3) 安井敏之：更年期と漢方　更年期におけるサイトカインと漢方．最新女性医療 5(2)：66-72，2018.

23 尿路感染症

膀胱炎や腎盂腎炎などの尿路感染症に漢方薬は使えますか？

尿路感染症には急性・慢性の区別のほか，細菌性と非細菌性という病因による分類もあり，基礎疾患のない単純性と基礎疾患がある複雑性に分類することもあります．細菌性尿路感染症には抗菌薬が第一選択薬ですが，血尿を早期に抑えたり，頻尿のような膀胱刺激症状や尿道刺激症状を改善させるのにも漢方薬が有効なこともあります．性感染症に伴う尿路感染症様症状や性感染症への心配で不安が強い人にもしばしば漢方薬は有効です．

症例 1

24歳女性で夏休みに友人たちと海水浴に訪れたところ，最初に海水浴をした翌朝から上気道炎様症状を伴う出血性膀胱炎症状にて来院．尿沈渣ではRBC＞100/HPF，WBC 4～9/HPF，Bact.（−）であり，非細菌性出血性膀胱炎と診断して，不安，腹痛，頻尿，肉眼的血尿の改善に以下の処方を行いました．内服開始2日目から肉眼的血尿がなくなり，微熱が残りました．5日目には完治していました．

ツムラ猪苓湯　3包　分3　毎食前　5日間
発熱があればカロナール®（300 mg）1錠を頓用で併用

❖ 漢方の言葉に翻訳すると

腹痛，頻尿，肉眼的血尿という猪苓湯の証を示す患者さんで，不安もあることから猪苓湯が効果が期待できるアデノウイルスなどによるウイルス性出血性膀胱炎を考えました．

処方決定のための最短コース

・体力に関係なく，血尿，頻尿，残尿感，排尿痛，排尿時不快感に不安や浮腫を伴う→猪苓湯

・体力が低下傾向にあり，頻尿や排尿時中，血尿などの排尿異常→五淋散
・体力中等度以上で，頻尿や排尿時中，血尿などの急性排尿異常→竜胆瀉肝湯（りゅうたんしゃかんとう）
・頻尿，残尿感，排尿痛があり，慢性化しており，皮膚乾燥→猪苓湯合四物湯（猪苓湯と四物湯を 1：1 の割合で混ぜた物）
・比較的体力が低下している人で，頻尿や残尿感がありイライラする場合→清心蓮子飲（せいしんれんしいん）

❖ 症例をふまえたポイント

細菌感染症ではないことを確認し，対症療法的に尿路出血を改善する効果があるとされる猪苓湯を選択しました．もちろん，細菌性尿路感染症にも抗菌薬と併用してもいいのですが，自覚症状が尿路への明らかな刺激症状が中心である場合に処方を考慮します．

❖ 和洋折衷の考え方

尿路感染症には急性・慢性の区別のほか，細菌性と非細菌性という病因による分類もあり，基礎疾患のない単純性と基礎疾患がある複雑性に分類することもあります．

小児では急性細菌性膀胱炎が最も多く，膀胱尿管逆流や水腎症，神経因性膀胱，重複尿管など尿路に先天的な異常があって起きる複雑性膀胱炎や脳性麻痺などに伴って生じる複雑性膀胱炎もあり，複雑性膀胱炎はしばしば反復したり，慢性化したりすることがあります．また，尿意切迫感や尿失禁を伴う機能障害性排尿や便秘も膀胱炎などの尿路感染症の原因になります．一般的には，高熱が出るのが腎盂腎炎である場合が多いようです．

薬剤性膀胱炎やウイルス性出血性膀胱炎がみられることがありますが，放射線性膀胱炎や抗がん剤による薬剤性膀胱炎や出血性膀胱炎にも注意が必要です．

細菌性尿路感染症の治療は抗菌薬の投与です．細菌性膀胱炎で高度の肉眼的血尿をきたすことはきわめてまれだとされています．普段は元気な小児が突然の新鮮な肉眼的血尿を伴う膀胱炎を発症すれば，ウイルス性出血性膀胱炎と診断してよいと記載されている泌尿器科の教科書もあり，治療は十分な

水分摂取のみでよく，多くの場合は予後良好で1～2週間で自然に軽快するとされています．ただし，疼痛あるいは頻尿や残尿感，血塊の排泄などがある場合はトラネキサム酸（トランサミン®）などの止血剤や鎮痛薬を投与します．

漢方薬は成人と小児で使い方は同じです．猪苓湯，五淋散，竜胆瀉肝湯の順に血尿を改善させる効果が強いことが知られています．排尿痛など排尿障害が強い場合には竜胆瀉肝湯が最も有効ですが，実証タイプで手足が温かい人に向いているといわれています．五淋散は中間証で手足が温かい人向きです．虚証の人では手足が温かい人には六味丸，手足が温かくない人には八味地黄丸が処方されます．猪苓湯はすべての証で使えます．

これらの漢方薬は，ウイルス性出血性膀胱炎のほか，慢性的な尿路感染症や再発を繰り返す複雑性尿路感染症あるいは抗菌薬の効果が得られない細菌性尿路感染症に対しても処方されます．なお，猪苓湯は細菌性尿路感染症であっても，頻尿や残尿感，下腹部不快感や排尿時痛を訴える場合には，血尿がなくても処方されることが少なくなく，しかも証にこだわることなく処方できるとされており，抗菌薬と併用することもあります．

❖ 症例のその後

5日間の内服で完治し，以後に再発は認められませんでした．

❖ まとめ

筆者は抗菌薬の効果がなかった明らかな細菌性慢性膀胱炎に猪苓湯が著効して，患者さんに感謝された経験が何回かあります．正直なところ，これは驚きの経験でした．

非感染性の膀胱刺激が持続する患者もいます．その場合，証によって五淋散，猪苓湯，猪苓湯合四物湯，八味（地黄）丸を処方すると改善することが少なくありません．

❖ その他

泌尿器科領域にもさまざまな場面で漢方薬が使えることがあり，その概要を以下に簡単にまとめておきます．

漢方を使うならこのタイミング！

陰嚢水腫（精巣水腫・精索水腫）

・自然治癒傾向がないときに五苓散と防已黄耆湯のどちらか，または併用が効果的であるが，手術が行われることが多い

処方例）生後 6 カ月男児の陰嚢水腫

ツムラ五苓散　1 包　分 2　朝夕の哺乳前　14 日間

陰嚢内に水腫ができるものを陰嚢水腫といい，精巣の周囲に水分が貯留した精巣水腫と精索の周囲に水分が貯留した精索水腫に分類されますが，陰嚢全体に水腫が及ぶこともあり，小児では乳児に多く，片側性も両側性もあります．

年齢が小さいほど自然治癒することが多く，乳児の約 90%，幼児の約 60%，学童の約 30%が自然治癒します．経過観察中に自然治癒が見込めないと判断された症例は，手術が行われます．学童期では小さい水腫以外は原則的に手術が行われるようです．

漢方薬としては，五苓散や防已黄耆湯が使用されることがあります．この方剤に使われている朮は，日本では蒼朮であることが多く，白朮が使用されている製剤は入手が困難です．白朮は利水効果がより強く，味も辛味が少なく飲みやすいので白朮を含むを合方するとより効果が期待できるといわれています．

防已黄耆湯は，蛋白質と糖がメイラード反応によってできる糖化産物である AGEs（advanced glycation endproducts）と呼ばれる物質を減少させる効果があることが薬理学的に確認されており，糖尿病における腎機能低下を抑制し，血清クレアチニン低下効果が示されており，糖尿病がある中高年者の膝関節痛にも効果的です．

漢方を使うならこのタイミング！

夜間頻尿

・抑肝散が第一選択薬であり，初期から使うことが多い

処方例）70 歳のイライラがある男性の夜間頻尿

ツムラ抑肝散　3 包　分 3　毎食前　14 日間　経過をみて 4～6 週

間継続

必要なら長期投与も可能

中年以上，特に高齢者では男女とも夜間中途覚醒に伴う夜間頻尿を訴える頻度が高くなることはよく知られていますが，睡眠薬を処方するよりも抑肝散を12週間程度投与するほうが有効です．抑肝散は，脳内でセロトニン神経系とグルタミン酸神経系の働きを調整する作用があることが示唆されており，この作用によって夜間中途覚醒を抑制し，夜間頻用を改善する可能性が考えられています．また，喉の渇きが原因で多飲傾向のある頻尿患者には，口腔内の渇きを潤す白虎加人参湯が有効なことがあります．

漢方を使うならこのタイミング！

過活動膀胱

・西洋薬だけでは効果がないときに併用を考慮する

・猪苓湯，竜胆瀉肝湯が第一選択薬である

・軽症の過活動膀胱で，精神的に不安定な人は，五淋散や清心蓮子飲が単独で効果が期待できるとされる

・冷え性・冷え症が関与している症例では，苓姜朮甘湯，真武湯，八味（地黄）丸，牛車腎気丸も効果が期待できる

処方例）緊張すると頻尿になることがある不安の強い若年成人

ツムラ五淋散　3包　分3　毎食前　14日間　経過をみて長期処方可

偽性アルドステロン症に注意すること

尿失禁の有無にかかわらず，尿意切迫があり，頻尿・夜間頻尿を伴う感染症や器質的疾患のない排尿障害を示す症候群が過活動膀胱です．抗コリン薬が有効な症例が多く，頻度は40歳以上の10～15％で，切迫性尿失禁は約半数にみられるとされています．神経因性過活動膀胱と非神経因性過活動膀胱があり，加齢によってどちらも増加します．

過活動膀胱診療ガイドラインに沿った過活動膀胱症状スコア（overactive bladder symptom score：OABSS）で，尿意切迫感が2点以上で全体で3

点以上が診断基準として推奨されています．症状としては，朝から寝るまでの排尿回数は 7 回以下は異常なしと判定し，寝てから朝の起床までの排尿回数はそのまま点数となりますから，夜間に尿意で慌ててトイレに駆け込むことが 3 回以上あれば過活動膀胱と診断してよいことになります．その他の症状として，尿意切迫感および切迫性尿失禁の回数が評価される診断基準になっています．

治療は，理学療法による骨盤底筋体操，排尿日誌による病態把握を兼ねた飲水調整，薬物療法であり，抗コリン薬（ポラキス®，バップフォー®，ベシケア®，ウリトス®，トビエース® など）の錠剤や貼付薬（ネオキシ® テープ）が使用されます．抗コリン薬は唾液分泌量が減少するため口渇が起こりやすいことが知られています．また，便秘が起こりやすいほか，残尿が増えます．そのため，残尿感，排尿困難，頻尿が出現する場合には，残尿量を実測する必要があるとされています．β_2作動薬であるベタニス® 錠は，抗コリン作用のような副作用はありませんが，効果はやや劣るとされています．残尿がある場合にはベタニス® 錠が安全かもしれないと記載されている文献もあります．

過活動膀胱に対する漢方薬は，猪苓湯，竜胆瀉肝湯など膀胱炎に効果があるとされる方剤がすべて使用可能で，特に精神不安改善作用がある五淋散や清心蓮子飲は軽症症例には単独で効果が期待できるといわれています．

冷え性・冷え症が関与している症例では，苓姜朮甘湯，真武湯，八味（地黄）丸，牛車腎気丸も効果が期待できます．特に，真武湯や八味（地黄）丸あるいは牛車腎気丸は高齢者で冷えが強い虚弱な人に有効だとされています．清心蓮子飲は牛車腎気丸の効果がない症例や神経質で不安の強い心因性と考えられる頻尿に有効な場合があります．

漢方を使うならこのタイミング！

腹圧性尿失禁

- 西洋薬だけでは効果がないときに併用を考慮する
- 西洋薬と併用する形で証に応じて，補中益気湯，真武湯，桂枝茯苓丸から選択される

処方例）**スピロペント®（10 μg）2 錠　分 2**

ツムラ真武湯　2包分2　朝夕の食前　28日間　経過をみて増量や長期投与可

咳やくしゃみ，笑うなどで腹圧がかかったときに生じる尿失禁を腹圧性尿失禁と呼び，問診によって診断されます．骨盤底筋体操や理学療法による膀胱訓練のほか，β_2刺激剤であるスピロペント®を処方しますが，副作用として動悸や高血圧があり，慎重な投与を行う必要があります．また，バップフォー®が効果を示す症例があるとされますが，この病名では保険適用がありません．三環系抗うつ薬のトフラニール®が効果を示すことがありますが，便秘や口渇に注意が必要です．薬物療法が無効ならスリング手術が行われます．

漢方薬治療としては，補中益気湯，真武湯，桂枝茯苓丸が使われます．また，麻黄附子細辛湯は，朝・夕の2回投与により麻黄がもつエフェドリンの血圧への影響を抑えつつ，そのエフェドリンの作用によって失禁を改善させることが報告[1)]されています．

漢方を使うならこのタイミング！

前立腺肥大症

・八味地黄丸，六味丸，牛車腎気丸を証に応じて初期から投与してよい
・第二選択薬は，猪苓湯，五淋散，竜胆瀉肝湯，清心蓮子飲，猪苓湯合四物湯

処方例）寒がりで比較的虚弱な高齢者の前立腺肥大症
ツムラ牛車腎気丸　3包　分3　毎食前　28日間　経過をみて長期処方可

前立腺の肥大は30代から始まるとされており，60歳前後から排尿困難などの症状を呈する前立腺肥大症を発症します．男性ホルモンの影響であり，多くの男性に発症する疾患であると考えられます．残尿量の増加，頻尿，排尿困難，失禁などの症状が認められます．

α_1遮断薬であるハルナール®，ユリーフ®，フリバス®などや5α還元酵素阻害薬であるアボルブ®などが使用されます．アボルブ®は血清PSA（prostate-specific antigen：前立腺特異抗原）を低下させる作用があるため，投与開始前に血清PSAを測定しておくなど，前立腺がんの有無を評価しておく必要があります．また，抗アンドロゲン薬のプロスタール®，パーセリン®が使用されます．これらの薬剤も血清PSAを低下させ，性欲減退や性機能障害，女性化乳房を引き起こす可能性があります．ホスホジエステラーゼ5（phosphodiesterase 5：PDE5）製剤であるザルティア®や植物製剤であるセルニルトン®なども使用されることがあります．

漢方薬では，八味地黄丸，六味丸，牛車腎気丸，猪苓湯，五淋散，竜胆瀉肝湯，清心蓮子飲，猪苓湯合四物湯が有効ですが，保険適用に前立腺肥大症がない方剤もあり，メーカーごとに注意が必要です．西洋薬と併用することもあります．

漢方を使うならこのタイミング！

前立腺炎

・証に応じて初期から竜胆瀉肝湯，猪苓湯，五淋散を抗菌薬と併用して症状を軽減する
・長引く場合には，牛車腎気丸とアドナ®を併用することもある

処方例）体力が中等度以上の中年男性の前立腺炎
ツムラ竜胆瀉肝湯　3包　分3　毎食前　7日間　必要に応じて14日間

前立腺炎は，細菌性と非細菌性のいずれも誘因として前立腺のうっ血を生じる長時間の自動車運転，乗馬などの会陰部への圧迫，飲酒，性交，尿道へのカテーテル留置などが挙げられます．急性および慢性の細菌性前立腺炎と非細菌性前立腺炎の4つの群に分類されます．慢性前立腺炎が多いとされています．

治療は，一般的にはニューキノロン系の抗菌薬が第一選択薬です．重症例では培養検査が行われますが，一般的には検査を行わずに抗菌薬が投与されることが多いようです．抗菌薬にセルニルトン®が併用されたり，骨盤内うっ血を改善する目的でアドナ®が処方されたりすることもありますが，アドナ®は血尿などの病名がないと保険適用はないようです．

column：性感染恐怖症や新型コロナウイルス感染恐怖症と漢方薬

筆者は，風俗店が比較的近い場所に集まっている関西の複数の街中にある病院の内科外来を担当した経験があります．生まれて初めて風俗店に出かけた男性や風俗嬢になった女性がHIV感染症や淋病などの性感染症を心配して内科や泌尿器科を受診することは少なくありません．検査で問題がないにもかかわらず複数の医療機関を受診して，検査を繰り返し受ける患者もいます．そんな場合に効果的な漢方薬が，柴胡加竜骨牡蛎湯や桂枝加竜骨牡蛎湯です．前者は体力のある人向き，後者は体力が低下している人向きです．どちらも効果が不十分な場合には，釣藤散を処方します．

風俗嬢ではなくても，女性が見知らぬ男性とオーラルセックスをした後に咽頭の違和感などさまざまな症状を訴えて受診した場合，口内所見や検査所見に異常がないことを確認してから半夏厚朴湯を処方すると速やかに改善することもあります．この話題は，すでに感染症の周辺症状として記載しましたが，同様の症例は男女ともにあります．

どちらの場合も，売春・買春・不倫などに対する罪悪感や性感染症に対する過剰な不安からくる身体表現性障害の一種であると思われますが，こういう場合にも漢方薬が効果を示す点は，すごいと思います．コロナ恐怖症も新型コロナウイルス（COVID-19）に対する過剰な不安からくる身体表現性障害の一種であると思われる呼吸困難感や動悸，表現できない胸の不快感などを主訴に受診してくる例がありますが，そのような症例で新型コロナウイルスPCR検査が陽性になった症例を筆者はみたことがありません．また，新型コロナウイルス感染症が治癒した後にも抜毛症や，身体表現性障害の一種であると考えられる心気症あるいは不安神経症と診断される人がいるようです．これらに対しても半夏厚朴湯や温清飲，黄連解毒湯，加味帰脾湯，加味逍遙散，桂枝加竜骨牡蛎湯，柴胡加竜骨牡蛎湯などを症状や実証か虚証かを考えて処方すると有効な症例があるかもしれません．

新型コロナウイルス感染症に対する不安が強く「PCR検査を受けて陰性でしたのに，何日も全身倦怠感が強く，苦しい感じが続くなんてあり得るのですか？」と言って受診してきた不安神経症の高齢者女性もいました．軽い場合には少量のデパス®で落ち着くことも少なくありませんが，漢方薬が奏効する場合も少なくありません．

漢方薬では，竜胆瀉肝湯，猪苓湯，五淋散が抗菌薬と併用されることがあります．長引く場合には，牛車腎気丸とアドナ®が併用されることもあります．精神的ストレスや胃腸虚弱を伴っている症例には柴胡加竜骨牡蛎湯や清心蓮子飲なども用いられます．

漢方を使うならこのタイミング！

精巣上体炎

・治療の初期には竜胆瀉肝湯を用い，急性期が終われば五淋散と抗菌薬を併用する

処方例）若年成人の精巣上体炎

急性期：竜胆瀉肝湯　7.5 g　分 3　毎食前　3～4 日間
⇒その後は 7 日間は五淋散　7.5 g　分 3　毎食前
とシプロキサン®（200 mg）2～3 錠　分 2～3 を継続

この疾患も急性・慢性，細菌性・非細菌性の 4 つの群に分類されます．非細菌性の症例にはクラミジア感染によるものがあり，注意が必要です．一般的には前立腺炎から精巣上体に炎症が波及すると考えられています．

急性期は抗菌薬の静脈内投与が基本です．急性期が終わって解熱すれば，抗菌薬を内服に切り替えて膀胱炎や前立腺炎と同様に漢方薬を併用します．治療の初期には竜胆瀉肝湯を用い，急性期が終われば五淋散と抗菌薬を併用します．これらの漢方薬は疼痛を軽減する作用があるので鎮痛薬の使用を少なく抑えることができます．疼痛や炎症が治まれば，不妊症予防として補中益気湯や十全大補湯を投与します．これらの方剤は，精巣上体や精巣の再生を促進する薬理実験データがある[2)]とのことで，効果が期待できるかもしれません

◉ 参考文献

1）関口由紀，畔越陽子，河路かおる，他：腹圧性尿失禁に対する麻黄附子細辛湯の効果の検討．日本東洋医学雑誌 64（6）：340-343，2013．
2）菅谷公男，川嶋健吾：泌尿器疾患に効く漢方．洋學社，2016．

24 眼科疾患

眼科疾患に使える漢方薬はありますか？

漢方薬による全身状態の改善が，その他の眼科疾患の改善や予防あるいは進行の遅延に有用であると考えられています．そのため，さまざまな眼科疾患を合併したさまざまな患者に漢方薬による治療を試みる眼科医もいるようです．例えば，防已黄耆湯による変形性膝関節症に伴う膝痛や肥満を改善させて，糖尿病による眼科的障害も軽減しようという目標で処方することも考えられます．

眼科疾患で漢方薬の効果があると広く認められているのは，アレルギー性結膜炎です．小青竜湯や越婢加朮湯がその代表的な方剤であり，春季カタルやアレルギー性結膜炎以外の急性結膜炎にもいくらかの治療効果が認められています．

麦粒腫（いわゆる“ものもらい”）に対しては排膿散及湯が有効です．虚証で経過の長い人では，これと十全大補湯を併用することがあります．

症例 ①

やや肥満傾向のあるがっしりした体型の35歳男性の10年前から毎年繰り返している春季カタルに，ツムラ越婢加朮湯　3包　分3　毎食後　14日間　を処方したところ，かなり改善し，本人の希望により症状が気になるときに内服するよう説明し，1包頓用10回分を処方しました．その後2回来院され，計30回分の頓用処方にて終了しました．

症例 ②

25歳のやや虚弱な女性の3日前に生じた麦粒腫で，本人は切開は希望されず，ツムラ排膿散及湯3包分3　毎食前　14日間を処方したところ，改善したかもと来院され，改善を認め7日分を追加処方し，さらに1週間後に完治を確認して治療終了としました．

❖ 漢方の言葉に翻訳すると

アレルギー性結膜炎ではアレルギー性鼻炎に準じて漢方薬の処方は，証を考えて行います．症例 ① は実証で体格がよいので小青竜湯ではなく越婢加朮湯を選びました．症例 ② はやや虚証の女性で，慢性炎症を考えて排膿散及湯を選んでいます．

❖ 症例をふまえたポイント

実証の症状か虚証かどうかをまず考え，体質が実証（体力がある）なのか，虚証（体力がない）なのかを考えることは漢方薬処方の基本だということを理解することが大切です．実証や虚証については，Ⅲ章に記載していますので，参考にしてください．

❖ 和洋折衷の考え方

抗アレルギー薬や抗菌薬を西洋医学では使用しますが，過去の治療歴とその効果を患者からよく聞いて，その情報を基に証を考えて患者さんとよく相談することが大切です．症例 ② では，切開するかどうか，どんなときに積極的に切開するべきか，抗菌薬の要否を患者さんとよく話し合い，同意を得てから証に合わせた方剤を選びます．

❖ 症例のその後

症例 ①：その後，毎年 3 月初旬に来院され，頓用で越婢加朮湯を処方していますが，経過は良好です．副作用も生じていません．

症例 ②：その後，再発なく，完全に治癒したものと考えました．

❖ まとめ

エビデンスがあるのは，アレルギー性結膜炎とその類縁疾患および麦粒腫だけだと考えてよいようです．

❖ その他

眼科領域では漢方薬の有効性に関する明らかなエビデンスのある疾患は少なく，眼科疾患に影響する全身性疾患を改善することで軽症化を狙える可能性のある疾患は少なくないと考えられています．

25 不安時の激しい動悸

不安になると激しい動悸を訴える患者がいるのですが，向精神薬以外の薬はありませんか？

何度も繰り返していると訴える患者には精神安定剤よりも漢方薬を使うほうが安全だと思われます．動悸やめまいが主体なら，苓桂朮甘湯が第一選択薬ですが，抑うつ傾向が認められる場合には半夏白朮天麻湯が第一選択薬です．肩こりをはじめ食欲不振，気力の低下，抑うつ，頭痛，頭重感，動悸，不眠，眼精疲労，眼の充血，手足の冷え，のぼせ，夜間尿，月経異常などの随伴症状の有無から原因や適切な方剤を推定する必要があります．

症例 1

52歳の女性で，普段から気が小さく，ちょっと驚いたり，緊張したりすると動悸を自覚することがあり，最近になって仕事で大切な役割をまかされ，いつも失敗を恐れて冷や汗や動悸で困るうえに憂うつやめまいでつらいという理由で来院されました．ツムラ苓桂朮甘湯３包分３を２週間分処方したところ，笑顔で再診され「今までのドキドキが嘘のようです．こんなによく効く薬があるなんて」と言われました．

漢方の言葉に翻訳すると

気の異常が小さいときからあり，緊張や驚きを契機に動悸がするのは，気逆の症状の一つであると考えられます．憂うつは気うつであり，めまいは水毒の水滞です．この患者さんは，比較的虚弱な体質なので苓桂朮甘湯を選びました．

処方決定のための最短コース

・比較的体力が低下，頭痛，めまい，身体動揺感，立ちくらみ，動悸，息切れ→苓桂朮甘湯

・めまい，動悸，息切れ，立ちくらみに胃腸症状を合併→半夏白朮天麻湯
・めまい，頭痛，悪心，下痢など水毒が中心になっている→五苓散
・体力低下傾向，主症状は動悸で，疲れやすい，息切れがある人→炙甘草湯
・めまいや頭痛があり，強い不安が主症状で，浮遊感がある人→半夏厚朴湯

❖ 症例をふまえたポイント

動悸や不安がある神経症的な症例には苓桂朮甘湯が第一選択薬であり，めまいを訴える場合にも有効です．食欲不振や頭重感がある抑うつ傾向が認められる場合には半夏白朮天麻湯が第一選択薬になります．この２剤は即効性が期待できる症例が少なくありません．

❖ 和洋折衷の考え方

これら２つの第一選択薬が無効か効果不十分，あるいは他の症状を随伴している場合には，それぞれ以下のような異なる方剤を使います．

体力があり不眠，動悸，神経過敏がある場合には柴胡加竜骨牡蛎湯，体力が中等度で頭痛や高血圧，目の充血があれば釣藤散，不眠や神経過敏が目立つ場合には抑肝散，抑肝散が期待できそうで胃腸が弱い場合には抑肝散加陳皮半夏を選択するほうが安全です．抑うつ傾向やめまいがある心気症的な人には半夏厚朴湯が効果的な場合があります．しかし，向精神薬を複数処方されていてポリファーマシーになっている高齢者では半夏厚朴湯を処方するよりも患者さんと面接を繰り返し，ポリファーマシーを解消する努力を患者さんと共同で行う過程の中で自然と改善する場合も少なくありません．

❖ 症例のその後

再診から１年間処方を継続したところ，しっかりとした口調で話をされるようになり，「時々飲み忘れがありますが，飲まなくても平気みたいです」と言われるので中止をするために試験的に頓用に処方を変更しましたが，「まったく飲んでいません」と１カ月後に受診されましたので，治療を終了しました．その後，時に感冒で受診されますが，動悸の再発はありません．

❖ まとめ

証がうまく合えば，漢方薬は驚くほど効果を発揮します．この症例はまさにそういう症例だったと思います．しかし，証をうまく把握する早道はありません．とにかく実際に使ってみて経験を積むことが大切です．机上の理論と実際は違うという体験をしないと身につかないことがある，と考えてください．

❖ その他

柴胡加竜骨牡蛎湯は，特にイライラや不安を抑える薬剤として使用される方剤です．ストレスを受けやすく，精神症状のある動悸や胸脇苦満（左右の下位肋骨部に圧痛があること）を認める患者に特に有効です．

26 効きすぎる睡眠薬

睡眠薬が効きすぎてしまい困っています…という患者にはどう対応しましょうか？

睡眠薬が効きすぎるというのは，ぐっすり眠った後になかなかはっきり目覚めることができない，目覚めた後もぼんやりする，ふらつきなどの困った症状が出るというケースが多いようです．睡眠薬が過量の場合に出る症状だと思われますが，効果に個人差があってうまく処方量が調整できない場合も少なくないと思われます．

不眠に動悸，イライラを伴う場合には柴胡加竜骨牡蛎湯や黄連解毒湯が，また精神的ストレスが目立ち，不安が頭痛や不眠に伴う場合には，柴胡桂枝湯の効果が期待できます．黄連解毒湯はストレスで胃が痛い，という人にも効果的です．夜泣きなどで夜間覚醒する乳児以下では抑肝散加陳皮半夏が第一選択薬ですが，幼児や小学生には甘麦大棗湯や抑肝散が効果的で，これらは成人でも効果を示すことがあります．

症例 1

40 歳の男性．会社で責任ある立場に昇進してから不眠症になってしまった，と相談に来院されました．それまでよりも多くの部下を従え，いろいろな業務をリーダーとして積極的に取り組み，責任者としてのプレッシャーが大きいことが本人のお話から理解できました．過労やストレスによる不眠症を考えてツムラ酸棗仁湯（さんそうにんとう）3 包分 3 毎食前を 14 日分処方したところ，短時間ではあるが深い睡眠が得られる気がすると言われ，処方の継続を希望されました．以後は 28 日処方としましたが，約 1 年間睡眠不足感はないと言われています．

❖ 漢方の言葉に翻訳すると

昇進して忙しくなり，プレッシャーも相まって心身とも疲れている人です．つまり，やや体力が虚証になっており，気虚の傾向があると考えます．疲労は血虚の症状の一つであると考えると酸棗仁湯が合いそうだと思い，試してみました．正直なところ，私も試してみる使い方はよくします．まだまだ修行中ですので（苦笑）．

処方決定のための最短コース

・体力が低下傾向にあり，心身ともに疲れている人の不眠→酸棗仁湯
・顔色が悪く，貧血，不安，抑うつが目立つ体力が弱い人→帰脾湯
・顔色が悪く，貧血，不安，抑うつがあり，季肋部に圧痛（胸脇苦満）がある→加味帰脾湯
・体力中等度で神経過敏，興奮，易怒，腹直筋の緊張がある人→抑肝散
・抑肝散が合いそうだが，胃腸が弱い人→抑肝散加陳皮半夏
・病後などで体力が低下し，就寝時の咳で不眠が増強される場合→竹茹温胆湯

❖ 症例をふまえたポイント

酸棗仁湯の処方の目標は不眠，特に過労やストレスによる不眠症が目標になります．赤ら顔の人や顔が紅潮する人には不向きであり，便秘気味の人にも使用すべきではないとされています．体力がない人向きです．

❖ 和洋折衷の考え方

精神安定剤や睡眠薬は依存症が多く，錐体外路障害や認知機能の低下を起こすことが少なくありません．特に高齢者では認知機能の低下や誤嚥の誘因になることがあり，誤嚥性肺炎の原因になり得るので，できれば使いたくないと考える医師も少なくないと思われます．エチゾラム（デパス®）などの抗不安薬を使っても不眠には効果がない場合が少なくありません．特に親しい人や大切な人を亡くしたような具体的で理解できる喪失体験に基づく正常な心の働きによる不安や悲嘆に伴う不眠にはエチゾラム（デパス®）に代表される抗不安薬は効果を期待できません．こういうケースでは，対応初期から漢方薬をカウンセリングと併用するという方法もあると思われます．

ちなみに，エチゾラムは，ベンゾジアゼピン系としては抗不安効果が強い

割には半減期が短く，このことが依存性を形成させやすい原因なのかもしれません．しかし，作用のピークになるまでの時間が長く，頓用で処方する薬としては適さないと思われます．即効性があって効果が弱い睡眠導入剤はクロチアゼパム（リーゼ®）であり，一般的な頓用の睡眠導入薬としては筋弛緩作用がないロラゼパム（ワイパックス®）やアルプラゾラム（ソラナックス®）が該当します．

したがって，エチゾラム（デパス®）を最初から使わないという選択肢も大いにありますね．イライラがある患者さんに柴胡加竜骨牡蛎湯や桂枝加竜骨牡蛎湯を，その体力の強弱に合わせて使い分けるといいでしょう．体力が比較的落ちている人向きである桂枝加竜骨牡蛎湯は，下腹直筋に緊張のある中年以上の男性の不眠や疲労などを伴う性機能低下（いわゆる勃起不全）も目標とされます．イライラで胃が痛くなる人の不眠に黄連解毒湯を使う，あるいは高齢者で体力が落ちている人に香蘇散を使って気分を和らげるなどが考えられます．虚弱体質で胃腸が弱い人の不眠症には帰脾湯も有効で，酸棗仁が含まれています．また，神経質で興奮が続きやすい人の不眠には甘麦大棗湯の効果が期待できます．加味帰脾湯の処方の目標は，胸脇苦満（下位肋骨部の圧痛）が目立つイライラ感のある不眠症，不安感，神経症，貧血などを目標とします．女性で不定愁訴やイライラが目立つ人の不眠には加味逍遙散のほうが効果を期待できる場合もあります．最初は，和洋併用で処方し，次第に漢方薬に移行していく方法が受け入れやすい患者さんが多いようです．特に入院中の高齢者の不眠症対応の基本は，漢方薬をベースに眠前のレスリン®（トラゾドン）を選ぶことが無難なのかもしれません．

アタラックス®-P のような抗ヒスタミン薬は睡眠が誘導される効果はほとんどないと考えられるべきであり，今も睡眠誘導目的に使用されることがあるのは，滑稽だとする考え方もあります．また，選択的セロトニン再取り込み阻害薬（SSRI）の副作用としての不眠を忘れてはなりません．

❖ 症例のその後

その後も酸棗仁湯の内服を継続されていましたが，仕事がうまくいき，さらに昇進されたそうです．そのため，継続してこの漢方薬を愛飲されていますが，ときどき服用を忘れても熟睡できていると言われています．西洋薬と違って，漢方薬は飲まない日でも効果が維持できることがあるのは，体調を整える作用があるからではないでしょうか？

まとめ

不眠症に漢方薬を使う場合，まず患者さんの立場などどんな状況でどんな心的反応をされているのか，具体的な緊張の対象の有無やストレスや気分の変調の有無を把握し，証を考えることが基本になると思われます．興奮が主な原因であれば黄連解毒湯などの黄連が入った漢方薬を選び，不安感があれば温胆湯とその仲間の漢方薬を選び，心身の過労には酸棗仁湯などを処方するのが基本とされているようです．なお，不安が長く続く場合には半夏厚朴湯を使います．興奮と不安の区別がうまくできない場合には，抑肝散や抑肝散加陳皮半夏が選ばれる場合もあり得ます．

その他

中年以上，特に高齢者では男女とも夜間中途覚醒に伴う夜間頻尿を訴える頻度が高くなることはよく知られていますが，睡眠薬を処方するよりも抑肝散を12週間程度投与するほうが有効です．抑肝散は，脳内でセロトニン神経系とグルタミン酸神経系の働きを調整する作用があることが示唆されており，この作用によって夜間中途覚醒を抑制し，夜間頻尿を改善する可能性が考えられています．また，喉の渇きが原因で多飲傾向のある頻尿患者には口腔内の渇きを潤す白虎加人参湯が有効なことがあります．

また，マイスリー® はベンゾジアゼピン系ではありませんが，ベンゾジアゼピン系と同じ作用機序をもつ薬剤であり，ベンゾジアゼピン系と同様に脱抑制が起きることがあります．そのため，せん妄が悪化することがあり，高齢者には安易に処方すべきではありません．マイスリー® が睡眠効果を示さないからとサイレース® をせん妄のある患者に投与すると，しばしば興奮が高まり，ますます夜間の不穏が強まることがあります．せん妄は睡眠障害ではありません．高齢者の睡眠障害に対する有用性のエビデンスが確認されているのはトラゾドン（レスリン®）くらいなものだと思われますが，これもせん妄には効果がありません．

夜間頻尿には，夜間の興奮や不安が誘因になっていることがあり，抑肝散が第一選択薬と考えられ，初期から使うことが多い傾向にあります．夜間頻尿に牛車腎気丸を使うこともありますが，こちらは比較的体力が低下した人向きではありますが，イライラがある人には効果は期待できません．

処方例）70 歳のイライラがある男性の夜間頻尿
抑肝散 7.5 g　分 3　毎食前　14 日間　経過をみて 4~6 週間継続
必要なら長期投与も可能

処方例）56 歳のイライラと不眠・夜間頻尿がある男性で，勃起不全に悩んでいる場合
桂枝加竜骨牡蛎湯 7.5 g　分 3　毎食前　14 日間　経過をみて 4~6 週間継続
必要なら長期投与も可能

また，平素はせん妄がない高齢者に急にせん妄が認められるようになり，急にせん妄が悪化した場合は，その誘因になった器質的疾患の存在を疑うべきであり，バイタルサインの変化や悪寒・戦慄の有無，発汗の状態あるいは四肢や体のふるえなどを観察すべきであるとされています．感染症をはじめ，いろいろな疾患がせん妄を誘発する可能性があると知っておくべきだと思います．せん妄の危険因子は，高齢，術後，代謝異常，薬物，認知症，疼痛，尿道カテーテル，特殊な周辺環境，発熱，身体拘束などがあり，これらの因子を十分に検証する必要があります．症状が明らかではない喘息や心不全が不眠やせん妄の原因である場合もあることを記憶の片隅に入れておいてください．

ラメルテオン（ロゼレム®）は，思春期や更年期（定年退職の時期）の睡眠によいとする意見が多いようですが，できるだけ毎日同じ時間（例えば 21 時とか 22 時）に服用しないと睡眠リズムが狂い，効果がうまく発揮できないようです．就寝直前の服用よりも「入浴後や食後の同じ時間に服用し，学習や読書など普段どおりに過ごし，眠気を感じたら横になる」という指導をしたほうが効果的だと思われます．

スボレキサント（ベルソムラ®）やレンボレキサント（デエビゴ®）は，覚醒状態を作り出すモノアミン神経系を活性化させるオレキシンの受容体をブロックして不眠を改善しようという薬ですが，オレキシンは栄養不足の患者では増加することが知られており，食欲がない高齢者ではこれらの薬剤の効果があまり出ない可能性があります．また，スボレキサントには悪夢という副作用があり，そのため服薬拒否が起きる可能性があることを知っておく必要があると思われます．レンボレキサントはより安全とされていますが，新しい薬剤であり，まだ十分に使いこなされているとはいえない薬剤であり，注意して使うほうがいいかもしれません．

27 夜泣き，夜驚症

夜泣き，夜驚症にはどう対応すればよいでしょうか？

乳児以下では抑肝散加陳皮半夏が第一選択薬です．幼児や小学生で不安感や落ち着きのなさが母親や児に認められる場合には，甘麦大棗湯を母子ともに内服すると効果的です．母子ともにイライラが目立つ場合には，母子同服として，母子ともに抑肝散を内服させる方法が効果的であると考えられています．

症例 1

体格のよいがっしり型の夜泣きが激しい生後 7 カ月の乳児

抑肝散加陳皮半夏　2.0 g　分 2（朝夕の哺乳前）　14 日間分

経過をみながら体重増加に合わせて 0.1〜0.2 g ずつ増量して長期投与可能

漢方の言葉に翻訳すると

気逆によるイライラが夜泣きの原因であると考えて，体力中等度で神経過敏，興奮，易怒，腹直筋の緊張がある胃腸が弱い人に効果があるとされる抑肝散加陳皮半夏が第一選択薬になるとされます．

処方決定のための最短コース

・乳児の夜泣き→抑肝散加陳皮半夏

・幼児や小学生の夜泣きで，母子ともに落ち着きがない→甘麦大棗湯を母子同服

ただし，この場合,「お母さんにも問題があるから夜泣きするというイメージ」を親子に与えてはいけません．「親子で熟睡できずに困っているから一緒に内服する」というイメージを与えることができる説明や親子でリラックスするための指導をするほうが効果があります．

❖ 症例をふまえたポイント

体格ががっしりタイプでも小さな赤ちゃんは胃腸が弱いと考えて，抑肝散加陳皮半夏を第一選択薬であると考えます．虚弱で弱々しい下痢の多い乳幼児では，小建中湯や人参湯を選ぶこともあります．

❖ 和洋折衷の考え方

小児に対して睡眠薬や精神安定剤など向精神薬を処方することは，小児科医として副作用を考えればおすすめできません．

西洋医学的研究では，睡眠リズムがそれなりに確立するのは生後3～4カ月とされています．睡眠リズムを安定させるには，環境が大切で，照度の変化や環境音の大きさの変化などが大きく関与すると考えられています．明るい場所では深い睡眠が得られないことは想像に難くありませんね．

新生児期から2歳くらいまでの時期に，夜間睡眠中に周期的にみられる涕泣（ていきゅう）を夜泣きと呼ぶことが多く，入眠中に臍疝痛が生じて泣き出す児も少なくありません．悪夢をみて泣く児に夜泣きがみられるとする説もあります．しかし，便の排泄量が十分ではないために夜間の睡眠中に腹痛を生じて泣き出す例は少なくありません．入眠前に綿棒で刺激して排便・排ガスを促したり，浣腸をしたりすると夜泣きが治まってしまう例も意外と多いものです．胃腸機能が安定化する2歳くらいで自然に治まることがほとんどです．

2歳前後以降で夢をみて夜泣きをする場合は，覚醒させるとすぐに落ち着く児が多く，夢の内容を覚えていることがしばしばあります．日常生活やそれに関連する怖い夢や，くやしい思いをする夢，つまり悪夢が多く，悪夢が関連する夜泣きは4～6歳頃までは少なくありません．この年齢では，夜驚症もみられることがあります．

夜泣きに対する対応としては，夜泣きが特別な疾患ではなく成長とともに改善することを説明し，浣腸の方法や規則正しい日常生活を児や家族が過ごすことの大切さを説明するなどのカウンセリングが中心になります．

夜驚症は，学童期，特に小学校4～5年生くらいに発症する例が多い傾向があるようですが，有病率は1～3%程度と少なく，通常は半年から1年程度で自然に消失します．入眠から1～2時間後に突然に大声で暴れ出し，興奮状態になり，5～10分程度で自然に治まって入眠します．発症時に覚醒させることが困難で，覚醒しても症状を覚えていないことが特徴で，深睡眠時に起きると考えられています．この疾患も自然治癒することから，心配する家族にきちんと説明をして，悩みに対するカウンセリングすることが対応の基本です．夜驚症は遺伝傾向があるといわれています．

夜泣きや夜驚症に対する治療を行う場合，乳児以下では抑肝散加陳皮半夏を第一選択薬にすると，排便・排ガスが促進され，抑肝散を母子に同時内服(母子同服）させるよりも効果的なことが少なくありません．ただし，カウンセリングで母親のストレスが認められる場合は，母子同服の元祖である抑肝散の解説をし，それが中国の古典「保嬰撮要」に記載され，日本でも江戸時代以前から行われている治療法であることを説明すると安全性が理解され，服薬コンプライアンスが向上します．もちろん，母子ともに胃腸機能が低下していると考えられる場合には，抑肝散の改良版と呼ぶにふさわしい抑肝散加陳皮半夏を母子同服させることも選択肢の一つになります．これらの方剤は夜尿症を伴う場合にもしばしば処方される方剤です．

乳児や幼児では胸脇苦満が明らかになる児は少なく，他の方剤に十分な効果が認められない場合に消去法的に柴胡剤を処方することもありますが，「火がついたように激しく泣き出す」「異常な泣き方をする」という母の訴えがある児では，甘麦大棗湯を処方する価値があります．特に診察室など家庭外ではおとなしく，母親に隠れるようなタイプの子どもは甘麦大棗湯が効果的だとされています．胃腸の調子を整える小建中湯や人参湯が有効な症例もあります．便秘傾向なら小建中湯，下痢傾向なら人参湯です．

小学生の夜驚症も抑肝散の効果が十分ではなく，不安感や落ち着きのなさが母親や児に認められる場合には，甘麦大棗湯が効果的なことが少なくありません．胸脇苦満が明らかな小学生には，柴胡剤として柴胡桂枝湯などが奏効することがあります．また，胸脇苦満が明らかではない夜尿症を伴わない小学生では，桂枝加竜骨牡蛎湯が奏効することがあります．

❖ 症例のその後

内服を始めてから，おならをよくするようになったそうです．同時に夜泣きがみるみる減ってご家族は驚かれたそうです．生後 10 カ月になった時点で試験的に中断してみましたが，夜泣きは再発しませんでした．

まとめ

乳児以下では抑肝散加陳皮半夏が第一選択薬で約60%に奏効します．乳児の証はとりにくいというイメージがあるかもしれませんが，がっしりタイプかひ弱なタイプかでほぼ正しく証を把握できると考えてよいと思われます．あとは，しっかり便がでる（実証）のか，下痢傾向がある胃腸の弱い子（虚証）か，やせ型で硬便タイプ（やや虚証）かといった便性で考えましょう．

その他

体力が比較的弱い子どもには，桂枝加竜骨牡蛎湯が有効な場合も少なくありません．

28 緊張症

緊張で体がこわばったり，手がふるえたり，憂うつになるときがあるという患者への対応は？

不安神経症や社交恐怖症ないし社交不安症などで引きこもりになる人の多くは，緊張すると手がふるえる，イライラしたり，憂うつになったりして生活リズムが乱れるなどの訴えが少なくありません．また，アルコール依存症から立ち直って数年間もアルコールを断ち切っている人が社会参加をしようと就職活動をしたり，ボランティア活動に参加したりすると他の人の視線が気になる，緊張してしまう，などの理由で手がふるえたり，情緒不安定になったりして自信をなくす人がいます．また，手のふるえを“けいれん”だと勘違いする人も少なくありません．そんな場合，自覚のない興奮をしている人が多く，甘麦大棗湯や柴胡加竜骨牡蛎湯が奏効することがあります．体力が低下している人や胃腸が弱い神経質な人では桂枝加竜骨牡蛎湯や黄連解毒湯，抑肝散加陳皮半夏が効果を示すことがあります．また，全般的な不安が目立つ場合やイライラが目立つ場合には半夏厚朴湯が効果的なこともあります．

症例 1

38 歳の男性．アルコール依存症の集団的治療を受けて 3 年前から完全に断酒できているものの，人前に出ると緊張して手足がふるえて止まらず精神安定剤としてセルシン® やデパス® などを処方されても止まらず，激しく手足がふるえるときにはけいれんとして各種の抗けいれん薬の静注を受け一時的に治まるものの，眠気でぼんやりして困ると相談に来院されました．やや赤ら顔でがっしりした体格で，手掌に汗がよく出て手足がふるえるとのことでした．神経が高ぶりやすく，イライラも自覚するとのことでしたので，ツムラ甘麦大棗湯 3 包分 3 毎食前 14 日分を処方してみました．

❖ 症例をふまえたポイント

神経が高ぶって落ち着かない人では，極端に体力が低下しない限り，気分を安定させる甘麦大棗湯の効果が期待できます．特に人目が気になって学校や会社にいけないという引きこもりの患者さんに有効なことが少なくありません．イライラが前景に立ち，胸脇苦満が目立つ人では体力が中等度以上であれば柴胡加竜骨牡蛎湯が有効な例もありますが，粘着気質ではない人には効果は期待できません．体力が比較的落ちていて，性的能力も低下傾向にある消極的な人には桂枝加竜骨牡蛎湯が効果を示す場合もあります．

❖ 和洋折衷の考え方

抗けいれん薬や向精神薬は，このような症例には効果は期待できません．不安神経症の患者に抗うつ薬のパキシル® などを処方する精神科医をみかけることもありますが，かえって自殺念慮を強める危険性があり，おすすめしません．つまり，緊張で手足がふるえる患者，引きこもりの患者，不安神経症やチック症の患者には向精神薬の効果は期待できません．西洋医学的な治療法としては，自律訓練法や認知行動療法などの心理療法のほうが有効です．これらの治療を安定して受けてもらうために，甘麦大棗湯のような精神安定作用のある漢方薬が有用なことが少なくありません．

❖ 症例のその後

処方をして最初の再診時に「たった１回飲んだだけで手足のふるえが嘘のように止まりました．2～3 日続けて飲んでいると，これまでにないほどリラックスしている自分に気づきました．こんなによく効く薬があるなんて，驚きです」と話してくださいました．それ以降数年間愛飲してもらっていますが，副作用なく経過し，就職もして元気に社会生活を送っておられます．

❖ まとめ

やたらと向精神薬を処方したがる精神科医や心療内科医がいますが，メンタルクリニックとは何か，基本から考え直すべきでしょう．３カ月以内に改善するはずである急性ストレス障害という病名を３カ月以上もつけっぱなしにしているメンタルクリニックがあるという現実を考えると，あきれるほかはありません．患者の訴えをよく聞き，その証を考えて漢方薬を選べば，期待以上の好結果を得られ，患者とともに喜びを得られることがあり得るのが漢方治療の醍醐味です．甘麦大棗湯は，興奮しやすい引きこもり（登校拒否）や不安神経症やチック症の患者さんなど，興奮や癇癪（かんしゃく）を目標に処方するとしばしば奏効します．

29 認知症

認知症の周辺症状がひどい患者がいるのですが，よい薬はありませんか？

認知症の周辺症状には抑肝散や抑肝散加陳皮半夏が効果的な例が少なくありませが，証を考えないとまったく効果が得られない場合があります．病名治療では効果が得られないことを知らない認知症の専門家が書いた認知症の本には「認知症の周辺症状に対して効果がある漢方薬は実在しない」と書かれているものがあるぐらいです．証を考えない認知症の専門家は，本当の専門家とはいえないでしょう．他の分野でも名ばかりの専門家が少なくない国ですから，仕方がないのかもしれませんが，専門医という称号は商売道具ではないはずです．

季肋部の圧痛と腹直筋の緊張があり，精神的な苛立ちや興奮を認める場合にこの方剤が効果を示す可能性があるといわれています．認知症やその周辺症状によって興奮したり，攻撃的な言動が認められたりする高齢者の精神状態を落ち着かせる作用も抑肝散のエビデンスのある作用として認められています．胃腸が弱い人には抑肝散加陳皮半夏がすすめられます．

症例 1

80 歳のアルツハイマー型認知症の男性にみられるイライラや攻撃性に対する処方

ツムラ抑肝散　7.5 g　分 3　毎食前　28 日間　経過をみながら長期処方可能

抗認知症薬ドネペジルと併用も可能であり，ドネペジルに抑肝散を追加投与しました．

❖ 漢方薬の言葉に翻訳すると

体力が中等度かやや虚証の人で，気逆により興奮しやすくイライラ，易怒性がある，不眠などの精神症状があり，気うつによるうつ状態も認められる高齢者や落ち着きがない人が処方対象となることが多い方剤（漢方処方）です．

処方決定のための最短コース

・体力中等度で神経過敏，興奮，易怒，腹直筋の緊張がある人→抑肝散
・抑肝散が合いそうだが，胃腸が弱い人→抑肝散加陳皮半夏
・神経過敏，興奮，易怒，便秘傾向があり，比較的体力があり，胸脇苦満がある人→柴胡加竜骨牡蛎湯

❖ 症例をふまえたポイント

抑肝散には鎮静作用のほか，血流促進作用があります．胃腸の弱い人向けとして日本で江戸時代に改良を加えられたものが，抑肝散加陳皮半夏です．抑肝散は高齢者の認知症の周辺症状であるせん妄や興奮などに効果があり，認知症という病名でも保険適用が認められることが多くなっています．てんかんや自閉スペクトラム症でイライラが激しい実証型の人にも効果的であることが知られています．明らかに弱々しい虚証の高齢者には効果が期待できません．ここを間違えてはいけません．

❖ 和洋折衷の考え方

ドネペジルのような認知症治療薬が漫然と長期処方され，誤嚥性肺炎や不整脈の原因になっている症例はしばしば認められます．ドネペジルを処方するためにわざわざアルツハイマー型認知症という病名をつけられている高齢者に出会うこともあり，あきれてしまいます．不安の強い患者さんには抗不安薬のデパス® の投与も有効な場合がありますが，睡眠薬などを含めて認知機能を低下させる薬剤も少なくなく，漢方薬との効果的な組み合わせを考えるほうがよいケースは少なくありません．

抑肝散がセロトニン受容体のパーシャルアゴニスト作用，ダウンレギュレーション作用によるセロトニン神経系の抑制作用を示す可能性も報告されており，認知症に伴う精神行動障害症状や衝動性の抑制に有効で，チックや抜毛症，摂食障害などにも有効性が確認されています．胃腸障害を伴うなど，

より虚弱な患者に対しては抑肝散加陳皮半夏が使用されることが少なくありません．

抑肝散以外にも柴胡加竜骨牡蛎湯には情緒安定作用，鎮静作用，抗不安作用のほか，抗炎症作用があり，てんかんやヒステリー，夜泣きのほか，神経性心悸亢進症，高血圧症，動脈硬化症，慢性腎臓病などに保険適用があり，認知症の不穏・興奮を抑制できる場合があります．この漢方薬は日常生活におけるストレスがあり，心悸亢進や胸部圧迫感など症状を説明できる心電図や血圧，脈拍の異常を認めない場合，体格がよいがっしり型で自覚症状が強い実証の人であれば，高齢者にも柴胡加竜骨牡蛎湯が有効なことがあり，ストレスに起因する高血圧が正常化することもあります．

中間証や虚証の高齢者の場合には，半夏厚朴湯が不安，不眠，喉のつまり感などの改善を目標に処方されます．半夏厚朴湯には胃酸分泌抑制作用，消化管運動促進作用，神経ペプチド作動神経刺激作用による咽喉頭異常感の改善作用，神経性食思不振症の改善効果，睡眠障害の改善効果，パーキンソン病患者における嚥下反射の改善，消化不良の改善効果があると報告されています．唾液のサブスタンスＰ様活性を有意に上昇させる効果と嚥下反射反応時間の短縮効果も報告されており，脳血管障害患者に対するランダム化比較試験（RCT）により誤嚥性肺炎発症の相対リスクを減らしたとの報告もあります．誤嚥性肺炎の予防には，口腔ケアの励行とともに半夏厚朴湯の服用が効果的であると期待できるといわれています．

❖ 症例のその後

2 週間後に落ち着いた日常をとり戻されたので，そのままツムラ抑肝散の処方を継続しています．半年頃からときに咽頭に違和感を訴えることがあり，食事でむせると不安な様子が認められるようになったことから，ツムラ半夏厚朴湯 2 包分 2（朝夕食前）を追加したところ経過は良好です．

❖ まとめ

イライラのある認知症患者の胃腸の強さや不安の有無を考えた治療薬の選択が大切になります．安易な抗認知症薬の投与は患者の QOL を低下させる可能性があることに注意する必要があります．

❖ その他

以下に，精神科領域での漢方薬の使用例をいくつか紹介します．

漢方を使うならこのタイミング！

うつ状態～うつ病

- 抗うつ薬と同時に使用することもあり，抗うつ薬の使用量を少なくする目的で使う
- 性周期に関係してうつ症状が変化する女性では，加味逍遙散が選ばれることが多い
- 加味帰脾湯は，虚証傾向のあるやせ形，体力が低下した 40 歳以上の不安や焦燥があまり目立たないタイプの抑うつや精神運動抑制に比べて目立たない軽症うつ病に使用される
- イライラが目立つ 40 歳以上の不安や焦燥が前景に出る患者には，抑肝散加陳皮半夏が有効なことがある

処方例）虚証で抑うつ症状は強くないが身体的な不調を訴える中年女性の軽症うつ病

加味帰脾湯　7.5 g　分 3　毎食前　28 日分　経過をみながら長期処方可

デパス®などと併用することもある．胃腸障害が起きることがあり，注意が必要

希死念慮のない軽症のうつ病，あるいは，うつ状態に対して有効性がある治療法として，漢方治療を考える医師が少なくないようです．ただし，うつ病に対して漢方薬単独で十分な効果があるというエビデンスはなく，補助療法薬として使われることがあるようです．ここでは，うつ状態・うつ傾向・抑うつに重点を置いて所要な方剤を紹介します．

① 加味逍遙散：抑うつ的な精神状態にある人に対してかなり古い時代から使用されてきた方剤で，二十世紀においても効果があったという報告が複数ある方剤です．抑うつ的な状態が月経前の 1 週間程度の期間にのみ出現する月経前不快気分障害に対して効果を示した症例集積研究が報告[1)]されています．

② 加味帰脾湯：思い悩みすぎて体調を崩し不眠になるといううつ病の症状に近い人が対象になる方剤です．虚証傾向のあるやせ形，体力が低下した40歳以上で不安や焦燥があまり目立たないタイプの抑うつや精神運動抑制に比べて目立たない軽症うつ病に効果があるという報告[2)]があります．

③ 抑肝散加陳皮半夏：抑うつや精神運動抑制よりも不安や焦燥が目立つ40歳以上の軽症うつ病患者に対して効果がみられたという報告があります．中高年の不安神経症や抑うつ神経症に西洋薬と併用すると抑うつ感，焦燥感，易怒性が改善したという20世紀の報告もあります．

なお，統合失調症には漢方薬の効果は期待できません．

漢方を使うならこのタイミング！

神経症性障害

- ストレスによる緊張が持続する柴胡証の人には，症状や証に合わせて柴胡剤を選ぶ
- 抑うつ気分で喉のつかえ感を訴える人は，半夏厚朴湯あるいは柴朴湯を選ぶ
- 胃腸の調子や性周期との関連性で，ほかの方剤を選ぶこともある

処方例）喉の閉塞感を訴える不安神経症があり，体力は中程度の75歳の女性

半夏厚朴湯　7.5 g　分3　毎食前　30日間　経過をみながら長期処方可

柴胡剤はストレスなどによる緊張の持続が誘因になっている胸脇苦満がある神経症性障害の患者に使用されます．比較的体力があり，緊張と不安，焦燥感が強い場合に使用される柴胡剤は，柴胡加竜骨牡蛎湯です．体力が低下している場合には，四逆散，柴胡桂枝湯，柴胡桂枝乾姜湯と虚証よりの方剤を選択します．

焦燥感が著しく，眼瞼けいれんや手足のふるえ，チックなどが認められる場合には，抑肝散や抑肝散加陳皮半夏を胃腸症状の有無あるいは平素の胃腸の丈夫さによって使い分けることになります．

抑うつ気分，不安，咽喉頭部異物感（喉のつかえ感）など，漢方医学でい

う気うつ症状が認められる場合には半夏厚朴湯あるいは柴朴湯を選択します．ただし，体力がない虚弱な患者では香蘇散が適していると考えられています．

不安，抑うつに胃腸機能の低下を伴う場合には，四君子湯，六君子湯，補中益気湯を選択します．社交不安症で心身ともに緊張が強い場合にも抑肝散や抑肝散加陳皮半夏が処方されますが，緊張で手が冷たくなり手掌に発汗を認める場合には四逆散が処方され，顔から血が引く感覚がある患者には抑肝散が使用されます．抑肝散がよいと思われる患者に浮腫がある場合や胃腸が弱い場合には抑肝散加陳皮半夏が処方されます．

貧血を伴う不安神経障害の患者の場合，胸脇苦満があれば加味帰脾湯を選択し，胸脇苦満がなければ帰脾湯を選択します．これらの方剤は，貧血傾向で皮膚の乾燥感が著しい患者で著効することが多いといわれています．

女性の性周期に一致した症状の変化が認められる場合は，瘀血による症状であると考えて実証には桃核承気湯，便秘がある実証には大黄牡丹皮湯（だいおうぼたんぴとう），やや中間証よりの実証には通導散，実証から中間証であれば女神散か，より冷えがあれば桂枝茯苓丸，虚証よりの中間証か虚証でイライラが目立つ場合には加味逍遙散，虚証か中間証で冷えが目立つ場合は当帰芍薬散，虚証であれば温経湯が選択される傾向があります．

高血圧傾向で比較的体力があり，のぼせ気味でイライラするタイプの患者では黄連解毒湯を選択します．ヒステリー症状には甘麦大棗湯が選択されます．

神経症性障害は漢方薬のみで治療できることが多いとする精神科領域の漢方医も少なくないようです．神経症性障害のある人に冷え症がある場合，当帰芍薬散を１日２包程度加えると効果が高まるとされています．また，冷えの逆で“ほてり”がある場合には六味丸を加えるとよいとする説もあります．フラッシュバックではない発作的に出現する精神症状が目立つ不安には苓桂朮甘湯を加えると有効なことがあります．ただし，発作的な精神症状が認められる症例では，必ず側頭葉てんかんを除外するように頭部CT検査や脳波検査を行っておくことが必要です．

漢方を使うならこのタイミング！

心的外傷後ストレス障害（PTSD）

・PTSDの第一選択薬は，柴胡桂枝乾姜湯である
・フラッシュバックに対する処方は「神田橋処方」が精神科領域では有名である

処方例）震災による高校生のPTSD
柴胡桂枝乾姜湯　7.5 g　分3　毎食前　28日間　経過をみながら長期投与可
体を冷やすと効果が弱まるとされ，注意が必要

心的外傷後ストレス障害（post traumatic stress disorder：PTSD）の症状は，1）フラッシュバックや再体験症状，2）トラウマ（心的外傷）の記憶およびそれに関連する事物に対する回避行動，3）抑うつなどの認知や気分障害，4）不眠や過剰な警戒心など覚醒や反応性の異常という4つに分類できるとされています．PTSDにはセロトニン系神経やノルエピネフリン系神経に影響することが知られている柴胡桂枝乾姜湯が有効であることが，わが国のたび重なる震災の不幸な影響により多くのエビデンスで示される[3)]に至っています．

柴胡桂枝乾姜湯は遷延化した感冒の炎症状態を改善すると考えられており，PTSDにおいて認められているこの方剤による血漿IL-6濃度と血漿中可溶性IL-6受容体濃度の減少が起きること[4)]も，この方剤がもつ抗炎症作用の結果であろうと推測されています．

四物湯と桂枝加芍薬湯を同時に服用する（四物湯合桂枝加芍薬湯と呼びます）と，小児PTSD症例では非行的行動，攻撃的行動，外向面において有意に改善を認めたとする報告もあります．この効果は2～4週間で認められることが多く，フラッシュバックに対して特に有効であるといわれています．

このフラッシュバックに対する処方は，処方を提唱した九州大学の精神科教授であった神田橋條治先生にちなんで，「神田橋処方」と呼ばれることがあります．四物湯に桂枝加芍薬湯を組み合わせる方法が基本ですが，イライラが目立つ場合には桂枝加芍薬湯のかわりに桂枝加竜骨牡蛎湯を組み合わせ，桂枝加芍薬湯の代わりに腹痛や下痢などの消化器症状が目立つ場合には小建

中湯を組み合わせます．どの方剤も1日2包分2（朝夕食前）で効果が得られることが多いとされています．芍薬は冷えがある症例に有効なことが多く，ひ弱そうな女性のフラッシュバックには桂枝加芍薬湯がよいようです．

四物湯は胃腸障害を起こすことがあり，胃腸の調子が悪くて困る場合には1日2回，1回1包の六君子湯を併用するとカバーできるとされています．それが困難な場合には，四物湯のかわりに十全大補湯を使用する方法もあり，難病を告知されて心の痛手を負った患者さんにも精神安定剤として有効であるといわれています．

漢方を使うならこのタイミング！

肥満に効果が期待できる漢方薬はありますか？

・がっしり型の肥満患者では，すべての年齢で防風通聖散が第一選択薬！
・水太り型の汗をよくかく肥満児や成人では防已黄耆湯が第一選択薬！
・小児では，胸脇苦満があれば大柴胡湯が処方されることもあり，瘀血が目立つ女児の肥満には桂枝茯苓丸が有効なことがあり，この2剤は第二選択薬になり得るとされています

処方例）食事療法や運動療法で減量できないがっしり太りの10歳男児
防風通聖散　6g　分2　朝夕の食前　28日間　経過をみながら長期投与可
虚弱な患者には処方しない．ときに下痢，不眠，食欲不振，動悸などが生じる．

肥満とは，身体の脂肪組織の過剰な増加が持続的に認められる状態をいい，体重が大きいという意味ではありません．白色脂肪細胞が肥大し，過剰に増加した場合が肥満であり，特に内臓脂肪型肥満は耐糖能異常あるいは2型糖尿病，高血圧，高脂血症，動脈硬化などと密接な関係があり，成人も小児もメタボリック・シンドロームの診断基準が提唱されています．単純性肥満と症候性肥満があり，後者は基礎疾患の治療が最優先されます．

単純性肥満に対する治療の基本は，過剰ではない，むしろ，緩やかな制限を行う食事療法であり，子どもの成長を考えた50%以下に糖質を制限した蛋白質を主体とするものでなくてはならず，過剰な糖質と脂質を避けること

が望ましいと考えられます．摂取カロリーを年齢相当に制限するとともに，規則正しい生活習慣や運動習慣を身につけさせることが治療の基本であり，薬物療法は補助的なものと考えるべきです．成人でも過剰な糖質の摂取を避けるべきです．炭水化物として食物繊維を多く摂ることで，糖質の摂取を全カロリーの40～50％未満に抑える低糖質ダイエットが有効であると思われます．

薬物治療に使用されるマジンドール（サノレックス®）は中枢性の食欲抑制剤ですが，依存性に注意が必要です．漢方治療では，防風通聖散は小児でも成人でもがっしり型の肥満に対して有効です．いわゆる水太り型の汗をよくかく肥満児や成人では防已黄耆湯が第一選択薬です．胸脇苦満がある児では，大柴胡湯が処方されることもあります．瘀血が目立つ女児の肥満では，桂枝茯苓丸が有効な例があります．

漢方を使うならこのタイミング！

糖尿病に効果が期待できる漢方薬はありますか？

・2型糖尿病に対する漢方療法は，基本的には肥満に対する漢方療法が行われます

・1型糖尿病の場合は，合併するストレス性疾患に漢方薬を使うことがあります

処方をするタイミングは，患者さんがやせたいと言い出したときです．

処方例）水太り型の汗をよくかく，中年のやや虚弱で気力も低下している2型糖尿病患者

防已黄耆湯　7.5ｇ　分3　毎食前　28日間　血糖降下剤と併用長期投与可

1型糖尿病は，内因性インスリン分泌低下と自己抗体による膵島の特異的な破壊，疾患感受性HLA遺伝子保有を特徴とする糖尿病です．治療は強化インスリン療法と適切な食事療法および運動療法です．ストレス性疾患などの合併症に漢方薬を使うことを除いて，1型糖尿病の治療には残念ながら漢方治療の入る余地はないと考えられます．

しかし，肥満や2型糖尿病なら，漢方薬を使う余地は以下のようにあると

思われます.

2型糖尿病は，血糖上昇に対するインスリン分泌反応の低下と肥満などによるインスリン抵抗性による糖尿病です．小児の2型糖尿病治療の基本は，食事・運動療法であり，これらによってもHbA1cが9.0%以上ある場合に経口糖尿病治療薬が使用され，それでも効果が不十分な場合にインスリン療法が行われます.

そんなわけで，2型糖尿病に対する漢方療法は，基本的には肥満に対する漢方療法が行われます．糖尿病そのものを直接的に改善するわけではないので，患児とその保護者に正しく理解してもらえるように丁寧な説明と患者教育を行うことが必要です．成人の肥満にも有効なことがあることも知られています.

なお，糖尿病性腎症が合併している場合，八味地黄丸に桂枝茯苓丸を合方すると血清クレアチニン値が改善し，腎症の進行を遅らせることができるというエビデンスもあります．八味地黄丸に牛膝（ごしつ）と車前子（しゃぜんし）を追加したものが牛車腎気丸で，糖尿病性神経障害による下肢のしびれにもよく使用されます．この方剤には腎保護効果も期待されています.

糖尿病患者の減量を目標に防風通聖散や防已黄耆湯をがっしり型か水太り型かで使い分けることもあり，有効な例も少なくありません．ポイントはやはり，防風通聖散はがっしり型肥満向きで，防已黄耆湯は水太り型肥満向きということですね.

column：COVID-19感染症に対する漢方による治療と予防法

COVID-19感染症は，ウイルスによる気道感染症であり，従来から知られているコロナウイルス感染による感冒インフルエンザあるいはこれらに伴う肺炎と漢方医学的な視点からは差異はないと考えられます．したがって，発熱などの症状が強くない症例では患者の証を体力や気力，冷えの有無や倦怠感などに応じて評価し，それに応じて桂枝湯や香蘇散あるいは麻黄附子細辛湯を処方するとよいと考えられます．初期に高熱や後頸部痛が認められる青年や中年までの患者には葛根湯が適していると考えられ，体力がより強く典型的な実証の患者には麻黄湯の効果が期待できます．急速に症状が悪化し，肺炎を伴っている場合や肺炎の疑いや亜急性期に入ったと思われる症例では，より抗炎症作用が強い柴胡剤を使用するとよいと思われ，証に応じて小柴胡湯あるいは小柴胡湯加桔梗石膏を処方すると効果が期待できます．ですが，この2つの方剤は明らかな実証の患者や明らかな虚証の患者には効果が期待できないばかりか，小柴胡湯の重大な副作用として知られる間質性肺炎を引き起こす可能性もありますから，COVID-19に生じやすいとされる間質性肺炎を助長してしまう可能性を考えておく必要があるでしょう．

したがって，これらの方剤は，慎重に投与する必要があります．小柴胡湯加桔梗石膏に葛根湯を等量ずつ混ぜるとインフルエンザにも強い効果を示すとされる柴葛解肌湯に最も近い生薬の組み合わせになる合方になりますが，やはり間質性肺炎の悪化が不安です．一方，インフルエンザに強い効果を示すと考えられているもう一つの方剤である大青竜湯という方剤に類似した生薬の組み合わせになる合方は，桂枝湯と麻杏甘石湯を等量ずつ混ぜたものです．この合方は間質性肺炎を生じることはないと考えられ，やや実証の人からやや虚証の人まで幅広く使えると思われますので，中高年のCOVID-19感染症患者で間質性肺炎を生じている患者にも有効である可能性が考えられます．また，初期の症例では桂麻各半湯（桂枝湯と麻黄湯を等量ずつ混ぜたもの）が最も幅広くさまざまな証の患者に使いやすいかもしれません．

大青竜湯や柴葛解肌湯あるいは葛根湯をPCR検査の結果が出る前から早期投与したCOVID-19感染症患者では嗅覚障害は出現しないという意見もあるようです．

荊芥連翹湯は，実証と虚証以外の体力中等度の患者で慢性副鼻腔炎や中耳や皮膚などの慢性炎症性疾患に使われる方剤で，鼻閉を伴う耳鼻咽喉科疾患に使われることが多いことが知られています．荊芥連翹湯と桔梗石膏エキスを合わせることによって，小柴胡湯加桔梗石膏の方剤の意味も含み，発熱，空咳，喉の痛みなどコロナウイルス感染の初期症状に有効であるとする意見もあります．また，新型コロナウイルスの院内感染を荊芥連翹湯が防いだという報告もあるそうですが，他のウイルス感染症の予防も含めて十分なエビデンスはありません．

なお，中国では医政医管局から新型冠状病毒肺炎診療方案（試行第8版修訂版）という診療ガイドラインが公開されており，COVID-19の治療にたくさんの中薬（生薬を組み合わせて作る煎じ薬）が提唱されていますが，なかでも軽症，中等症，重症の幅広い範囲に「清肺排毒湯（せいはいはいどくとう）」が汎用されています．清肺排毒湯は，外邪（ウイルスのように体の外からやってくる病因）によって引き起こされる病気に対する4つの名処方「麻杏甘石湯，射干麻黄湯（やかんまおうとう），小柴胡湯，五苓散」という方剤を組み合わせた生薬の組み合わせが基本になっています．

なお，発症後2カ月以内のさまざまな原因による嗅覚障害に対して，性別に関係なく当帰芍薬散が１年間の継続投与で有効である症例が多いという説もあり，COVID-19により発症した嗅覚障害も発症から１カ月以内であれば2～4週間の当帰芍薬散の投与で改善傾向が認められるという臨床家もいます．原因がなんであれ，１カ月以上の当帰芍薬散の投与で効果が得られない嗅覚障害は専門科によるコンサルトが必要でしょう．

column：しもやけに効く漢方薬はありますか？

虚弱な小児のしもやけに効果が期待できる当帰建中湯は成人や高齢者には効果はあまり期待できないことが少なくありません．年長児以上の年齢では，当帰四逆加呉茱萸生姜湯が第一選択薬とされていますが，四物湯や温経湯，桂枝茯苓丸，五積散なども有効な症例があり，病気や証によって使い分けをするという考え方が一般的です．どの方剤も体を温める作用があると考えられています．当帰四逆加呉茱萸生姜湯は初期に服用を開始すると有効例が多く，発症後の日数が経過するほど効果がないとされています．

しもやけは，寒さや冷えによって生じる血行不良が原因になって局所の皮膚に炎症が生じることで発症する異常であり，手足の先端部分や耳や鼻など身体の尖端部分に好発するとされています．血管の収縮や拡張が繰り返されて循環障害が生じると炎症が起こりやすくなると考えられています．

しもやけの患者さんが，普段から末梢循環不良があるタイプ（虚血タイプ）なのか，冷えが強い，あるいは冷えると痛みやしもやけの症状が悪化しやすいタイプ（冷え性タイプ）なのかで漢方薬の方剤を使い分ける方法があります．

虚血タイプで，頭重感や肩こりがある人や血液の滞り（眼の周りの隈など局所に血液が溜まること）がある人は桂枝茯苓丸が第一選択薬です．また，皮膚乾燥が目立つ人は四物湯が第一選択薬になります．虚弱体質で冷え性や貧血傾向もある場合は，補血剤である当帰芍薬散が第一選択薬であるとされています．

冷え性タイプで手足の冷感が強く，痛みを伴う下肢の冷えを訴える人は，当帰四逆加呉茱萸生姜湯が第一選択薬として適していると考えられています．手足の先端部分が先に冷えて痛む，しもやけができるという人には四逆散が選ばれます．四逆とは「四肢の末端から逆方向である体幹の方向に冷えていく」ことを意味します．この四逆散は冷え性の女性の月経痛を軽減する作用が優れているとされています．当帰四逆加呉茱萸生姜湯と四逆散は，手足が冷えると下腹部痛や腰痛，頭痛が悪化する人にも鎮痛効果が優れているとされます．

既述のように，虚弱体質の小児で，小建中湯などの効果がなく冬場にしもやけができる，あるいは，平素から手足が冷えやすい子どもには当帰建中湯が選択されることが多いようです．しかし，小児とは証が異なる成人ではあまり効果が期待できません．

当帰四逆加呉茱萸生姜湯は初期に燗冷ましと一緒に服用させると効果があり，単独では効果がないという考え方が江戸時代にはあったようですが，現在では倫理的な観点から患者に飲酒をすすめるのか，という批判的な意見もあり得るので，一般的な方法だとはいえないかもしれません．

また，しもやけの予防方法の患者指導も大切です．手足が濡れた状態で放置すると水分が蒸発する際に気化熱により局所の皮膚温が低下し，血管収縮を引き起こし，冬場はしもやけの誘因になり得ます．また，手足を強く締めつけるよう靴下や下着は局所の血行不良の原因となり，しもやけを誘発しやすくなります．ヘパリン類似物質やビタミンＥが含まれる軟膏剤は局所の皮膚の血行促進作用があり，しもやけの治療や予防にも有効です．

冷え性は女性のものだと思われがちですが，男性にも冷え性はあり得ます．男性の冷え性は，遺伝や加齢的変化のほか，生活習慣の乱れによる自律神経の乱れ，胃腸虚弱，筋肉の減少（サルコペニアなど），あるいは脂肪の増加などが影響すると考えられています．もちろん，女性にも影響する項目ばかりですね．

これらの情報をもとに一人ひとりの患者に応じた個別指導を行うことが必要であると思われます．

⊙ 参考文献

1）Yamada K, Kanba S：Effectiveness of kamishoyosan for premenstrual dysphoric disorder：open-labeled pilot study. Psychiatry Clin Neurosci 61（3）：323-325, 2007.

2）中田輝夫：軽症うつと漢方　軽症うつに対する加味帰脾湯及び抑肝散加陳皮半夏の効果．漢方と最新治療 19（3）：189-193，2010.

3）高山　真：災害被災地での漢方の活用．新薬と臨牀 66（3）：275-287，2017.

4）Ushiroyama T, Ikeda A, Sakuma K, et al：Chai-hu-gui-zhi-gan-jiang-tang regulates plasma interleukin-6 and soluble interleukin-6 receptor concentrations and improves depressed mood in climacteric women with insomnia. Am J Chin Med 33（5）：703-711, 2005.

30 緩和ケア

緩和ケアに使える漢方薬を教えてください

わが国ではホスピスにおける緩和ケアは，緩和ケア病棟に収容された末期がん患者に対する治療やケアであるという位置づけで発達してきたため，今でも緩和ケアというとがんの患者の終末期ケアのことだというイメージが強いといわれています．しかし，今では海外においては，がん以外の疾患に対する緩和ケアが発展しており，米国ではすでに緩和ケアのコンサルテーションを行う対象症例の半数以上が，がん以外の疾患になっている病院も少なくないそうです．

WHO では緩和ケアは患者の年齢，診断，置かれている状況，予後にかかわらず，すべての重篤な疾病（serious illness）をもつ患者，つまり，1 年以内に死亡する可能性が高いが，適切な治療によって治癒する可能性がある病状の患者を含む「症状緩和を含む苦痛の緩和」を行うことと，終末期にある患者の生活を支えるケア（終末期ケア＝ターミナル・ケア）を含むと考えられ，あらゆるセッティングですべての医療従事者が提供するケアであると考えられています．

ここでは，「症状緩和を含む苦痛の緩和」に役立つ漢方治療について，編集部からのリクエストに対応して書いてみることにしました．

ただし，症状緩和を含む緩和ケアには，急性期の緩和ケアもあります．つまり，

1）従来型緩和ケア（がんに対する緩和ケア）：治らないとわかった時点で提供する緩和ケア
2）助かるか，助からないか明確にはわからない時点から始める急性期緩和ケア

という 2 つの緩和ケアがあります．この 2 つで，患者さんの証は異なることがすぐに想像できる読者は，漢方治療に対する理解が進んでいると判断してよいと思います．

がんではない疾患，例えば，慢性閉塞性肺疾患，心不全，腎不全，認知症などでも呼吸困難や抑うつ，不安，不眠など多くの症状が高頻度に認められ，病気になったことに対する不安や苦悩はどの疾患にもあり，がんに対する西洋医学的な症状緩和法が応用されますが，心機能や呼吸機能あるいは腎機能などへの影響，薬物相互作用などに留意して薬物療法を行う必要があります．そういう場合に漢方治療を理解していれば，治療方法の選択肢が増えるのではないでしょうか．ちなみに，特発性肺線維症における人工呼吸器をつけた状態での死亡率は85％とされ[1)]，生存期間の中央値は2～3年であり，5年生存率は20～30％とされ，多くのがんよりも予後不良のようです．

1）慢性期緩和ケア（従来からのがんに対する緩和ケアおよびそれに準ずるケア）

倦怠感，食欲不振，疼痛，悪心・嘔吐，呼吸困難，不眠，せん妄，便秘，下痢，抑うつ，不安への対応が末期がん患者に対する緩和ケアの対象と考えられてきましたが，これらの症状は他の疾患でも認められるものであり，各患者の状態に応じた対応を行う必要があります．西洋薬では副作用が出やすい，腎機能や肝機能に問題があり，処方するのは副作用が強く懸念される，などの場合に漢方薬が使える場面は少なくありません．

2）急性期緩和ケア

■救急外来における緩和ケアの考え方

人生の最後の半年間に75％の人が救急外来を受診し，人生の最後の1カ月で50％の人が救急外来を受診したという報告[2)]があります．欧米ではすでに，「緩和ケアとは苦痛を緩和し，本人と家族のQOLを改善するアプローチを示すものであり，すべての患者に必要なマインドセットである」と考えられています．救急外来での緩和ケアにはABCD迅速緩和ケア評価（表6）が用いられます．

表6の内容を評価し，救急外来においてある程度の生命予後や機能予後を評価・予測することは可能であり，その評価に基づいた緩和ケアを行うという考え方が関心を集めるように近年は臨床現場に変化が生まれてきています．特に，救急外来緩和ケアがうまくいけば，ICUに収容する確率が有意に

表 6　ABCD 迅速緩和ケア評価

ACP アドバンスケアプランニング・事前提示	受診歴がある人では急変時対応などについての記録を探す，記録がなければその場でチーム医療として話し合い，患者家族と話すことが重要となる
Better symptom 症状緩和	症状を緩和して不安や恐怖心あるいはせん妄を緩和させる
Care giver 介護者/同伴者/意思決定代理人（成年後見人）	同伴してきた人がいれば，患者との関係性を確認する．関係性に応じた同伴者への対応や情報・意見の聴取も必要になる
Decision making capacity 意思決定能力	患者の年齢や社会的立ち位置，病名や態度から理解，倫理的思考，認知機能，意思の表明能力を評価する

減り，患者の QOL が向上する[3]と考えられています．

■ICU における緩和ケアの考え方

がんや慢性疾患ではなく，それまで本人も周囲の人々も死を意識していなかった人が，急性疾患により突然に生命の危機に陥って収容される患者さんが多いという特徴が ICU にはあります．そのため，ICU における緩和ケアを実践することは，その急激な予期しない緊急事態に精神的に衝撃を受けた患者やその家族をケアするという，特殊な職務経験を積むことにほかなりません．それは全身的苦痛の緩和が必須であり，緩和ケアチームとしての取り組みが必要だと考えられています．患者やその家族は医療者側が病状など必要なことを説明したつもりでも，理解できていないケースがほとんどであり，連日で同じ説明を繰り返し，患者家族との質疑応答を十分に繰り返す必要があります．また，患者のそばにいる，患者の役に立つ，患者と対話する，感情を表出するなどの家族のニーズを満たすことが，患者とその家族双方の心の安寧につながる[4]といわれています．特にがんなどの場合よりも家族の悲嘆反応は強く，経過も急速であることから，本人も家族も心理的受容が進んでいないことから，早期からの家族ケアにも重点的な対応が必要です．

■急性期一般病棟での緩和ケア

一般的な急性期病院の一般病棟では，“この患者が 1 年以内に死亡しても驚かない”という状況になったときを急性期緩和ケアの開始時期にすべきだという考え方が普及しつつあります．DNAR（do not attempt resuscitation）とは，「心肺停止時に心肺蘇生を行わない」という意味であり，「DNAR

だからICUには収容しない，気管内挿管はしない，点滴や抗菌薬投与はしない」という意味ではありません．その一方で，終末期では安易な人工呼吸器やECMO（extracorporeal membrane oxygenation）などの補助循環，透析，昇圧剤や抗菌薬の差し控えや中止を考慮する必要があります．

3）慢性期緩和ケアにおける漢方薬の使い方

倦怠感と食欲不振

貧血傾向，不安，不眠，うつ状態，胃腸症状などが強い極端な虚証にある人の盗汗，全身倦怠感，食欲不振の緩和には加味帰脾湯が効果的ですが，精神症状が強くない人で季肋部の圧痛（胸脇苦満）がない呼吸器症状がある場合には人参養栄湯が効果的だとされています．貧血や精神症状はなく，全身倦怠感や食欲不振が主体の極端な虚証の人には補中益気湯や十全大補湯がよいと考えられます．日中の眠気や動悸，不安が認められる倦怠感と食欲不振には補中益気湯がより有効だとされます．桂枝加竜骨牡蛎湯は虚弱な人の神経過敏や精神不安，動悸あるいは四肢冷感，疲労倦怠，夜尿，脱毛などによいとされています．食欲がなく消化機能の低下が治療目標になる場合は，六君子湯でしょう．気力が著しく低下しており，腹力が低下している（腹部の筋緊張が低下している場合）には，四君子湯がよいとされます．

疼痛

桂枝加朮附湯は四肢の筋肉痛や関節痛・関節の腫脹を緩和する効果がある極端な虚証の人を対象にした漢方薬であり，冷えによる疼痛の増悪を認める場合に有用であると考えられます．中年以降の水太りタイプの女性の膝の痛みには，防已黄耆湯が第一選択薬になります．全身倦怠感があって冷えにより腹痛などの痛みが増す場合には真武湯も効果が期待できます．

悪心・嘔吐

五苓散は虚弱な人にも悪心や嘔吐を抑制する即効性を示します．微温湯に懸濁して注腸することも可能です．

呼吸困難

直接的に呼吸状態を改善するわけではなく，補助的な役割が期待できる薬剤として，滋陰至宝湯（じいんしほうとう）は痰が切れやすく，少ない場合に適応があります．滋陰降火湯（じいんこうかとう）は痰が切れにくく，夜間の空気の乾燥により咳が強まる傾向がある場合に適応があります．いずれも明らかな虚証の人が対象です．

不眠

体力が低下した人の不眠の第一選択薬になる漢方薬は酸棗仁湯です．慢性疾患や高齢者の夜間に眼がさえて眠れないという訴えがある場合に効果的です．興奮性が高く，イライラや不眠，怒りっぽい，眼瞼がピクピクけいれんする，落ち着きがないなどの場合には抑肝散加陳皮半夏が第一選択薬です．せん妄や神経の高ぶりが強いときもこの方剤が選択される傾向にあると思われます．

便秘

極端な虚証の人にも適応がある便秘薬は麻子仁丸や潤腸湯です．後者は皮膚が乾燥している人に効果が期待できますが，効果発現までに時間がかかる傾向があります．

下痢

下痢や腹痛にめまい，あるいは動揺感を伴う衰弱した人には真武湯の効果が期待できます．全身倦怠感の改善にも有効だと考えられています．五苓散ももちろん有効です．

抑うつ

不眠や疲労感とともに抑うつがあり，季肋部から心窩部にかけて圧痛がある（胸脇苦満）場合に柴胡桂枝乾姜湯がしばしばこれらの症状を改善させるとされています．

不安

不眠のほかに不安や神経症あるいは自律神経失調症が考えられる場合に酸棗仁湯の効果が期待できます．神経過敏にもよいとされています．

<u>漢方薬の解説</u>

加味帰脾湯：帰脾湯に柴胡と山梔子（さんしし）を加えたもので，胃腸を温め，全身倦怠感や食欲不振を改善し，冷えや不眠，動悸などを改善するとされています．

人参養栄湯：気虚と血虚の両者に治療効果がある点は十全大補湯と同じですが，呼吸器症状がある場合はこちらが選択されます．これは中国にはない日本独自の処方です．

補中益気湯：気を補うお湯の薬だと覚えやすい名前ですね．人参と黄耆で元気を出し，升麻（しょうま）で気をあげる（高める），陳皮で理気（気を整える）というように気を充実させることに重点を置いた処方です．十全大補湯や人参養栄湯や四君子湯に生薬の構成が似ています．

十全大補湯：補中益気湯に血虚を治療する生薬である黄耆と桂皮を加え，さらに血を補う作用がある４種類の生薬からなる四物湯を加えて気虚と血虚を同時に治療しようという処方です．これも日本独自の処方です．

桂枝加竜骨牡蛎湯：高齢者向きの感冒薬と呼べる桂枝湯をベースにした不安や動悸に対応するための処方です．竜骨に鎮痛作用があると考えられています．成人の勃起不全にも効果があるそうですが，私は処方経験がありません．

六君子湯：虚弱な人向きで，抑うつ的な人に効果があるとされる処方です．気を高める作用があり，胃の中で水がチャプチャプいう（振水音がある）人に有効で，水分の過剰摂取傾向がある人に特に効果を発揮するとされます．

四君子湯：人参湯から生姜と大棗を抜いた方剤（漢方処方あるいは処方）です．君子湯という名前がつく漢方薬や十全大補湯あるいは人参湯・人参養栄湯の基本形です．

桂枝加朮附湯：桂枝湯に蒼朮と附子を加えた方剤です．江戸時代の吉益東洞（よしますとうどう）による古方派の漢方薬で，典型的な和漢薬だといえます．体を温めて痛みを軽くする薬です．

防已黄耆湯：肥満女性のための薬です．水太りの人に効果的です．五苓散に生薬の食い合わせが似ていますが，変形性膝関節症のある高齢者で虚弱な汗かきの人に効果的です．

五苓散：桂枝以外は利水作用のある生薬が４種類使用されている方剤です．浮腫や嘔気，嘔吐，下痢，めまいなど水の異常を改善する代表的な方剤です．熱を伴う頭痛にも有効であるとされています．

滋陰至宝湯：体内の陰が不足している場合に，陰を補うことで陰陽のバランスを補正するという漢方らしからぬ，中医学的な処方です．生薬の構成は加味逍遙散にはない麦門冬と貝母（ばいも），香附子（こうぶし），陳皮の４種類の生薬が入っており，他の９種類の生薬は同じです．加味逍遙散から山梔子と牡丹皮を抜くと逍遙散で，これに麦門冬と貝母，香附子，陳皮の４種類を加えると滋陰至宝湯です．肺の陰を補い，慢性の咳やうつ症状を伴う咳を抑制します．陰を補うことでイライラも抑制します．

滋陰降火湯：炎症を押さえる降火という作用をもつ処方（方剤）です．滋陰至宝湯と類似した生薬から構成されており，夜間の咳の抑制に効果的だと考えられています．

酸棗仁湯：心身ともに疲れて眠れない人に使う処方で，精神安定剤であるとされています．

抑肝散加陳皮半夏：中国で生まれた抑肝散を胃腸の弱い日本人向けにアレンジされた処方として有名です．加味逍遙散と同じ生薬が複数使われています．気に陰を与える薬です．

麻子仁丸：高齢者や虚証の人の習慣性便秘の薬です．胃腸を整え，血を補う生薬から構成されている処方です．

潤腸湯：虚証の人にみられる弛緩性便秘の薬で，水が足りない人に水分を補って腸を潤す作用をもつことが特徴であり，その名がついています．血を補い，血流を改善する作用もあるとされています．

真武湯：めまいやふらつきによく使われる処方の一つです．利水作用がある生薬が２種類入っています．五苓散を虚証の人向きに特化したものだと理解してもいいでしょう．

柴胡桂枝乾姜湯：結核が多かった時代には，その治療薬としても使われていた慢性的な消耗性疾患の患者の気力や体力を補う目的とした処方です．虚証の人向きです．

4）急性期緩和ケアにおける漢方薬の使い方

発熱

救急外来での発熱対策は，内服薬の頓用や座薬（アセトアミノフェン製剤やジクロフェナク製剤）の挿入やアセリオ®（アセトアミノフェン製剤）の点滴が選択されるでしょう．残念ながら漢方薬で劇的に短時間に解熱できるものはありません．ただし，インフルエンザなどの急性熱性疾患には麻黄湯や麻黄附子細辛湯あるいは葛根湯の１～２日間の連用が有効なこともあります．

疼痛

アセリオ® やペンタゾシン製剤（ソセゴン® など）が疾患や疼痛の程度，

患者の基礎弛緩や薬物依存症の有無などに応じて投与されることが多いようです．芍薬甘草2包（5 g または 6 g）を約 20 mL の微温湯に懸濁して注腸すると，腹痛や筋肉痛，関節痛あるいは尿路結石による痛みが軽快することがあります．頭痛や神経痛には呉茱萸湯の効果を期待できることが多く，冷えで増悪する疼痛には当帰四逆加呉茱萸生姜湯がより強い鎮痛効果を発揮します．当帰芍薬散は倦怠感や貧血，半身不随あるいは心臓弁膜症などにより筋肉が軟弱で疲労しやすく，めまいや腹痛，頭痛，頭重感，腹痛に有効だとされています．これらは虚証で寒さに弱い人に有効例が多い傾向にあります．体力が低下した人の熱が出る急性疾患で頭痛や四肢の痛み，腹痛がある場合には桂枝湯の効果が期待できます．寒冷刺激により頭痛や四肢の痛み，腹痛が増悪する場合は桂枝加朮附湯がよいでしょう．

嘔吐または嘔吐を伴う下痢や腹痛

プリンペラン®（メトクロプラミド製剤）の注射やナウゼリン® 座薬（ドンペリドン）がしばしば使われますが，小児や高齢者ではプリンペランは特に錐体外路障害を生じやすく，脱水傾向が強い場合，ナウゼリン® 座薬は乳幼児や高齢者でショック症状を起こすことがあり，ドンペリドン製剤は3歳未満では7日以上の連用は錐体外路症状を生じることがあり，基本的には5日以内（長くて7日以内）の連用にとどめる必要があります．しかし，五苓散や柴苓湯（五苓散と小柴胡湯の合剤です）1包（2.5 g または 3.0 g）を 10～20 mL の微温湯に懸濁して注腸すると副作用を示すことなく，しばしば著効します．どちらも水瀉性下痢があって注腸後に排便があっても効果が期待できます．

便秘など胃腸症状に伴う腹痛

ナウゼリン® やプリンペラン® が著効することが少なくありませんが，効果不十分な症例も少なくありません．黄連解毒湯の頓用がイライラの強い人の腹痛に時として著効することがあります．また，便秘傾向のある人の腹痛に大建中湯 1～2包（9 g または 3 g）を約 20 mL の微温湯に懸濁したものを注腸すると，症状が軽快することがあります．半夏白朮天麻湯は胃腸が虚弱で下肢が冷え，めまいや頭痛がある場合に効果が期待できます．

不穏や興奮などの精神症状

虚証傾向があり，神経質でイライラやめまい，動悸，息切れ，あるいは頭痛，ふらつきがある人には苓桂朮甘湯が効果的です．体力が中等度以下で虚証傾向がある人のイライラや不穏，興奮は，桂枝加竜骨牡蛎湯が効果的です．冷えると精神症状が苦痛とともに悪化する人は帰脾湯，さらに胸脇苦満（季肋骨部の抵抗・圧痛）がある人は加味帰脾湯の効果が期待できるでしょう．

漢方薬の解説

麻黄湯：体力が十分に保たれている人の急性熱性疾患の症状緩和の目的で1～2日以内の短期間の使用にとどめるべき処方です．急性期が過ぎてからの処方は不適切です．

麻黄附子細辛湯：体力が低下傾向にある人の急性熱性疾患の症状緩和の目的で2～3日以内の使用にとどめるべき処方です．発汗や手足の冷えや痛みがある場合に有効です．

葛根湯：比較的体力がある人の感冒などの熱性疾患の初期症状緩和に使い，1～2日以内にとどめるべき処方です．高齢者や若くても体力が落ちている人には処方しません．この処方は「傷寒論」を原典にするそうですが，なぜか現代の中国における中医学の世界では教科書に名前すら登場せず，生薬の類似の組み合わせからできている方剤もありません．

桂枝湯：体力が比較的低下している人の熱性疾患の発熱，頭痛，頭重感などの緩和に有効だとされています．

芍薬甘草湯：証（体力）を考慮せずに処方できる漢方薬で，骨格筋や平滑筋の異常収縮に伴う疼痛を緩和します．高齢者には1週間以内の使用にとどめておかないと電解質異常を起こすことが多く，危険です．すべての人に偽性アルドステロン症を起こす可能性があります．患者の年齢にもよりますが，7～14日を超える長期使用はなりません．

呉茱萸湯：頭痛，腹痛，月経痛，神経痛など各種の疼痛を緩和する漢方薬で，倦怠感や疼痛の随伴症状（悪心・嘔吐，胃痛，きつ逆など）にも有効ですが，かなり苦い味がします．

当帰四逆加呉茱萸生姜湯：虚弱体質で手足の冷えがあり，下腹部痛や頭痛，腰痛など冷えに伴う疼痛や下痢，頻尿，月経異常などを緩和する漢方薬です．

当帰芍薬散：冷えや下腹部痛が問題にならない人のめまいや頭痛を伴い，心窩部に振水音がする人に適した鎮痛薬として使用されます．

桂枝加朮附湯：体力が比較的低下した人で四肢冷感があり，寒冷でさまざまな疼痛が増悪する場合に有効なことがあります．

五苓散：口渇や尿量減少がある場合に，証にかかわりなく処方される漢方薬で，頭痛，めまい，悪心，嘔吐，腹痛，下痢，浮腫などを緩和する目的で処方され，即効性がある処方で，微温湯で懸濁して注腸することも可能です．

柴苓湯：五苓散と小柴胡湯の合剤であり，極端に体力が低下している患者には向きませんが，心窩部から季肋部に圧痛がある（胸脇苦満）場合の口渇，尿量減少，嘔気，嘔吐などの緩和に有効です．五苓散と同様に微温湯で懸濁して注腸することも可能です．

黄連解毒湯：体力がやや低下している人のイライラやのぼせ，顔面紅潮，不安，不眠などの精神症状の緩和に有効です．心窩部に膨満感がある場合に特に効果が期待できます．

大建中湯：体力が低下し，手足や腹部が冷え，腸管蠕動の亢進，腹部膨満感を伴う比較的強い腹痛の緩和に有効です．

半夏白朮天麻湯：消化機能が低下した人で，下肢の冷えがあり，強くないが持続する頭痛，頭重感，めまい，嘔気などを緩和するのに有効で，天候悪化時に頭痛が悪化する人や食後に眠くなる人などに特に有効であるとされています．

苓桂朮甘湯：体力が比較的低下した人のめまい，身体動揺感，立ちくらみなどを伴う不安の緩和に有効な処方です．

桂枝加竜骨牡蛎湯：体力が比較的低下した人のイライラや不安，動悸，疲労，倦怠感，夜尿，精力減退，脱毛などに有効とされています．

帰脾湯：体力が低下した貧血傾向のある人で，不安，不眠，うつ状態，胃腸症状のある人の症状緩和にしばしば処方されます．

加味帰脾湯：胸脇苦満がある虚弱な貧血傾向のある人で，不安，不眠，うつ状態，胃腸症状のある人の症状緩和にしばしば処方されます．

⊙ 参考文献

1）Mollica C, Paone G, Conti V, et al：Mechanical ventilation in patients with end-stage idiopathic pulmonary fibrosis. Respiration 79（3）：209-215, 2010.

2）Smith AK, McCarthy E, Weber E, et al：Half of older Americans seen in emergency department in last month of life；most admitted to hospital, and many die there. Health Aff（Millwood）31（6）：1277-1285, 2012.

3）石上雄一郎：救急外来での緩和ケア．治療 102（9）：1076-1079，2020.
4）鈴木志津枝：家族がたどる心理的プロセスとニーズ．家族看護 1(2)：35-42，2003.

31 終末期ケア

終末期ケアで使える漢方薬を教えてください

「緩和ケア」のところでも書きましたが，終末期ケア（ターミナル・ケア）は，緩和ケアの一部であり，終末期にある患者の生活を支えるケアです．

終末期は，基本的に典型的な虚証の患者さんですから，虚証の患者さんに適した漢方薬（漢方方剤）の話になります．終末期は看取り期であり，医原的に予後が短縮することがないように最大限の注意を払う必要があります．

救急やICUにおける終末期とは「ICUなどで適切な治療を尽くしても救命を見込めないと判断される時期」と定義[1)]されています．

一般的な見取り期ケアの治療方針

ⅰ）基本治療方針

・輸液：できる限りの減量（500 mL以下）もしくは中止

・症状緩和に寄与しない抗菌薬やステロイドは推定死亡日の２週間前から漸減・中止

・症状緩和に寄与する薬剤は，漢方薬も含めて，負担の少ない方法で投与する

・オピオイド：非経口，非貼付剤が望ましいと従来はされているが，決めつけることなく，個々の患者ごとに呼吸など全身状態の評価を行い，適正使用を図る

・鎮静の適正実施を図る

・安易な人工呼吸器やECMOなどの補助循環，透析の実施，あるいは昇圧剤投与の差し控えや中止を考慮する

ⅱ）患者ケア

・苦痛の評価

・安楽を保つためのケアプランの立案と実行（ACPアドバンス・ケア・プランニング）

・全人的評価，家族からのフィードバック

iii）家族ケア

・IC 後の理解と評価，家族のニーズの把握
・時間の共有，死の受容への支援，Life review
・付き添いの有無，連絡方法，死後の服装の確認を事前にしておく

終末期ケアにおける漢方薬の使い方

漢方薬は基本的に苦くて飲みにくいとされ，終末期においては経口投与よりも患者に負担が少ないと考えられる，注腸投与や丸石製薬の調剤用ハードファットであるホルコ® E-75 やホルコ® H-15 を使用した自家製剤の座薬として投与する方法が考えられます．注腸投与でこれまで有効性が確認されているのは，既述のように以下の 4 種類の漢方薬です．

五苓散：利水作用を主体とする処方で，作用機序が明らかになっています．嘔気・嘔吐を抑える作用は，注腸や座薬にすると即効性があります．お湯に溶かしてハチミツを加えて少しずつ服用させても十分な効果が期待できます．

柴苓湯：既述のように五苓散に小柴胡湯を加えた合剤（合方）であり，炎症がより強い人で極端な虚証ではないと考えられる場合に五苓散よりも強い効果が期待できます．

芍薬甘草湯：平滑筋や骨格筋のれん縮による疼痛を軽減する目的で使用する処方です．やはり注腸により，より強い効果が期待でき，注腸・内服ともに即効性が期待できます．

大建中湯：中国では最も注腸される例数が多い処方の一つです．下痢や便秘，消化管の蠕動亢進による痛みに対して有効で，麻痺性イレウスを予行したり，改善したりする効果もあると考えられています．

その他，服用性が比較的よい，内服しやすい薬剤としては以下のものが終末期ケアにも使える可能性があると思われます．

補中益気湯：気を補うことを主目的とした処方です．

人参養栄湯：気を補い，血を補うことも目的とした処方です．

⦿ 参考文献

1）日本救急医学会，日本集中治療医学会，日本循環器学会：救急・集中治療における終末期医療に関するガイドライン～3 学会からの提言～．2014.

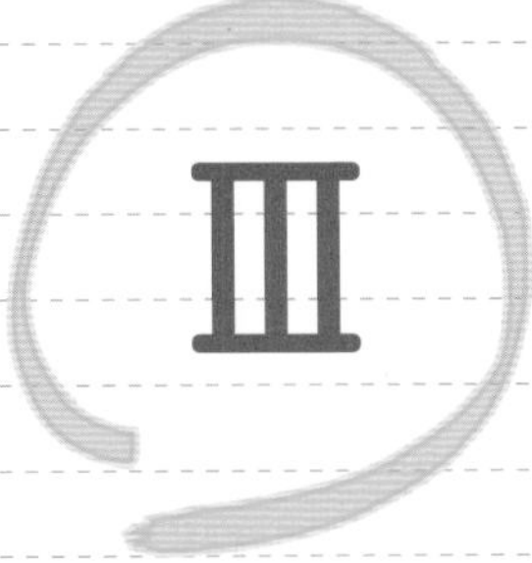

Ⅲ 本格的に漢方医学を学びたい人へ

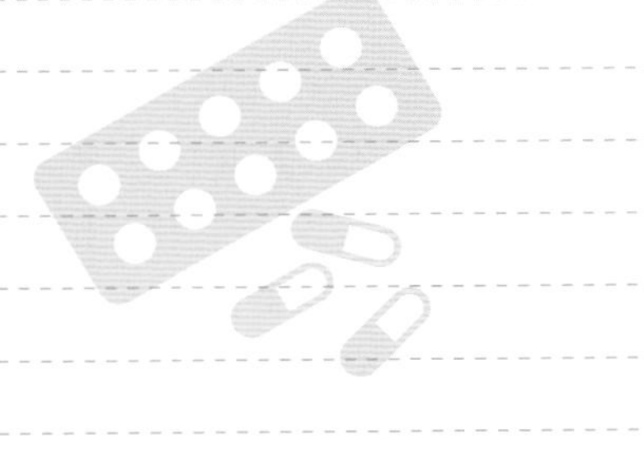

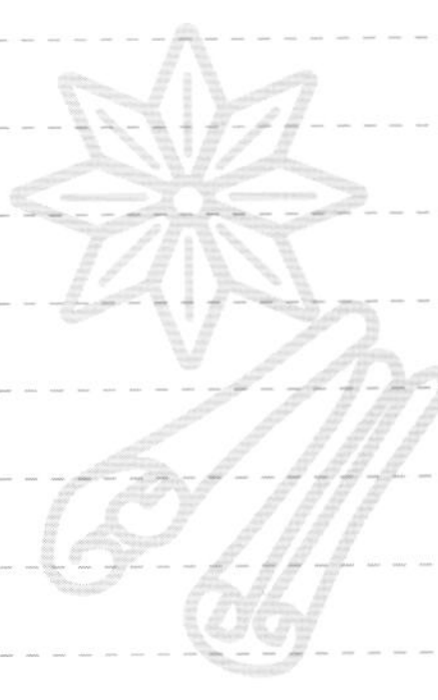

漢方医学について 3つのポイントで書いてみました

漢方診察のイロハ：証の摂り方など，本格的に漢方医学を学びたい人向きの基本事項を中心に書いています．書き方が基本編などとはいくら異なります．
漢方処方（方剤(ほうざい)）の解説：この本で紹介しているものを中心に保険診療に使える漢方薬をどんなことにどう使うかなど，応用の仕方を凝縮してまとめています．いろんなことに使える漢方薬がたくさんあることが理解できます．完全に応用編情報だと捉えてください．
漢方医学と中医学の違い：日本の既成の医学書にはあまり書かれていないことを中心に書いています．軽い読み物としてお気楽にお楽しみください．

1 漢方診察のイロハ

1．最も基本的な診察方法

① 望疹：顔色や体型，動きなど外からみた患者の状態を観察して得られる所見，つまり西洋医学の視診のことを望診といいます．これと後の切診を連続的に行います．

② 問診：症状や患者の困りごとなどについて患者の話を経時的に聞くことを西洋医学と同じく問診と呼びます．主訴は何か，どんな食事をし，治療を受けたか，その結果はどうだったかも聞きます．

③ 聞診(ぶんしん)：口臭や声の調子などを評価することを聞診といいます．

④ 望診の最後として舌を視診してから，手で触れて脈をみてから胸部の打聴診をします．

i ）腹部の触診と打診を行い，圧痛点や肝脾腫，腎腫大の有無などをみます．

ii ）手首で橈骨動脈の脈をみることとその所見を合わせて脈診といいます．舌を診ることとその所見を舌診といいます．胸部の打聴診することと聞診を併せて切診と呼びます.

2. 基本的な証

漢方医学における基本的な証とは，陰陽（いんよう），虚実（きょじつ），寒熱（かんねつ），表裏（ひょうり）という４組のペアになっている８種類の証のことで，これらをすべて合わせて八綱（はちこう）と呼びます.

陰陽

陰陽というのは，代謝が活発かどうかを示す用語であると考えると理解しやすいと思います．しかも，それは同化と異化のように対立する２つの要素のバランスでも変化するのです．つまり，陽が強まるか，陰が弱まれば陽に傾くというわけです．逆に陽が弱まるか，陰が強まれば陰に傾くという具合です.

生まれたときには人は成長しますが，ある程度の年齢に達すると成長と老化が同時に起こり，やがて成長が止まって老化だけが進むようになります．成長を陽とすれば，老化は陰であると考えられることから，子どもは陽証，高齢者は陰証となるのですが，同じ年齢でも陽証の人と陰証の人がいることに留意が必要です．つまり，基礎代謝が活発な人は陽証であり，基礎代謝が同じ年齢の人に比べて不活発な人は陰証であると弁証されます.

代謝だけではなく，免疫機能や循環器機能，呼吸機能，神経機能などにも陰陽があるとされるといえます.

そして，陰と陽のバランスがとれている状態を太極といい，中国拳法による健康法を太極拳と呼ぶのは，この考え方に基づくものです．小児や若者にも陰証者がおり，高齢者でも少ないながら陽証者はいます．また，同じ人でも疾患に罹患したときや疾患の病期によって証は変化することを忘れてはならないといわれています.

病気になったときの陰陽については，自覚的な体調と他覚的な体調を総合した体調の良し悪しを重視して，陰は「体調が悪く，病勢が強い状態」，陽は「体調が良く，身体が病気にしっかりと抵抗を示し，病勢があまり強くないか弱い状態」であるという解釈が可能です．この解釈は実地臨床ではシンプルで有用な考え方だと思います.

表７　虚実として使いやすい所見

虚証	実症
・声に張りがなく，小さい．聞き取りにくい	・声に張りがあり，大きい，明瞭
・皮膚はつやがなく，栄養状態が悪い	・皮膚に張り，つやがあり，栄養良好
・眼に力がない印象を受ける	・眼力を感じる
・うつむく傾向がある姿勢	・きちんと座り，筋緊張はよい
・基礎体力に自信がなく，筋力も弱い	・筋力は良好で基礎体力に自信あり
・歩いても音がしないほど弱々しい	・しっかりと歩く
・存在感に乏しい	・存在感が強い
・筋力がないやせ型か水太り	・筋肉質の闘士型や固太り
・暑さ・寒さに弱い	・暑さ・寒さに強い
・胃腸機能が弱い（下痢，腹痛を生じやすい）	・胃腸機能は丈夫である
・症状は弱いが長期続き，いつのまにか発病	・発熱など症状が強く，各疾患の典型的な症状が出る

虚実

漢方薬を処方するうえで，最も大切とされるのは“虚実”という証です．虚実とは病因に対する人体の抵抗力や基礎体力，免疫などの機能的予備能を表す指標のことだと解釈されています．体格が大きい，人相が強面である，やせている，運動能力が優れているなどという問題とも微妙に異なるようです．

ここでは，実症と虚証を日常臨床上で把握しやすい項目（**表７**）をあげておきます．どちらとも判断できないことが明らかな場合は，“中間証”と判定します．判定に迷う場合は虚証という仮の診断をします．

実症タイプの患者は麻黄が入った漢方製剤を問題なく服用できることが多いのですが，虚証タイプの患者に麻黄が入った漢方製剤を服用させると極端に内服しづらく感じたり，内服すると症状が悪化したり，副作用が出やすいことが知られています．

表７を見て気づかれた方もあるかもしれませんが，虚実というのは疾患に対して抵抗力がありそうなイメージの象徴となる所見があれば実，抵抗力がなさそうなイメージの象徴となる所見があれば虚であると考えることができそうです．

寒熱

寒熱の証は，体温が高いと熱証，体温が低いと寒証というわけではなく，

表 8　寒熱として使いやすい所見

寒証	熱証
・秋口から愁訴が増える傾向が明らか	・上半身がのぼせやすい
・四肢が冷えると体調が悪くなる	・手がほてりやすい
・下半身を温めると体調がよくなる	・下半身は比較的冷える
・体内に冷えを感じると重症化傾向あり	・体内に熱を感じると体調悪化
・顔色は青白く頬は冷たい	・頬は温かい．頬の紅潮はさまざま
・排尿回数や尿量が多い	・排尿回数や尿量は少ないほう
・尿の色調が薄い傾向がある	・濃い黄色の尿が多い
・下痢・軟便傾向あり	・便秘傾向あり
・便臭は強くない	・便臭は強い
・女性では，月経痛が軽く，出血が少ない	・女性は月経痛あり，出血量多い
・温かい料理・鍋物を好む	・冷たい料理や飲み物を好む
・喉はそれほど渇きやすくない	・喉が渇きやすい
・長湯する傾向がある	・長湯は苦手
・足浴が心地よい	・足浴はあまり好まない
・夏はエアコンの温度を高めに設定しがち	・夏はエアコンの温度を低めに設定しがち
・年間を通じて薄着を避ける傾向	・年間を通じて厚着しない傾向
・使い捨てカイロを愛用する	・冷水での洗顔，手洗いが好き
・入浴で湿疹が悪化しない	・入浴で湿疹が悪化する

“体の内部の寒さや冷え，あるいは内部の熱が身体に悪影響を及ぼしている場合”をそれぞれ寒証，熱証という決まりになっています．暑ければ体温を下げるために汗をかくような生理的な正常反応は証として評価しません．同様に生理的な寒さ，冷えなどの感覚も証とはみなさないのです．

温めると楽になる寒証の人は，足浴や足温器が健康維持法として有用であり，症状がなくても温補剤と呼ばれる漢方薬を内服していると発症を予防できるといわれています．このような発症前の病気予防のことを“未病対策”といいます．

冷やすと楽になる熱証の人は，冬場でも冷たい飲み物を好む傾向があり，入浴時に水風呂にも入る人が多く，問診を中心に証を検討することは有用です．

寒証では附子や乾姜，細辛，桂枝，山椒，当帰など身体を温める作用のある生薬が有効であるとされています．

熱証では石膏や黄連（おうれん），知母（ちも），黄柏（おうばく），大黄，地黄，黄芩（おうごん），山梔子（さんしし）など身体を冷やす作用のある生

表９　表裏として使いやすい所見

表証	裏証
・指を軽く当てただけで触れる脈（浮脈） ・脈拍数が 90／分以上（数脈） ・舌苔が薄くて白い ・悪寒，咳嗽，発熱，鼻閉，頭痛	・指を押しこむように当ててやっと触れる脈（沈脈） ・脈拍数が 60／分以下（遅脈） ・舌苔が黄色く乾燥している ・高熱，弛張熱，口渇，尿量減少，頻尿，鼓腸，便の変化

※表証では悪寒が最重要症状で，裏証の便の変化は便秘か下痢.

薬が有効であるとされています.

表裏

表裏とは，紙の裏表のような表と裏のことではありません．中国語では“裏面”は日本語の“内部”という意味です．その反対の意味である表は，外側や表面のことを意味します．つまり，表裏とは病態・病因が身体の表面かその近傍にあることを意味する言葉が表証であり，内部にあることを裏証といいます.

表証が主体の病気を陽病，裏証が主体の病気を陽明病あるいは陰病と呼びます．表証と裏証の中間を“半表半裏”と表現し，その場合の病気を少陽病と呼びます.

これらは病期を考えるための概念です．つまり，急性期を意味する陽病である太陽病が次第に少陽病，陽命病へと変化し，その後に慢性期を意味する陰病と呼ばれる病期である太陰病，少陰病，厥陰病という病期あるいは病態へと変化していくという考え方をします.

これら６つの病期に分ける考え方を六病位（６つの病期という意味）といいます．表裏証の判断に使いやすい所見を表にしてみました（表９).

表裏という証は，皮膚や眼，耳など外胚葉系組織の疾患による異常があるように感じられる所見や症状を表，消化管や肺などの内胚葉系組織に異常があるように感じられる所見を裏，筋肉や骨，子宮，心臓，骨髄のような中胚葉系組織に異常があるように感じられる所見を半表半裏というイメージで捉えると理解しやすいと思います．つまり，体表とその近くに異常・病気がある場合を表，体の内部に異常・病気がある場合を裏とし，病気は表から裏へと病期によって異常の主座が変化するという考え方です.

なお，表裏証の診断（弁証）に使われる橈骨動脈の触れ方の違いを脈証と呼びます．舌の診察所見を舌証と呼び，舌の色調や舌苔の厚みや色調，乾燥具合，静脈の状態などの観察所見をポイントにした弁証法による証です．脈証と舌証については，次の「4. 身体診察所見から得られる証」のところで解説します．

3. 気血水とは？

身体の自律神経機能を整えて新陳代謝を活発にして精神と肉体の機能的な停滞や劣化を解消し，個別ではなくすべての機能を鳥瞰的に改善し全体的な調和を回復させる３つの要素を気(き)・血(けつ)・水(すい)と呼んでいます．

気

気は，気合・元気・気迫・気力の気，つまり生命力や戦闘能力などのパワーをイメージすると，元気がなく倦怠感が強い人や，やる気のない怠惰な生活を送っている人も気がたりない“気虚(ききょ)”という証であると判断できることが理解できるでしょう．同様に，疲れやすい，昼間から眠気が強い，食欲が低下している人も気虚と判断します．

気が強くなり過ぎることを気逆(きぎゃく)（別名：上衝(じょうこう)）といいます．“逆上する”という言葉があるように，気逆になるとイライラしたり，焦燥感に駆られたりします．このイメージで捉えると理解しやすいと思います．気逆と判断できる他の症状としては，冷えのぼせ，発汗過多，驚きやすい，落ち着きがない，発作性あるいは突発性の頭痛，げっぷ（吃逆(きつぎゃく)），怒りやすい，動悸などの症状が挙げられます．

気うつは，気滞とも呼ばれ，抑うつ気分，不安感，胸脇苦満，腹部膨満感，喉がつかえる感じ（閉塞感あるいは異物が詰まったような感覚），息が詰まるような感じ，気分が晴れない感じ，など精神科の抑うつ気分に似たような気分や感情，感覚がある状態をイメージすると理解しやすいと思います．息が吸えないという感覚，ガスが胃腸などに溜まった感じ，といったメンタルな要素があると考えられる自覚症状も気うつと判断します．なお，気うつは，気滞の一種であるとされており，オーバーラップすることがしばしばあります．

気虚，気逆，気うつの程度をスコア化した専門家もいますが，そのスコアを覚えるだけでも大変なので，私は覚えていません．その代わり，**表 10** の

表 10　気の異常による主な症状

気虚	全身倦怠感，易疲労性，気力の低下，日中の眠気，風邪をひきやすい，腹力が低下している（腹部の筋肉が柔らかい），舌が淡白色，食欲がない，など
気逆	冷えのぼせ，臍上悸（正中線上で臍の頭側で動脈が触れる），発汗，イライラ，突然の頭痛，動悸発作，吃逆，衝動傾向，努責を伴う咳嗽，顔面紅潮，焦燥感，など
気うつ	抑うつ気分・抑うつ傾向，喉の閉塞感・つかえ感，窒息感，心理的閉塞感，季肋部のつかえ感，腹部膨満感，打診における鼓音，朝の調子の悪さ，げっぷ，残尿感，など

表 11　気の異常に対して効果が期待できる方剤

気虚	補中益気湯（第一選択薬），六君子湯（食欲不振があるとき），十全大補湯（血虚や衰弱があるとき）
気逆	苓桂朮甘湯（身体症状が主体のとき），甘麦大棗湯（精神症状が主体のとき）
気うつ	半夏厚朴湯（呼吸器症状があるとき） 女神散（にょしんさん）（瘀血・血虚とめまいやのぼせがある女性）※瘀血・血虚は別途解説

表 12　血の異常による主な症状

虚血	眼精疲労，こむら返り，皮膚の乾燥・荒れ・あかぎれ，貧血，めまい感，顔色不良，ささくれやひび割れのような爪の異常，起立性低血圧のような貧血様症状，生理痛，月経不順，頭髪が抜けやすい，手足のしびれ，集中力低下，など
瘀血	眼瞼部の色素沈着，舌の暗赤紫化，歯肉の暗赤化，臍右横の圧痛，生理痛，月経過多，生理不順，頭痛，不眠，精神不穏，耳鳴，冷え症，など

ような主症状をざっくりと覚えています．そのほうが実用的だと思うからです．

血

血は，血液そのものをイメージしてよいと思います．血が足りないことを意味する血虚（けっきょ）は，貧血，貧血様症状，粘膜や皮膚の蒼白，皮膚のつやのなさなど栄養障害を思わせる症状や所見，粘膜あるいは全身の栄養障害を思わせる症状や所見をすべて虚血と判断します．めまいや動機，不眠を伴う傾向がある生理痛や過小月経・生理不順，かすみ眼，全身の冷え，手足のしびれなども虚血の症状であると考えられています．診察所見としては，るい痩，爪の変形や脆弱化，顔色不良，脱毛，筋痙縮などが挙げられます．

血液の流れが悪い，末梢性循環障害があるというイメージで考えると理解

表 13　血の異常に対して効果が期待できる方剤

虚血	四物湯（しもつとう）（第一選択薬），十全大補湯（気力低下，衰弱が著しいとき） 四物湯は補血作用がある当帰，芍薬，川芎，地黄から構成され，これに補気作用がある六君子湯と黄耆（おうぎ），桂皮（桂枝）を加えたものが十全大補湯です．
瘀血	桂枝茯苓丸（第一選択薬），当帰芍薬散（むくみやすい，冷えやすい場合）

表 14　水の異常である水毒による主な症状（陰虚も水毒とする立場による）

主症状	口渇，尿量の増加・減少，鼻汁の増加，喀痰
随伴症状	頭痛，悪心・嘔吐，水瀉性下痢，めまい，耳鳴，動揺病，浮腫，動悸，関節水腫，など

しやすい異常が瘀血です．眼の周囲の隈などの皮膚や粘膜の色素沈着，手掌紅斑，口唇や歯肉の暗赤色化，傍臍部の圧痛，舌下静脈の怒張など所見や，生理痛，月経過多，生理不順，口内乾燥などの症状も瘀血と判断されます．瘀血は女性に多い傾向があります．

水

水の異常は，水毒と呼ばれています．水が多すぎる場合も水の体内分布が不均衡になっている場合は水毒と判定し，水滞とも表現します．水毒を治療する薬は，水を利するという意味で，そのまま利水剤と呼ばれており，その代表は五苓散です．めまい，胸水，浮腫には五苓散が第一選択薬ですが，めまい，あるいは，ふらつき，動揺感が伴う場合は，半夏白朮天麻湯が効果的なことが少なくありません．

水が不足している場合は，陰虚と呼ぶこともありますが，これも水毒としてまとめてしまう考え方もあります．陰虚による症状として，発熱，口渇，口腔内乾燥あるいは尿量減少があります．気道を潤すことで咳を鎮める麦門冬湯は滋陰剤と呼ばれる方剤の一つです．手のほてり，頻尿，口渇などがある場合には六味丸が第一選択薬になります．なお，水を津液と呼ぶこともあります．

4. 身体診察所見から得られる証

中医学と漢方医学の診察法は４種類に分類されるので，合わせて四診と呼びます．つまり，視覚による望診，聴覚と嗅覚による聞診，会話による問診，触覚を通じて診察する切診の４つです．視覚により舌を観察する舌診は望診に入ります．切診は脈診と腹診です．舌診と脈診は中医学と漢方医学に共通ですが，腹診は日本で開発された漢方独自の診察法であり，中医学では行われません．

つまり，「腹症を考慮した漢方薬の中医学的運用」という治療方法は成立しない机上の空論に過ぎないわけです．「腹症なしに効果的な漢方治療を行うことは至難の業である」と表現することもできるほど漢方医学にとって腹症は重要な所見です．

1）脈証（脈診によってわかる証）

ベテランになると約30種類どころか，100種類くらいの脈の触れ方の違いがわかるようになるそうですが，筆者にはそんなにたくさんの区別はつきません．また，小児では脈証に重きが置かれない傾向があるのか，詳しい解説書はあまり見当たりません．脈証をみることを脈診といいます．

脈証については，五行説に対応した診察法でもあるので，100種類の脈の違いに意味があるのかどうかも，筆者は正直なところ懐疑的です．時代劇に登場する医師が「それでは，お脈を拝見！」と言ってお姫様の手に触れて脈診をするのは，「それでは診察させていただきます」という台詞と同義語ですから，日本的診察作法の基本ともいえなくはないのかもしれませんが，実際には脈証よりも腹症が漢方医学・漢方治療では重視されることが多いと思われます．もちろん，脈診は元々は中国の流儀で行われ，中国の古装劇（時代劇）でも似たようなシーンはありますが….

腹証同様，患者の身体に手を当てるという行為は，体温が伝わること，手の柔らかさを感じることで，高齢者でも乳幼児でも安心感を得られるものであり，「手当てをする」という言葉の意味合いを感じることができる心理療法を兼ねた診察法だと思います．

橈骨茎状突起の内側にある動脈拍動部，その指頭大近位部，さらにその指頭大近位部をそれぞれ人差し指，中指，薬指を当てて拍動を触知します．右手と左手で触知する脈の状態はそれぞれ五臓六腑の異なる部分の病態を示すといわれています．

筆者は，五行説はあまりにも空想科学的に思えて信じていませんし，脈の触れ方の判別には個人の主観がかなり入り込むので科学的とはいえないと

表 15　**主な脈証**

浮脈（ふみゃく）	軽く触れて感じる脈で，病位が身体の表にある 太陽病期であることを示すことも多いとの解釈もある
沈脈（ちんみゃく）	強く押してやっと感じる脈で，病位が身体の裏にある 虚証の人では，慢性期であることを示すとする解釈もある
緊脈（きんみゃく）	強く響くように触れると左右に振れて触知する脈で，急性症状を示唆する
緩脈（かんみゃく）	弱く緩やかに触れる脈で，症状の変化や病勢が緩慢で健康または健康に近い
数脈（さくみゃく）	心拍数 90 以上の頻脈のことで，抵抗力の高まりを示す
遅脈（ちみゃく）	心拍数 60 未満の徐脈のことで，抵抗力の減弱を示す
結脈（けつみゃく）	不整脈の総称で，気や血の停滞や心疾患を示す

西洋医学的な脈拍を知る意義は解説するまでもないと思いますので，ここでは基本的な脈証に絞って表にしました．

表 16　**脈証による虚実・表裏の判定方法**

- 浮脈で緊脈→表実証
- 無熱で浮脈で弱く触れる→虚証
- 沈脈でしっかり触れる→裏実証
- 数脈で弱く触れる→虚熱
- 浮脈または沈脈で遅脈→裏虚証
- 浮脈で弱く触れる→表虚証
- 無熱で大きく触れる浮脈で力がある→実証
- 沈脈で弱く触れにくい→裏虚症
- 浮脈で数脈→表熱症
- 緊脈は寒証であるとする説もある
- 浮脈で弱く触れる遅脈→裏虚証
- 遅脈→寒症　・数脈→熱症
- 沈脈で数脈→裏熱症
- 結脈→促脈同様に不整脈を示す

思っています．そのため，ごく基本的な脈証だけを考えるようにしています．

また，脈の触れ方をバイタルサインの確認方法の一種であると考えれば，いくらかは有用です．つまり，徐脈か頻脈か，不整脈がある可能性の有無（脈拍数が不安定か，触れやすいときと触れにくいときが混在していないかどうか，脈が途切れることがあるかどうか，など）や左右差の有無など簡単なスクリーニングとしての意味合いも含めて，脈をみる意義は皆無ではありません．脈証の解釈も日本の教科書でも著者による解説に食い違いがあります．それほど難しく，考え方もいろいろなのでしょう．

2) 舌証（舌診によってわかる証）

舌の観察によって証を診断するので，視診の一つですね．舌は健康でも見た目のバリエーションがありますから，普段から健康な子どもたちやいろいろな患者さんの舌を観察しておく習慣を身につけておくと通常の咽頭所見や口腔粘膜所見と同時に診ることができます．舌診のポイントは舌質と舌苔だといわれています．

舌質：これは，舌の見た目の性状と色のことです．淡く白味がかった舌は虚感証とされ，赤みを増すほど熱証になります．紅色のフレッシュな感じがする舌は，実熱証です．まれに紫がかった舌の人や舌の裏面の静脈が紫に怒張したようにみえる人がいますが，そういう人は瘀血があると判定されます．

明らかに大きくみえる舌は水毒や気虚を示すとされており，舌がやせてみえる，あるいは，細長くみえる場合は気虚や血虚ですが，淡く白味がかった感じにみえる場合や乾燥している印象があれば寒虚であると考えることもできます．この場合，気虚と血虚が併存することもあり得ます．

舌の表面に点状の赤や紫の部分がある，あるいは，紅色や赤色あるいは紫がかった色が斑状に混じっているようにみえる場合は瘀血があるとされますが，小児では瘀血はあまり多くないようです．亀裂がある舌は血虚があると考えられます．

舌苔：舌の表面にある西洋医学でも舌苔と呼ばれる部分は，厚みがあると水毒の存在を示すと考えられていますが，消化管機能が低下しているときも厚みが出るとされているほか，気虚のときも厚みが出ると考えられています．白くて厚みのある舌苔があって胸やけや食欲低下，嘔気，嘔吐，腹部膨満感，げっぷなどの消化器症状がある場合には気虚であると判定されることが多いようです．

舌苔の色が黄色系から茶色系になるほど熱証が強くなるとされており，熱を下げるとされる清熱薬に分類される方剤が処方されます．

舌苔は疾患の急性期は少なく，慢性期になるほど多くなるともいわれています．舌質と同様に，白い舌苔は寒証を示唆し，強い寒証では青白い舌苔になると考えられています．舌苔がなくツルツルした感じの舌を鏡面舌と呼んでおり，著しい虚証であると判断されます．

舌の辺縁部表面に歯が接することでできるくぼみ，つまり，歯痕があれば水毒（水滞ともいいます）があるか，気虚があるかのいずれかであると判断されます．

3）腹証（腹診によってわかる証）

江戸時代に発達した日本の伝統医学である和方（わほう）として独自に発達した診察所見として，腹部の診察所見である腹証があります．つまり，触診により腹部の筋肉の筋緊張や筋力，圧痛の有無を評価し，腹部のどの部位に腹腔動脈の拍動を触れるかどうか，などを評価します．筋肉のつき具合や張り具合，腹部膨満（腹満）の有無なども評価します．

漢方医学では，腹証は短期間の練習で多くの医師が共通の感覚で客観的に所見を記録することができる信頼度の高い診察所見であると考えられていますが，中医学では腹部の診察はまったく行われないので，中医学には腹症という概念はありません．したがって，「漢方薬を中医学的に運用する」と言いつつ腹証がどうのと書かれている漢方医学書や雑誌の著者は中医学を知らない人だと断言しても間違いないでしょう．

腹診では，患者は膝を伸ばした状態で仰臥位をとり，医師は手全体を使って軽く押さえ，腹壁の筋緊張を評価します．さらに，手をしっかりと押さえ込んで腹部の深いところを評価します．腹診をとる際に患者に膝を立てさせて行う西洋医学的な腹部所見も一緒にとるのであれば，患者の右側に立つほうが便利かもしれません．漢方医学では，本来は患者の左側に立って診察するようにいわれていますが，実際は右側でも特に問題ありません．膝を曲げて立てた状態でも漢方医学的診察を行うと，より証がよくわかることも少なくありません．

まず，手で触れたときの腹部の感じが重視されます．つまり，腹部に張りと力があれば実証，ぐにゃぐにゃと軟らかく力がなければ虚証であり，おとなでは明確に違いがわかる症例が多いのに対して，小児では中間証が多いことが特徴です．高齢者の腹部は一般的に柔らかく，張りが弱くて力がない虚証が多くなります．やせ型の場合は，薄いベニヤ板のような感触があれば虚証であるとされます．腸管の動きを触知できると明らかな虚証であるとされています．

腹証をとる場合のポイントになる所見に関する腹部の位置を図に示してみました（図4〜7）．太っている実証の患者も太っている虚証の患者もいることを忘れないでください．

腹部の触診で季肋部に圧痛があることを胸脇苦満といいます．一般に，実

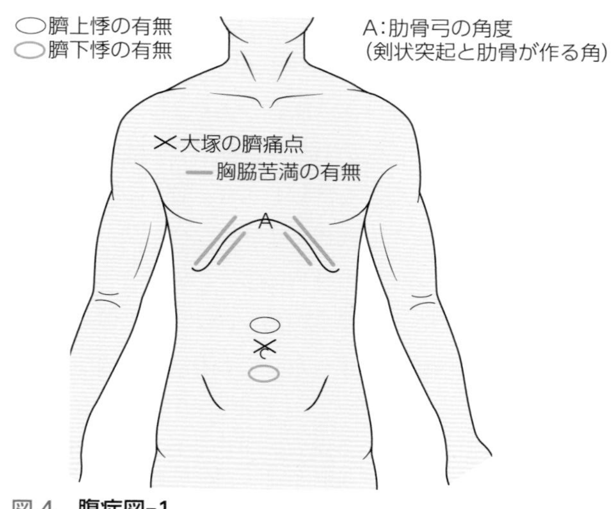

図 4　**腹症図-1**

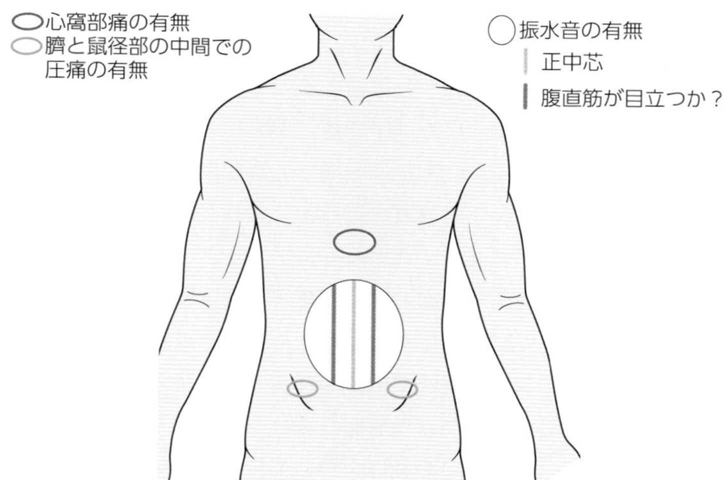

図 5　**腹症図-2**

証では明確な胸脇苦満が認められやすく，虚証では明らかではないことが多いと考えられています．胸脇苦満は，小児では圧痛ではなく，季肋部に触れるとくすぐったいと言って笑い転げる場合も胸脇苦満であると判断します．小児で圧痛を示す胸脇苦満はまれであり，もしもあれば有意であるとする説

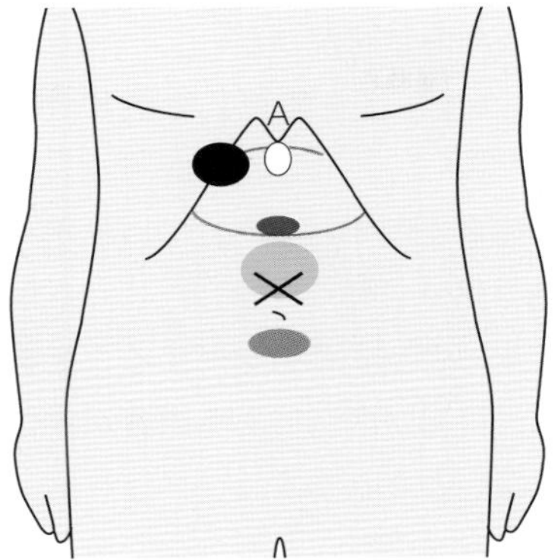

図6　**腹証図（子ども）-1**

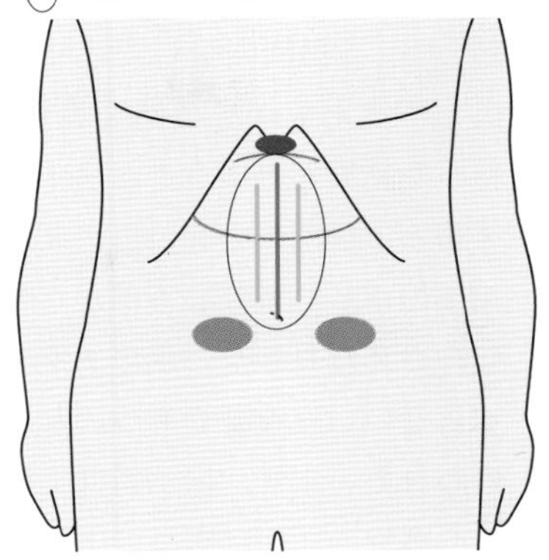

図7　**腹症図（子ども）-2**

もあります．小児だけではなく，若年成人も同じような傾向はあると考えられます．また，くすぐったいという反応が腰背部まで広がっている場合は虚証傾向があるとされ，この所見に加えて腹部全体が平坦・軟で腹直筋の筋緊張が弱い場合には明らかな虚証であると考えます．

左右の肋骨弓が交差する角度が90°以下であれば虚証，140～150°に近ければ実証であり，その間に入る場合は中間証であるとされ，最初に軽くお腹に手を当てるときに観察しておく習慣をつけると診察が行いやすいと思います．

臍の下で動悸を触れることを臍下悸（さいかき）といい，臍の上で動悸を触れることを心下悸（しんかき）または臍上悸（さいじょうき）といいます．心窩部に動悸を触れることを心悸（しんき）といいます．

臍のすぐ上に圧痛があれば，それを大塚の臍痛点といいます．後述しますが，この圧痛点がある患者には葛根湯が著効することが多いことで有名です．しかも，その患者には，感冒の初期だけではなく，片頭痛の予防，肩こり，朝の目覚めがよくないときにも葛根湯が有効だといわれています．ただし，葛根湯は感冒のごく初期，感冒を引いたかどうかというときを含めて病初期の1～2日だけであり，普通感冒の診断で葛根湯を5日分も処方するのは無意味であるとされています．実際，虚弱体質の若者が感冒で葛根湯を3包分3，5日間内服して「解熱はしたが，全身倦怠感がひどい」と言って受診してきた症例を数例経験したことがあります．証を無視して病名治療を行った結果だということですね．

臍と鼠径部の中間付近に圧痛があれば，瘀血を示すといわれています．心窩部の下，つまり心下部から臍の直下までの部分を軽く打診したり，やや強く押さえたりしたときにチャプチャプなど水の音がする感覚がすることを振水音といい，虚証であることを示すとされ，胃腸が虚弱である患者が多いといわれています．振水音は実証では出現しないとされます．

心窩部の圧痛は虚証で出現しやすく，振水音を伴うことも少なくありません．スポーツで鍛えていない患者の腹直筋が目立つ場合は虚証であり，虚弱体質の特徴であるといわれています．これは子どもや若年成人にみられることがあります．剣状突起から臍までの正中部に長短にかかわらず索状物のようなものを触れることを正中芯といい，これも虚証であり，虚弱体質を意味すると考えられています．これらはすべての年齢でみられる可能性があります．

下腹部のことを小腹（しょうふく）といい，その膨満を小腹満，腹満に抵抗がある場合を小腹硬満といい，瘀血または水毒の痰飲を示すといわれています．

ここで，先に述べた各所見を含む重要なものを簡単に紹介しておきます．

症腹のあらまし

① **腹部軟弱無力**：腹部が全体に軟らかく弱々しいことをいい，手足が冷えやすい人に多い所見で，裏虚証とされる．

② **心下痞硬**（しんかひこう）：心下（心窩部）から臍の上側がつかえて抵抗力があることで，一般的には少陽病にみられるが，すべての少陽病で認められるわけではない．

③ **心下痞**（しんかひ）：心下痞満（しんかひまん）とも表記し，「みぞおちがつかえる」という自覚症状であり，診察では把握できない．虚証のことが多い．

④ **結胸**（けっきょう）：心窩部（心下）に圧痛があることを表現する言葉で，

気が低下している可能性を考える所見のことがあるが，実証のことが多い．張りがあれば，実証とする．

⑤ **心下軟**（しんかなん）：心窩部（心下）が軟弱で抵抗感がないもので，結胸の反対の所見．多くは虚証であるが，手で押した際に押し返す力があれば実証と考えられる．

⑥ **胸脇苦満**：季肋部の充満感ないしつかえた感覚があって苦しく，抵抗や圧痛がある．小児ではくすぐったいという感覚が目立つことが多い．左右いずれでも認められることがあるが，右が多い．

⑦ **脇下痞硬**（きょうかひこう）：肋下硬満（ろっかこうまん）ともいい，左右の肋骨弓の最下部，第 12 肋骨の存在部分とその上下という季肋部の狭い部分に圧痛があることを表現する言葉で，肋骨直下に限定する場合を脇下痞硬と表現することが本来の表記方法である．胸脇苦満や心下痞満と同時に出ることがあり，実証と虚証のいずれにも認められる所見である．

⑧ **心下支結**（しんかしけつ）：腹直筋が緊張して体表近くで触れることで，頭側で特に塊のように固く触れる，あるいは固くぴくぴくと触知することを拘攣（こうれん）といい，実証や気逆に多い所見．

⑨ **裏急**（りきゅう）：皮膚や皮下組織の下で腹直筋が拘攣して引っ張られる感じがすることを示すが，腹直筋が拘攣していなくても，腹壁を通して腸管の動きが観察できる場合も裏急という．裏急は虚証の患者にのみ認められる所見である．

⑩ **小腹拘急**（しょうふくこうきゅう）：小腹は下腹部のことで，下腹部が緊張している場合，特に腹直筋が臍下から恥骨上端までこわばっている（拘攣している）場合を小腹拘急といい，腎虚の腹症であるとされる．

⑪ **小腹硬満**（しょうふくこうまん）：小腹の膨満を小腹満，腹満に抵抗がある場合を小腹硬満といい，瘀血または水毒の痰飲を示す．自覚的に下腹部に膨満を感じていても他覚的に膨満はない場合は瘀血であるとされる．

⑫ **小腹不仁**（しょうふくふじん）：下腹部に力がなく空虚な感じを表現する言葉で，腎虚の腹症である．

⑬ **小腹急結**（しょうふくきゅうけつ）：臍の下から左下腹部に圧痛が現れることが多く，右側はまれであるとされる．女性に多く，瘀血の存在を示す．

⑭ **心悸**（しんき）：心拍動を自覚的に感じることを心悸といい，本来の心臓

の位置付近で感じることを虚里の動（きょりのどう），心窩部に感じることを心下悸といい，他覚的に心拍動を同部に触れることも心下悸ということもある．臍に触れるか自覚すると臍中悸（さいちゅうき）という．臍の下で拍動を触れることを臍下悸という．これらの証はすべて虚証である．臍のすぐ頭側（大塚の臍痛点）に心拍動を触れる場合は水分の動といい，虚証で水毒があり得る．

⑮ **振水音**：臍を中心に心窩部から下腹部にかけて消化管がある部分を人差し指と中指の指先で軽くタップするとチャプン，チャップチャップなどと水の入ったフラスコを揺らすときのような水の音が聞こえる場合，この音を振水音という．タップタプンなどと表現する患者もいる．多くの場合，虚証を示す所見である．

⑯ **腹満**（ふくまん）：自覚症状としての腹部膨満感であり，西洋医学と同じ概念の自覚症状であると考えてよい．腹満では手で押して押し返してくる力があり，脈がしっかり触れる患者は実証であると判定できる．押し返してくる力がまったくなく，脈が弱い場合は虚証である．下痢がある場合は押し返す力があっても虚証と判定する．腸管や腹腔に炎症がなく，便秘傾向がある腹満は実証である．

4）主な生薬の証

ここではまず，重要事項のおさらいから解説します．漢方治療は，「方証相対」を基本原理として実用に供されています．「方」は治療法であり，方剤の処方のことです．処方される方剤は，証と相対する（相互にペアになる）わけですが，単独の生薬に対する証と方剤に対する証，単独の生薬と方剤の両方に対する証があるという区別をする必要があります．中医学では生薬の薬証（生薬証）と方剤証を生薬証としてひとまとめにして考える傾向があり，この点が漢方医学とは異なります．

つまり，中医学は一つ一つの生薬の足し算を方剤の効果と考える傾向があるのに対し，漢方医学ではそれぞれの生薬証の病態に対する効果を単純に足し算できる場合とできない場合を区別しています．そして，以下のように生薬証と方剤証を症例に応じて分けて考えていくことが漢方治療の特徴の一つです．

胸脇苦満がある患者は，「柴胡証」として「柴胡剤」に分類されている方剤の適応を考えます．ただし，子どもで胸脇苦満を示す，くすぐったいという反応が腰背部まで広がっている場合は虚証傾向があるとされ，さらに腹部全体が平坦・軟で腹直筋の筋緊張が弱い場合は明らかな虚証であるとされており，「建中湯証」として小建中湯や大建中湯が効果的である可能性があります．

「柴胡証」を「柴胡湯証」と呼ぶこともありますが，「柴胡湯証」といえば小柴胡湯（しょうさいことう），大柴胡湯（だいさいことう），柴胡桂枝湯（さいこけいしとう），柴胡桂枝乾姜湯（さいこけいしかんきょうとう），柴胡加竜骨牡蛎湯（さいこかりゅうこつぼれいとう），四逆散（しぎゃくさん）の守備範囲ですが，「柴胡証」という場合にはこれらに加えて加味逍遙散（かみしょうようさん）や補中益気湯（ほちゅうえっきとう）など柴胡が入っている他の方剤も視野に入れているという意味になります．

他方，胸脇苦満を示す，くすぐったいという反応があり，腹直筋が緊張している場合は，抑肝散（よくかんさん）という方剤が効果を示す可能性があるといわれています．

これらのくすぐったいという反応に対する考え方は，若年成人でも当てはまることが少なくありません．しかし，中年の患者や高齢者には当てはまることはないようです．

腹壁が薄い虚弱な患者で心窩部に動悸を触れる心悸の場合は，苓桂朮甘湯（りょうけいじゅつかんとう）の証であるとされます．心下悸または臍上悸は，体力がない患者では補中益気湯の証，神経質で虚弱な患者は桂枝加竜骨牡蛎湯（けいしかりゅうこつぼれいとう）の証であるといわれています．これらの証には年齢による差異はないようです．

ここで，すべての年齢で共通と思われる他の生薬の証について述べておきます．

臍下悸か臍上悸あるいは心窩部の動悸を認める神経過敏ないしは神経質で虚証の人は年齢にかかわらず，抑肝散加陳皮半夏（よくかんさんかちんぴはんげ）の証であるといわれています．実証か中間証の場合には他の腹証も合わせて抑肝散または桂枝加竜骨牡蛎湯を考慮するとよいといわれています．つまり，動悸を目標に用いる方剤は地黄，茯苓（ぶくりょう），竜骨，牡蛎，桂枝，甘草などが配合されたもので，上記のほかに半夏厚朴湯（はんげこうぼくとう）や五苓散（ごれいさん）などが挙げられます．抑肝散加陳皮半夏

表 17　**生薬証（味薬証）の判断となる所見などと代表方剤**

生薬証	判断の決め手となる所見	代表方剤
柴胡証	熱感，嘔気，食欲不振，胸脇苦満	小柴胡湯，柴胡桂枝湯
人参証	気虚があり，心窩部の圧痛やつかえ感	人参湯，桂枝人参湯
葛根証	項頚部のこわばり，発熱，筋肉痛	葛根湯
桂枝証	虚証，汗が出る，どちらかといえば寒がり	桂枝湯，桂枝人参湯
牡蛎証	苛立ち，精神不安，不眠	柴胡加竜骨牡蛎湯 桂枝加竜骨牡蛎湯

注）柴胡証は柴胡湯証，人参証は人参湯証，葛根証は葛根湯証，桂枝証は桂枝湯証，牡蛎証は牡蛎竜骨証と呼ぶこともある．心窩部の圧痛やつかえ感を心下痞硬と呼び，明らかな自覚症状のつかえ感を心下痞と呼ぶ．

表 18　**方剤証とその決め手となる所見（参考）**

方剤	決め手となる所見
抑肝散	易怒性，まぶたの痙攣など
補中益気湯	肩を落とした姿勢，風邪をひきやすい
桂枝茯苓丸	のぼせ，顔面紅潮
茯苓飲	水毒が明らかな心身症・心身相関の存在
加味逍遙散	ストレスの関与，胸脇苦満と下腹部の瘀血を示す腹症

は，抑肝散の証があるものの胃腸が弱い人のために日本で考案された方剤です．

剣状突起と臍の中間に相当する部分に圧痛があると，麻黄附子細辛湯（まおうぶしさいしんとう）の証であるといわれています．大塚の臍痛点は明治33年に生まれた漢方医学の巨星，腹証の神様である大塚敬節（おおつかけいせつ）が見つけ出した葛根湯の証として知られています．

心窩部の圧痛は虚証で出現しやすく，振水音を伴うこともあり，人参湯や半夏瀉心湯などが適しているとされます．（p.252 の図 4～7 を参照）

表 17，18 に主な生薬証（味薬証（みやくしょう））と方剤証を掲げておきます．

2 日本伝統医学である漢方医学と中国伝統医学である中医学の違い

日本の伝統薬である漢方薬は，さまざまな生薬が配合された合剤として使用されることが多く，特定の生薬を定められた割合で配合して作る方法が定められている合剤を“方剤”と呼びます．中国の伝統薬である中薬として最初に方剤が作られたのは，二千年以上前のことだといわれています．

日本の伝統医学である漢方医学と中国の伝統医学である中医学は，古代中国の「黄帝内経」，「神農本草経」，「傷寒論」，「金匱要略」などの記載を基本原則として診断と治療を行い，これらの古典に記載されている方剤を使用することは，共通に行われています．

しかし，日本の漢方医学は方剤を全体として把握して利用することが多い傾向があるのに対し，中医学は個々の生薬の作用を単体で考える傾向が強く，単独の生薬を使った治療が行われることも少なくありません．

患者の病態に基づいて，個々の患者ごとに生薬を組み合わせる処方を重視する傾向も中医学に強くみられます．日本の漢方医学では，個々の患者がどの方剤の証をもっているかという点が重視されることが多く，このことが中医学とは異なります．このような考え方の違いから，日本にはない方剤や日本にはない生薬が中医学ではしばしば使用されます．逆に，葛根湯のように日本で頻用される方剤が，今日の中国ではかなりまれにしか，あるいは，まったく使用されないという例もあります．

漢方医学と中医学で最も大きく異なる部分は，中医学が理論を重視する傾向が強く，時には哲学的になることがあるのに対して，漢方医学では実際の治療に役に立たない考え方は捨て去るという徹底的な実利主義の立場にあるというところです．

漢方医学も中医学も証に合わせた随証治療を行いますが，漢方医学の随証治療は方証相対（方剤と証の関係を重視し，両者が双方向性に一致するものが著効するという考え方）であるのに対し，中医学のそれは弁証論治（弁証論という診断のための理論による治療）と呼ばれており，異質な考え方に基づく医学体系になっています．また，漢方医学と中医学では，正義（正気・

正）である生命力や抵抗力が低下していることを虚証と考える共通性はありますが，病気を引き起こす悪者である病邪（邪）が活発なことを実証とする中医学に対し，漢方医学では体力が充実していることを実証ととらえます．症状が明らかなことを第一の実証とするのは中医学であり，体力や抵抗力を第一の実証とするのが漢方医学です．日本の漢方医学の場合の本には，この区別がまったく書かれていない本が少なくありません．本書でも，わかりやすさに重点を置く目的で，故意に症状を実証の第一に置くかのように記載している部分がありますが，その場合も体力にはできるだけ触れています．体力があれば，病気を起こす邪はうまく活動できず，病気が起きないか，治癒するわけです．ですから，体力から入るか，邪と正の対立から入るか，という視点の違いがあるだけで，実証がもつ意味には実質的には大きな差はない場合が少なくありません．しかし，まったく同じわけでもないことを意識しておくほうが，より深い理解が得られると思います．決定的な違いは，中医学では重視される陰陽論の観念的・哲学的解釈を漢方医学は極力回避する傾向があり，実用主義あるいは実利主義だといわれていることです．漢方医学には病邪あるいは邪という概念はありません．また，五臓六腑がどうの，という考え方も漢方医学ではありませんが，こういう中医学の概念を漢方医学の理論だとする不正確な本は数多くあります．漢方医学における陰陽は病気の活動性が活発なら陽，活動性が低下すれば陰と表現するだけでしかありません．それ以上の解釈は漢方医学には無関係なのです．

漢方医学の実利主義の傾向は，江戸時代に明確になったと考えられ，中医学にはない腹証と呼ばれる日本独自の腹部診察法による所見を重視するようになったのも江戸時代のことです．昔も今も中国の中医学に従事する中医師は，日本の漢方医と違い，患者の腹部には指一本触れません．ですから，証に対する考え方も日本と中国では違いがあっても不思議ではありません．

このように江戸時代に中医学から完全に分派し，独立した和方という日本独自の医学が，明治時代になって漢方医学と呼ばれるようになったと理解するのが正しいと思います．

現在では，日本では方剤はエキス製剤が圧倒的に普及しているのに対し，中国では煎じ薬が今でも処方される中薬の60%以上を占めているという大きな違いがあります．

日本ではエキス製剤に乳糖が調味用として加えられますが，中国ではエキス製剤に大量のショ糖が加えられるという点も大きな違いです．実際の臨床で使用される生薬の種類は中医学のほうがかなり多いという違いもあります．

いずれにせよ，中国には漢方薬はなく，漢方薬はあくまでも日本の伝統治療薬であるという認識が正しいといえます．「中国は漢方薬の本場だ」という台詞は，漢方医学や漢方薬をよく知らない人が言うことでしかありません．

中医学になく，漢方医学の概念である腹証は，それが直接的に特定の生薬や方剤の適用を示すことが多い，という点に気づかれた方が少なくないと思います．証と生薬や方剤との関連性は，古代中国の中医学書である傷寒論にも「桂枝証」や「柴胡証」などの記載があり，漢方医学では腹証が重要な要素であるという点が特徴であり，それがない現代の中医学との大きな違いです．腹症を考慮する中医師は今の中国にはいませんから，「漢方医学の中医学的運用について腹症を重視して考える」などという話はあり得ないのですが，日本ではそれが堂々と語られることがあるのは，筆者には理解できませんでした．「机上の空論だから理解できるわけはない」「はっきり言えば，“知ったかぶり専門家”の作り話だ」ということに気づいたのは，上海に行って現地の中医師から中医学を学んでからでした．

「中医学と漢方医学は同じ漢方薬という手法を使い，その根底的な考え方は共通だから，同じだともいってよい」という本もありますが，実は日本と中国は植性が違います．日本でよく使われている薬草は中国に存在しないものもあります．例えば，日本では柴胡は「ミシマサイコ」というサイコ属の植物の一種ですが，この種は中国には存在しません．日本からミシマサイコの苗や種子を中国にもっていっても育たずに枯れてしまいます．朮は中国では白朮が基本的に使われていますが，日本ではその同属異種である蒼朮が代替に使われることが多く，まったく同じ性質の植物ではなく，利水作用が白朮のほうがより強いことが薬理学的実験で確認されています．このように同じ薬草が使われているのではありませんから，中国には漢方薬はありません．日本の葛根湯と同じ薬草の組み合わせの中薬は中国には存在しませんから，「同じ漢方薬という手法」という表現は事実誤認でしかないのです．

日本の桂枝または桂皮は中国では肉桂と呼ばれ，日本の肉桂（ニッキ）とは同属異種です．日本のニッキや中国の肉桂はカシアと呼ばれる植物の仲間であり，これはシナモンの同属異種です．中国の肉桂と日本の桂枝または桂皮は同属同種です．つまり，桂枝や桂皮はシナモンではなく，シナモンと同属異種であり，抗原性に共通性があるためにシナモンアレルギーがある人は桂枝あるいは桂皮にもアレルギーを示すことがあります．にもかかわらず，「桂枝はシナモンであり，シナモンアレルギーがある人には禁忌である」と堂々と書かれている医学書や医学雑誌があるのは理解できません．ラテン語の学名が違うことで同属異種だと気づけるはずです．

さて，元来は，漢方薬は煎じ薬（煎剤あるいは湯剤），散剤，丸剤，軟膏剤に分類されていました．しかし，現在の日本の医療用漢方薬（漢方製剤）の多くは，エキス製剤として作られた方剤として処方されることが一般的になっています．エキス剤は，煎じ薬を濃縮・乾燥して得られたエキスを製剤化したものであり，製造上の作業効率や品質管理については優れています．煎じ薬は，本来はじっくり煮込むべき生薬，短時間で煮る生薬，煎じる直前に火を消してから加えるべき生薬などに区別されていますが，エキス剤はすべての生薬を同時に加熱して濃縮や乾燥が行われます．そのため，本来なら煮込まない生薬まで煮込んでしまうことで揮発性成分が製造工程で失われる可能性があります．

また，製薬会社によって，煎じ薬を○○湯，本来は散薬であるものをエキス剤にしたものを●●散，丸剤にすべきものをエキス剤にしたものは××丸，本来は散剤か丸剤とすべきものをエキス剤にしたものは△△料と命名している製薬会社もあります．

中国では，中医学を専門にしている中医師たちが処方する煎じ薬が中薬であると理解されています．すでに書きましたが，中医学の理論に沿って作られた既製品の薬剤を中成薬と中国では呼ばれています．ですから，日本の漢方薬を中国人に紹介する場合は「日本式中成薬（日式中成药）」と表現すれば，理解してもらえると思います．中国でも近年はさまざまな中成薬が薬局・薬店や医院，診療所などに流通しています．

日中ともに最近では，経口液剤，シロップ剤，経口ゼリー剤，錠剤，チュアブル剤などを開発している会社もありますが，医療用医薬品としては一般化していない薬剤が多いのが現状です．「お手軽で簡単に服用できる」が流行のようなので，今後は一般化する可能性はあるのかもしれませんね．

【著者略歴】

橋本　浩（はしもと ひろし）
昭和35年7月13日京都市生まれ
医療法人恵生会恵生会病院 内科

昭和62年3月奈良県立医科大学卒業．同大学小児科に入局し研修．
平成元年1月から国立療養所福井病院小児科勤務．
平成7年1月から福井県敦賀市で，はしもとこどもクリニックの管理医師として内科と小児科で10年間診療に従事．
加賀美（上海）医療諮迅有限公司総経理（現地法人社長）として勤務する傍ら，上海南亜医院日本人診療部やセントミカエル病院（中文名称：上海天檀普華医院）小児科・内科総合診療科などに勤務．
平成23年3月に帰国後は，北海道の町立別海病院小児科や奈良県の東生駒病院小児科・内科・リハビリテーション科に勤務．
さらに東大阪生協病院，北海道の八雲町熊石国保病院にて内科医，小児科医として勤務し，令和に入って奈良県の医療法人果恵会恵王病院などでコロナ対応を含め内科医として勤務した後，令和4年6月から東大阪市の医療法人恵生会恵生会病院に勤務．
また大阪府下のいくつかの市町村の休日急患診療所小児科にも勤務している．

所属学会：日本小児感染症学会

主な著書
『早わかり科学史』（日本実業出版社，2004）
『図解だれでもわかるユビキタス』（河出書房新社，2004）
『かぜ診療の基本』（中外医学社，2017）
『子どもの心を診る医師のための発達検査・心理検査入門　改訂2版』（中外医学社，2021）
『糖尿病　外来診療の味方』（南山堂，2020）
『どんな診察室にも役立つ アレルギー疾患まるわかりBOOK』（南山堂，2020）

西洋医学の現場で実践に役立つ漢方治療
小児から高齢者まで和洋折衷でいこう！

2022年 7月25日　第1版第1刷発行©

著　　者　橋本　浩
発 行 人　小林俊二
発 行 所　株式会社シービーアール
東京都文京区本郷3-32-6　〒113-0033
☎(03)5840-7561（代）Fax(03)3816-5630
E-mail／sales-info@cbr-pub.com
ISBN 978-4-908083-81-5　C3047
定価は裏表紙に表示
装　　幀　三報社印刷株式会社デザイン室
印刷製本　三報社印刷株式会社